JN302149

本書にでてくる薬用植物と生薬

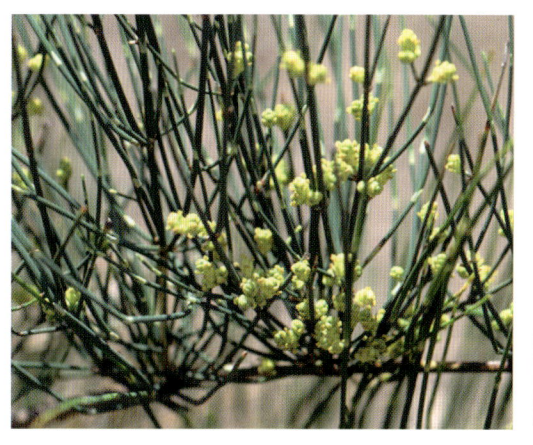

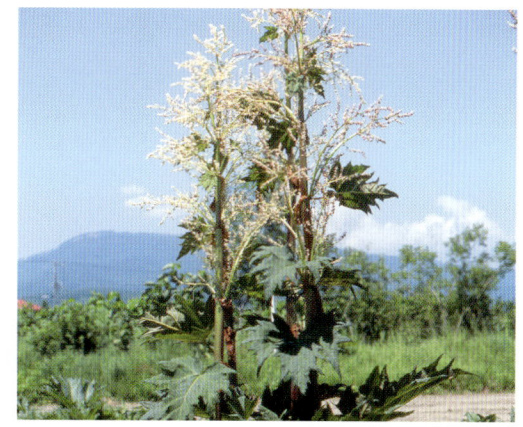

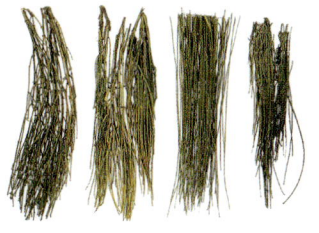

1. マオウ　麻黄

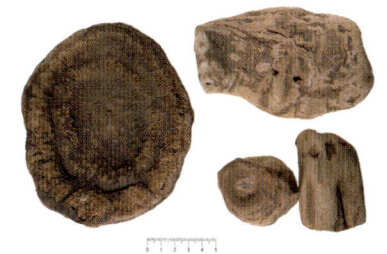

2. ダイオウ　馬蹄大黄（左）　錦紋大黄（右）

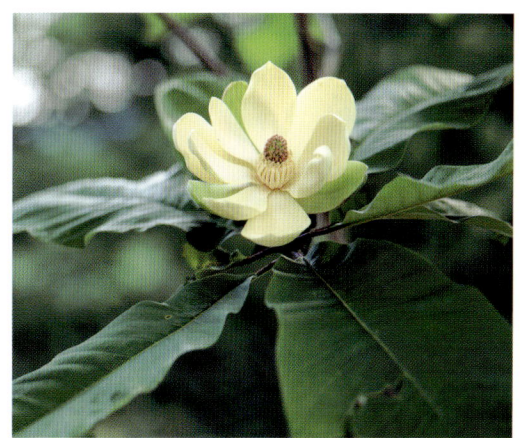

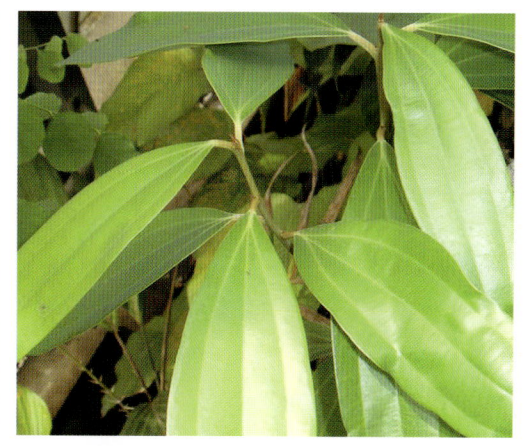

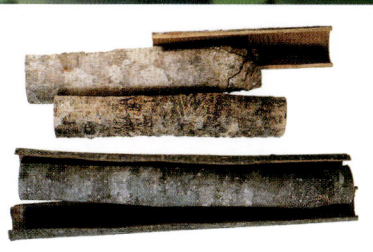

3. ホオノキ　厚朴

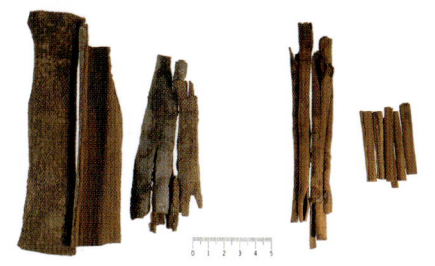

4. ケイヒ　桂皮（左）セイロン桂皮（右）

本書にでてくる薬用植物と生薬

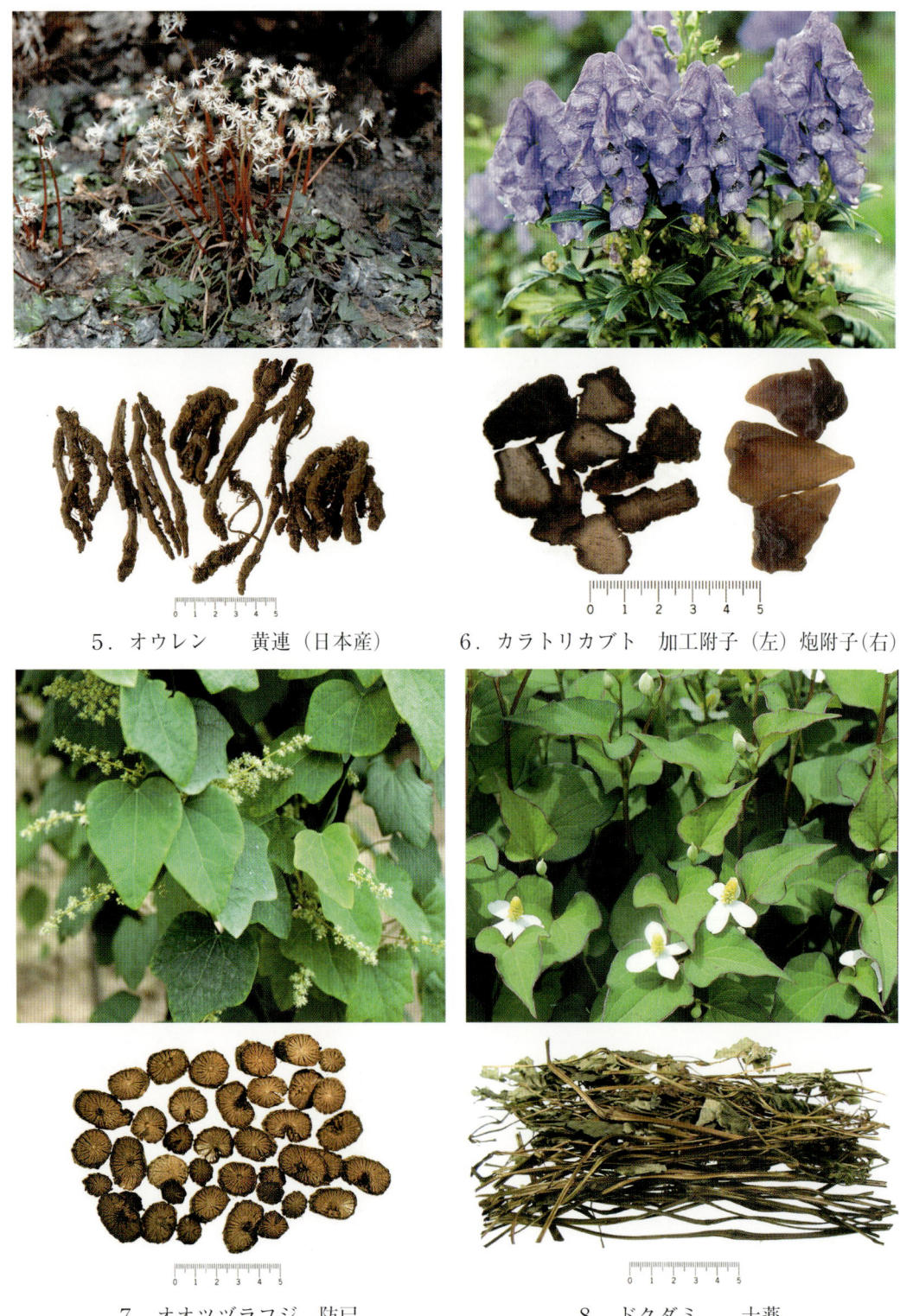

5．オウレン　黄連（日本産）　　6．カラトリカブト　加工附子（左）炮附子（右）

7．オオツヅラフジ　防已　　　　8．ドクダミ　十薬

本書にでてくる薬用植物と生薬

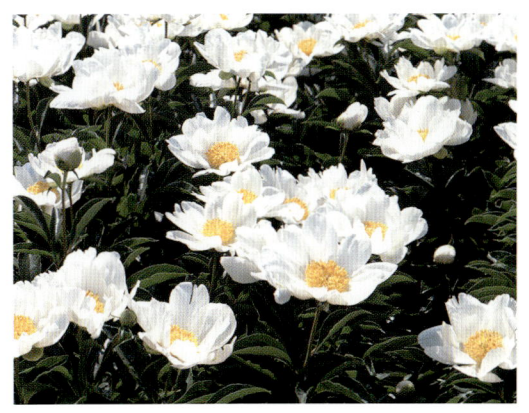

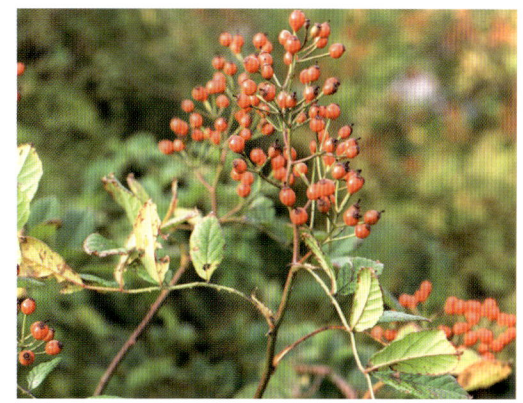

9. シャクヤク　芍薬（左：白芍，右：赤芍）

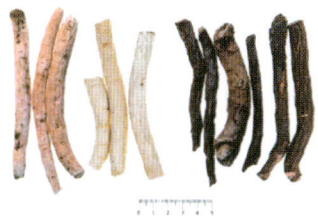

10. ノイバラ　営実

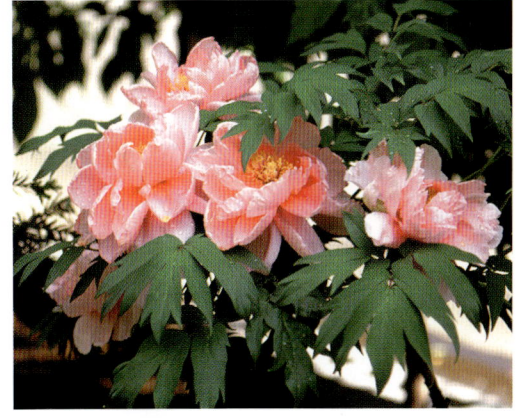

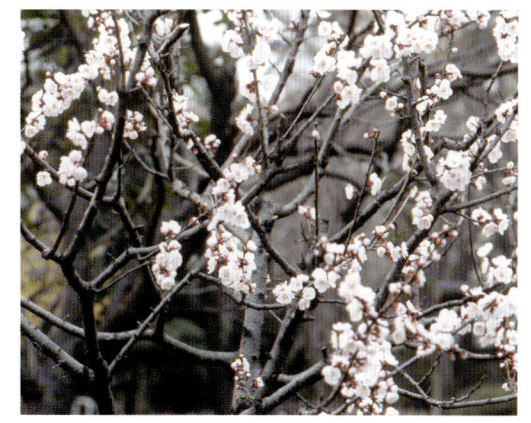

11. ボタン　牡丹皮

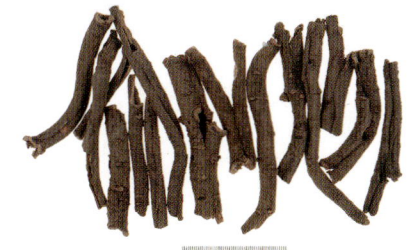

12. アンズ　杏仁

本書にでてくる薬用植物と生薬

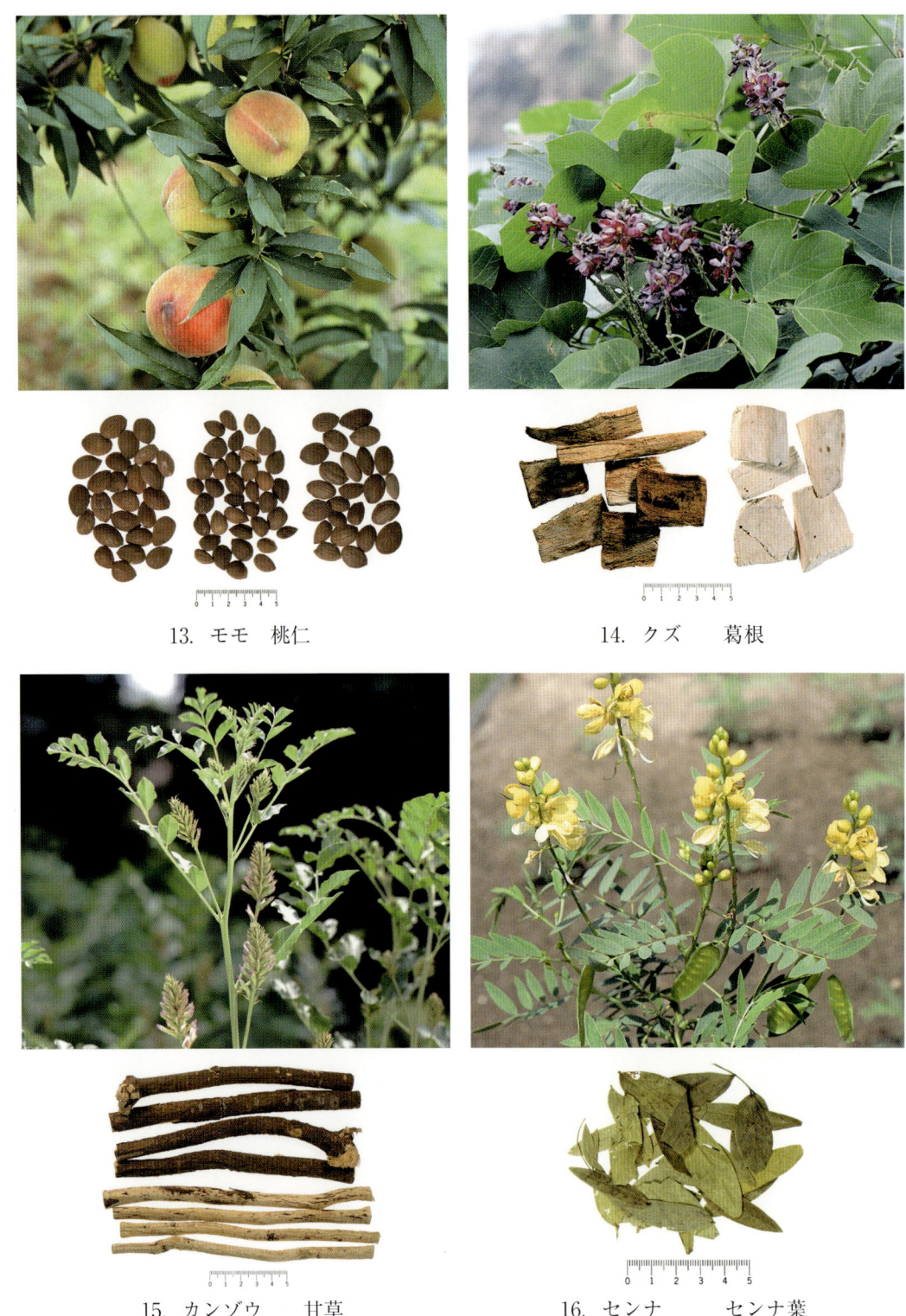

13. モモ　桃仁

14. クズ　葛根

15. カンゾウ　甘草

16. センナ　センナ葉

本書にでてくる薬用植物と生薬

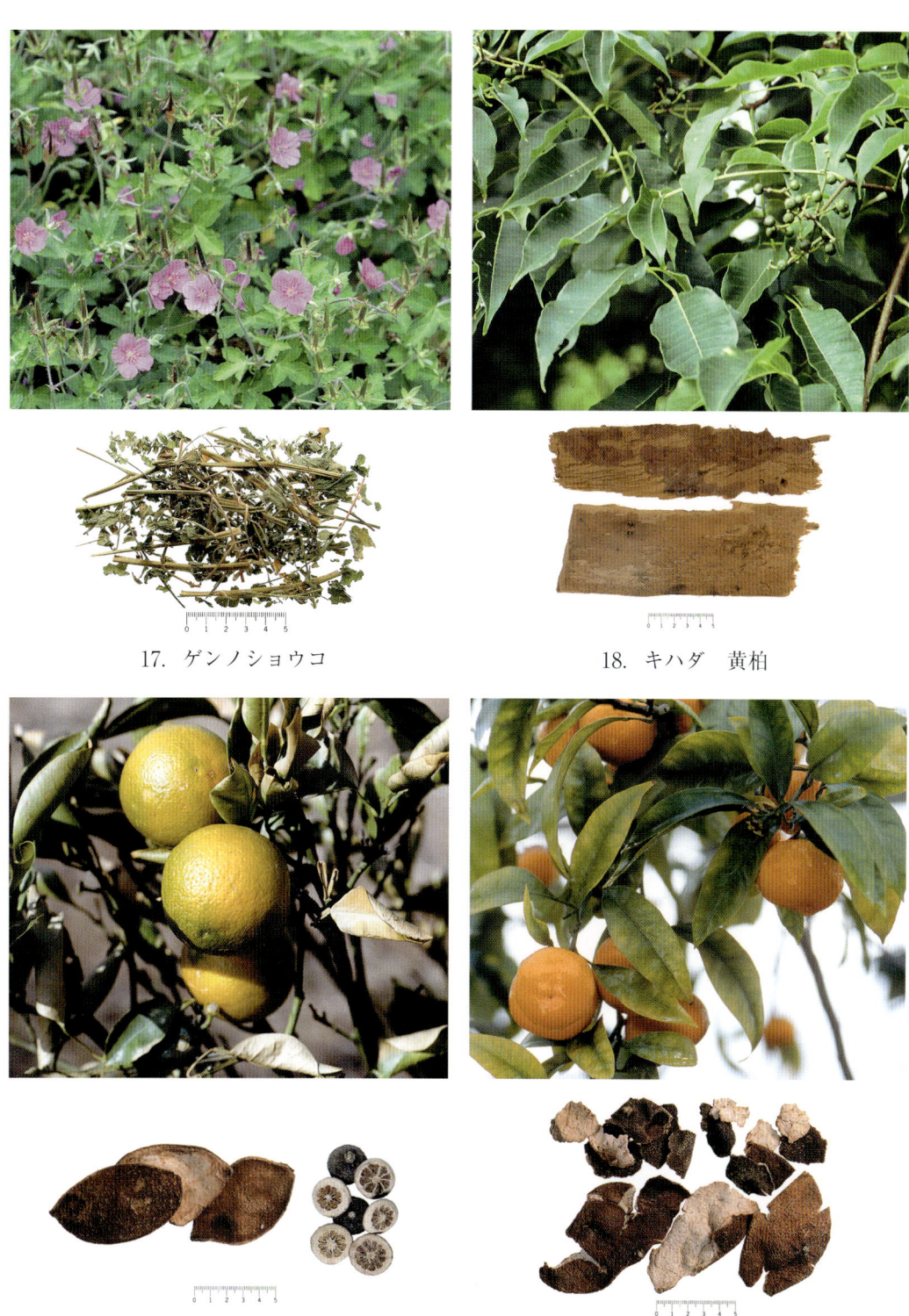

17. ゲンノショウコ

18. キハダ　黄柏

19. ダイダイ　左：橙皮　右：枳実

20. ウンシュウミカン　陳皮

本書にでてくる薬用植物と生薬

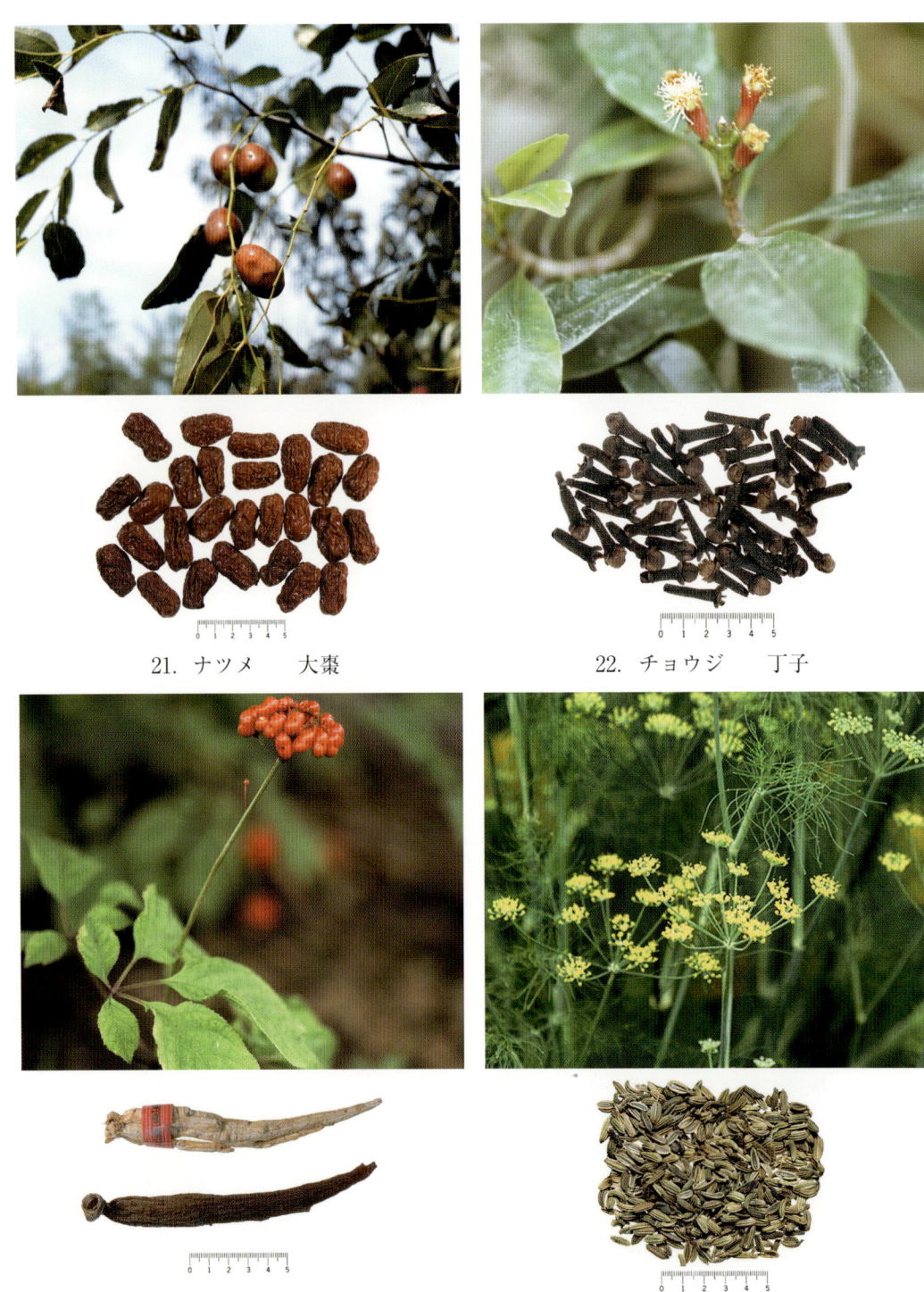

21. ナツメ　大棗

22. チョウジ　丁子

23. オタネニンジン　上：人参　下：紅参

24. ウイキョウ　茴香

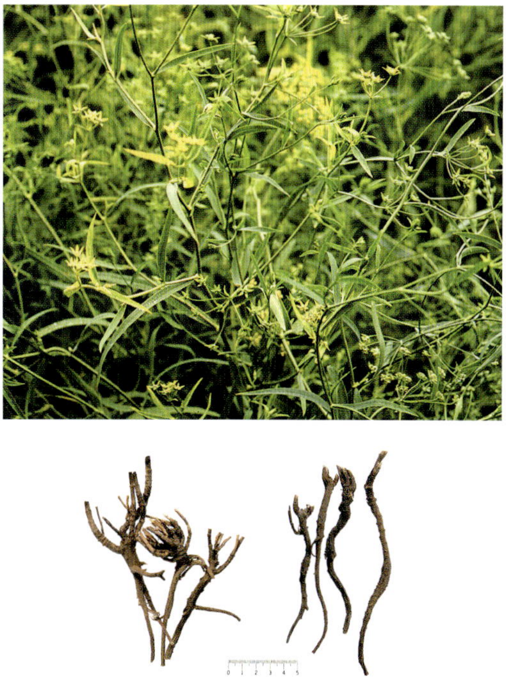

本書にでてくる薬用植物と生薬

25. ミシマサイコ　柴胡

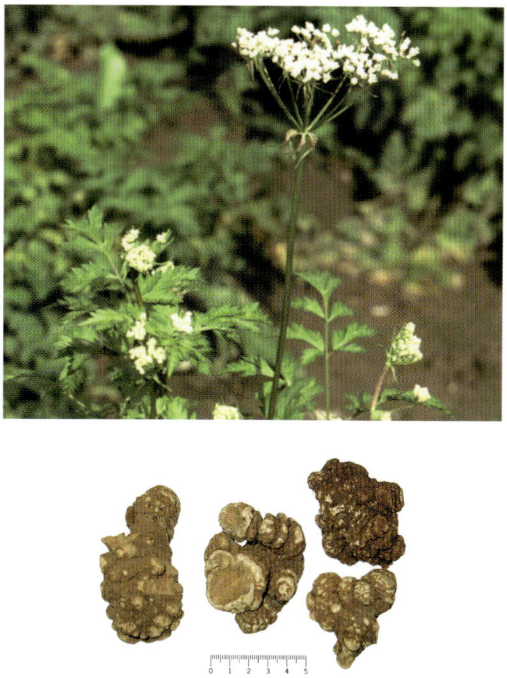

26. センキュウ　川芎

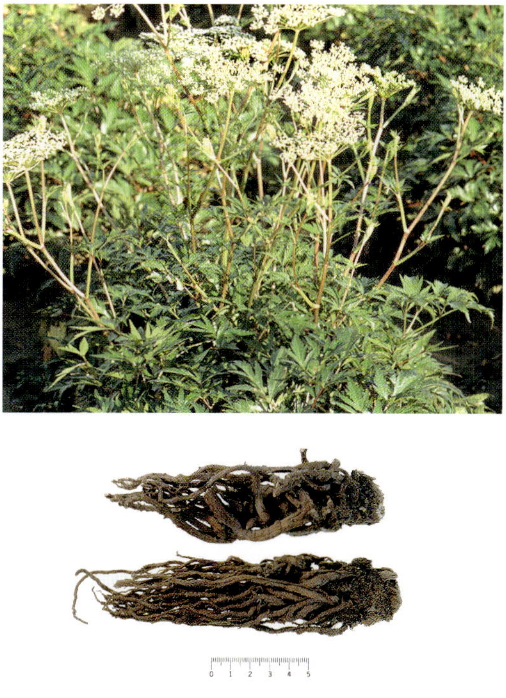

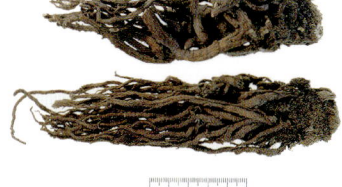
27. トウキ　当帰

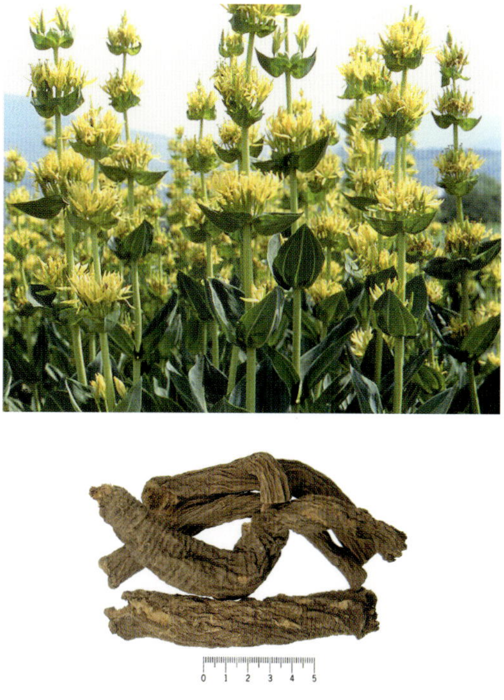

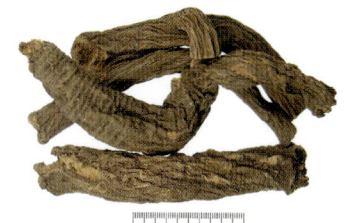
28. ゲンチアナ　ゲンチアナ根

本書にでてくる薬用植物と生薬

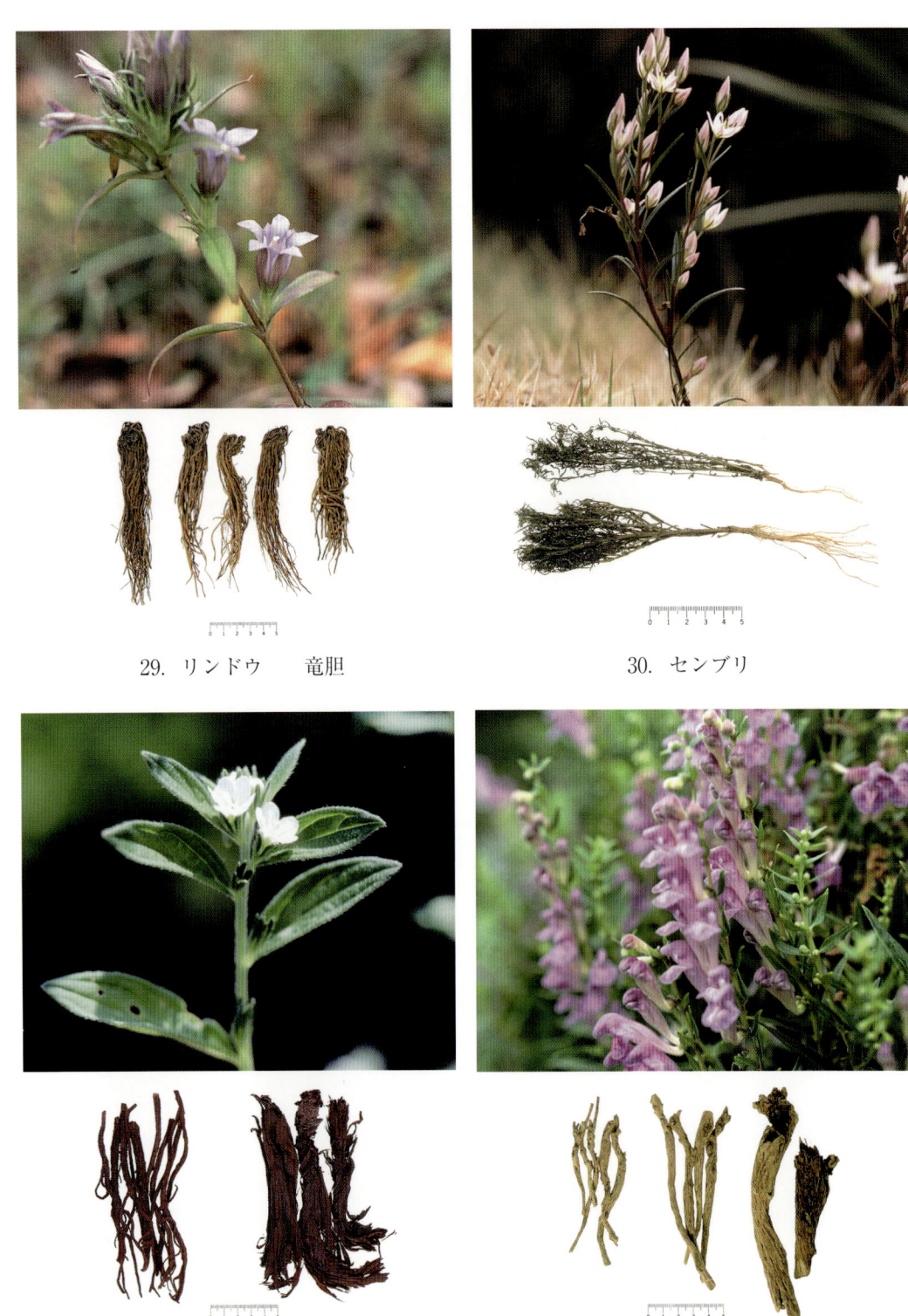

29. リンドウ　竜胆

30. センブリ

31. ムラサキ　左：硬紫根　右：軟紫根

32. コガネバナ　黄芩

本書にでてくる薬用植物と生薬

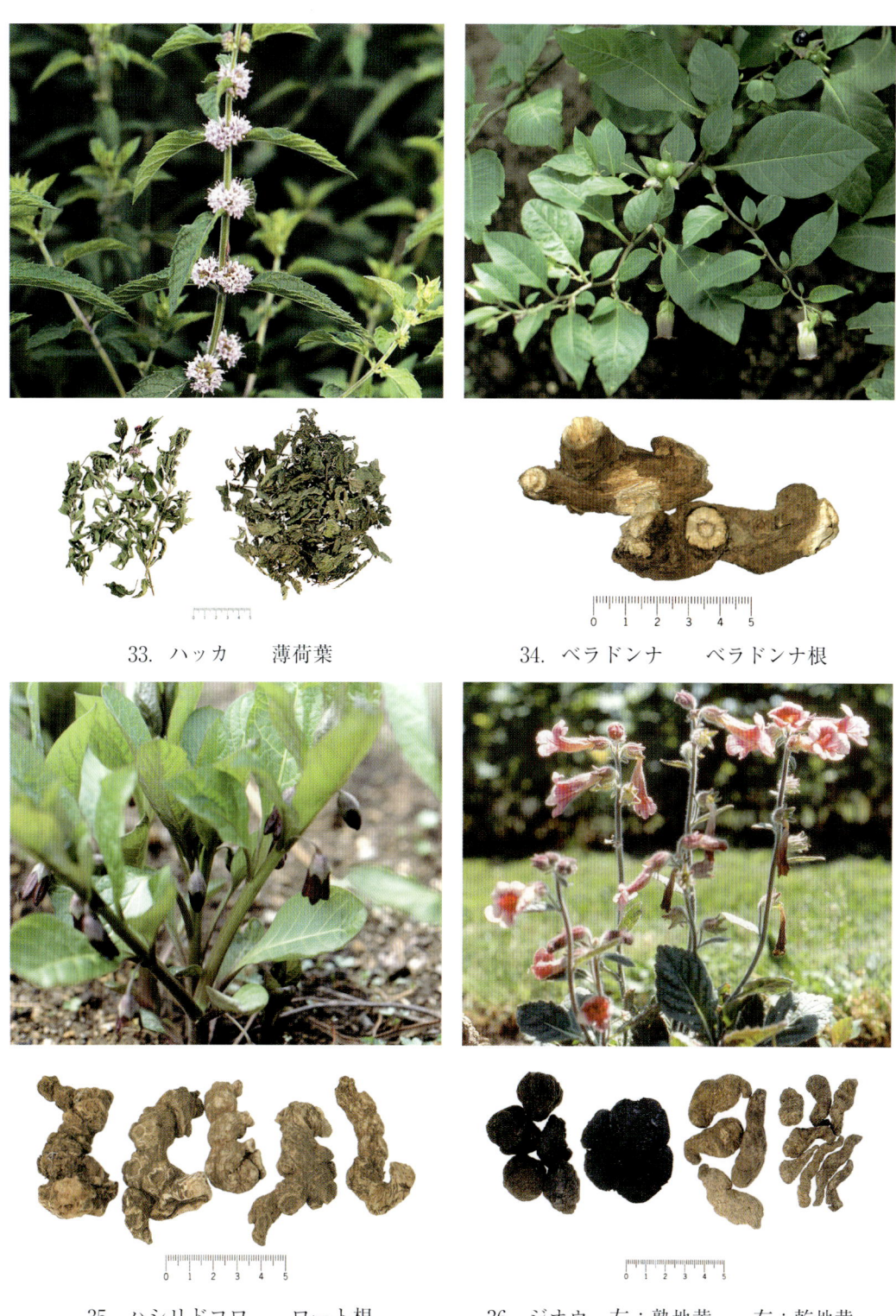

33. ハッカ　薄荷葉

34. ベラドンナ　ベラドンナ根

35. ハシリドコロ　ロート根

36. ジオウ　左：熟地黄　右：乾地黄

本書にでてくる薬用植物と生薬

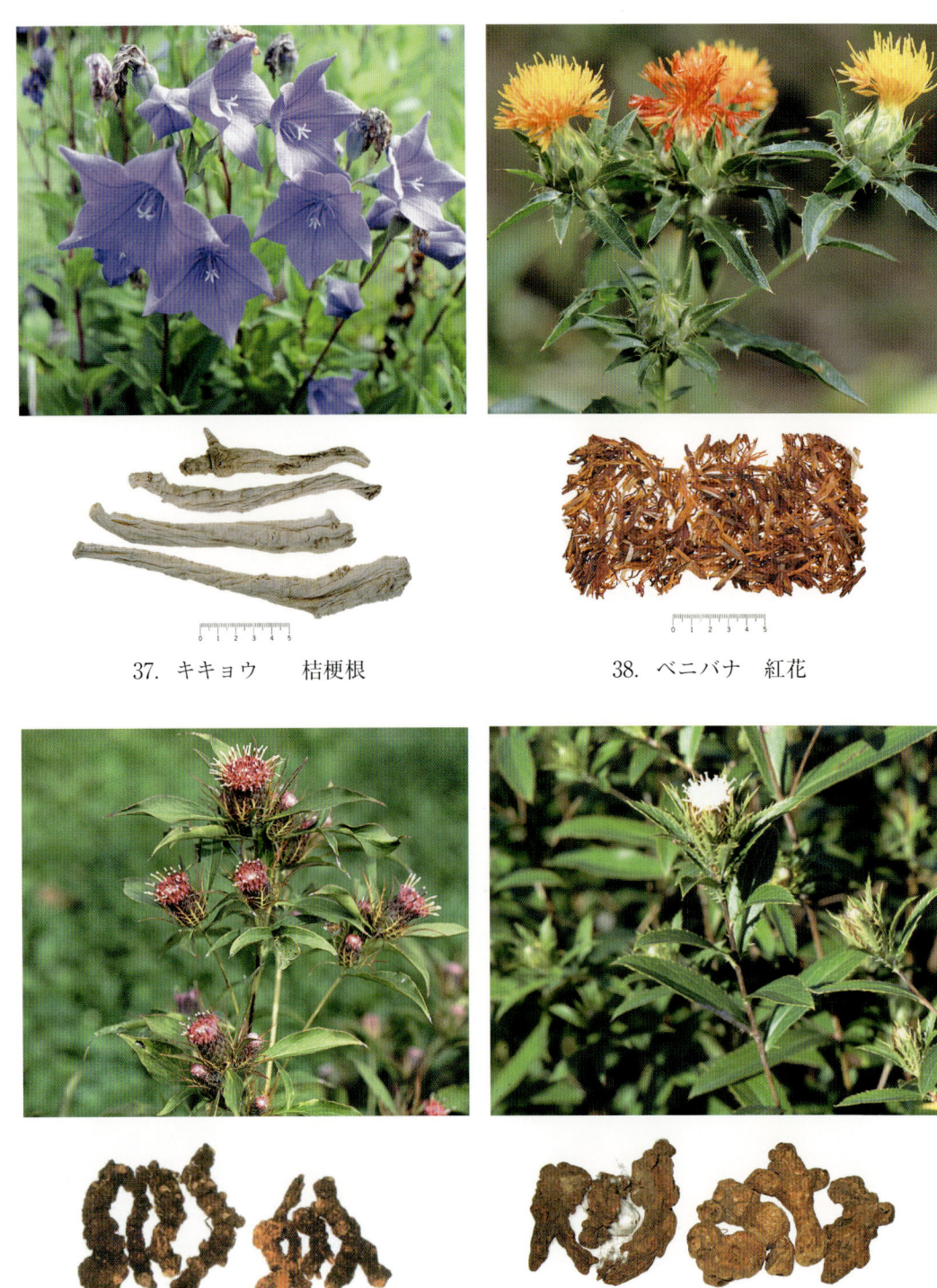

37. キキョウ　桔梗根

38. ベニバナ　紅花

39. オオバナオケラ　白朮

40. ホソバオケラ　蒼朮

本書にでてくる薬用植物と生薬

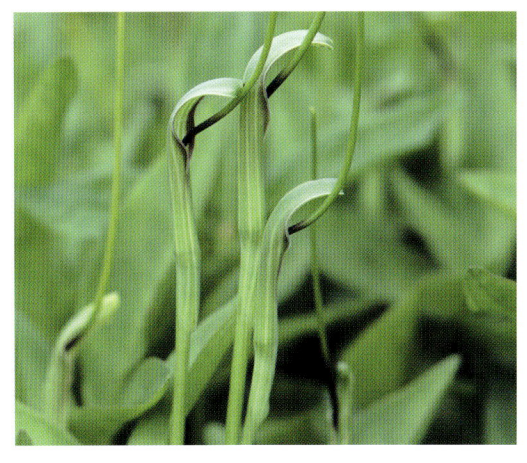
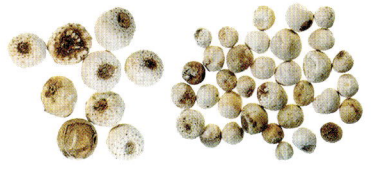
41. カラスビシャク　半夏

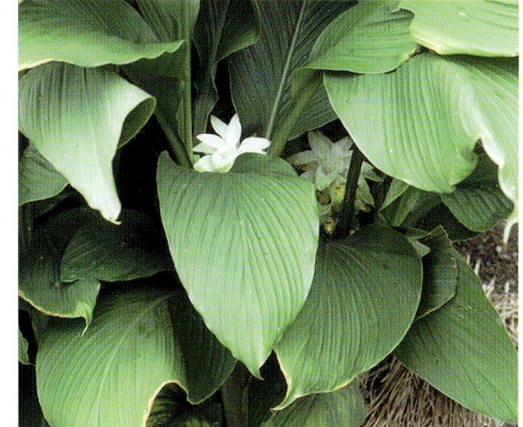
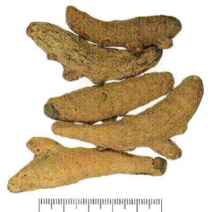
42. ウコン　鬱金

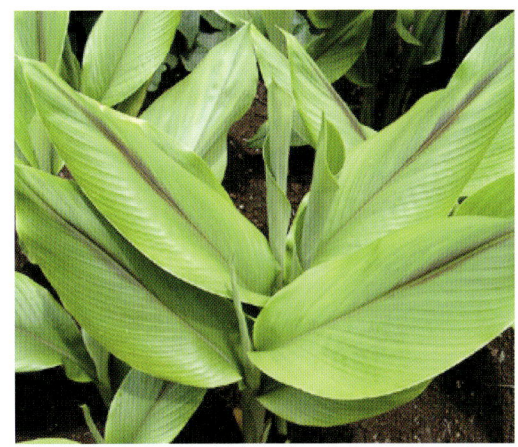
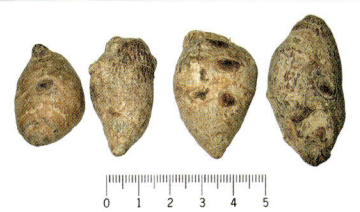
43. ガジュツ　莪朮

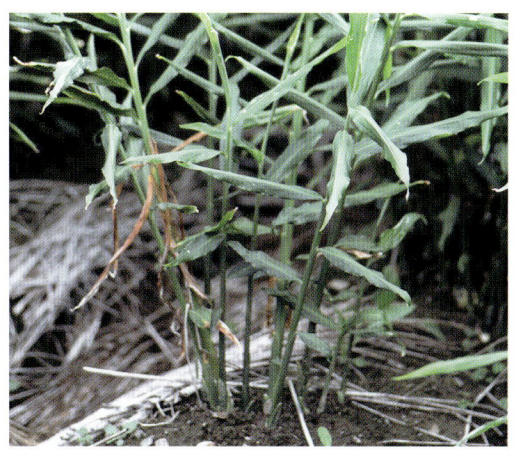
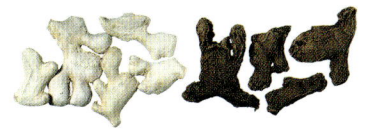
44. ショウガ　生姜（左）乾生姜（右）

本書にでてくる薬用植物と生薬

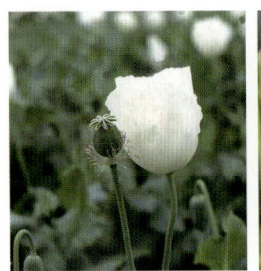
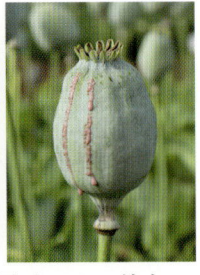
45. ケシ　アヘン採取中のケシ坊主

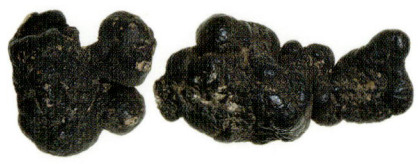
47. 猪苓

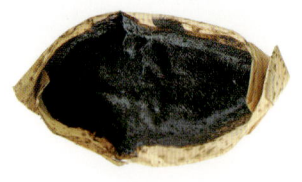
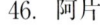
46. 阿片

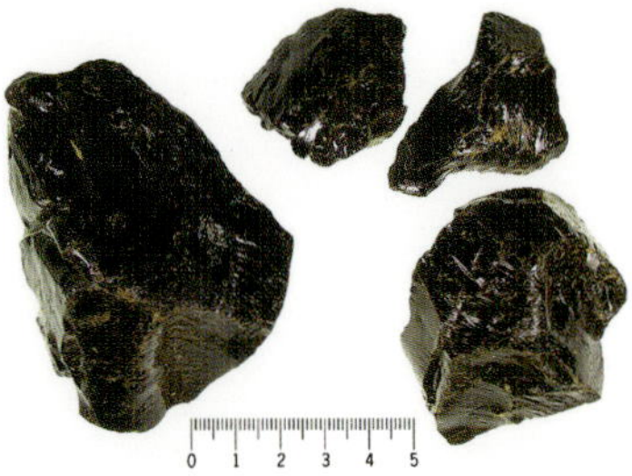

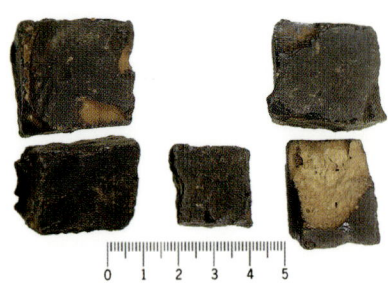
48. アロエ樹脂

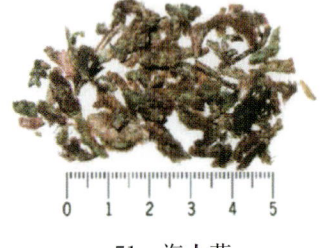
49. 阿仙薬

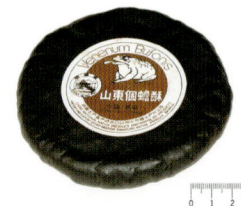
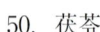
50. 茯苓

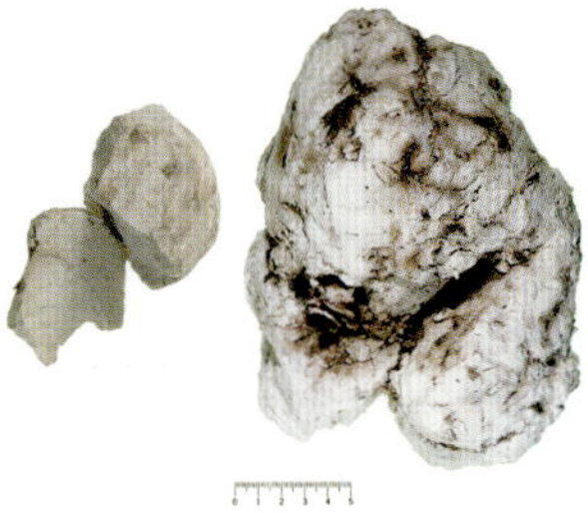

51. 海人草

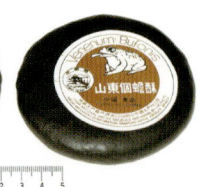
52. センソ

（三星製薬　提供）

薬学生のための
薬用植物学・生薬学
テキスト

徳島大学大学院教授
高 石 喜 久

大阪薬科大学教授
馬 場 きみ江

姫路獨協大学教授
京都大学名誉教授
本 多 義 昭

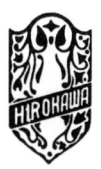

東京 廣川書店 発行

執筆者一覧 (五十音順)

青木　俊二	兵庫医療大学教授
伊藤美千穂	京都大学大学院准教授
柏田　良樹	徳島大学大学院准教授
小西　天二	同志社女子大学教授
芝野真喜雄	大阪薬科大学講師
髙石　喜久	徳島大学大学院教授
寺林　進	横浜薬科大学教授
永津　明人	金城学院大学教授
橋本　敏弘	徳島文理大学教授
馬場きみ江	大阪薬科大学教授
本多　義昭	姫路獨協大学教授・京都大学名誉教授
守安　正恭	神戸薬科大学教授
山岸　喬	北見工業大学教授

まえがき

　現在，わが国においては，西洋医学による治療に加えて，漢方医学などの伝統療法による治療も選択肢の一つとして，適用されることが日常となってきている．それは，高齢化社会の到来や生活習慣病の増大などによる疾病構造の変化があり，一方では医療費の負担増などから，従来受身であった患者が自身の求める医療について明確な意思表示をするようになってきたためである．そのために医療現場もそれらに対して答えなければならなくなったこともまた大きな要因としてあげられよう．

　すでに医学部や薬学部の教育カリキュラムでは，漢方医学に関する教育が掲げられており，医師や薬剤師には，これまでにもまして和漢薬など天然薬物に関する確かな知識の習得が求められている．

　本書はこの医療現場の現実と将来とに対処できるよう，薬学生が学ぶべき天然薬物について，薬学教育モデル・コアカリキュラムの内容を網羅し，必要とされる知識の要点を総論と各論に分けてまとめたものである．薬用植物編と生薬編に分けて解説したものであるが，その意図は，生薬の生産から患者への適用に至るまでのステップは連続しており，薬用植物の学と生薬の学とは不可分な関係にあるという認識による．

　最初の薬用植物編では，薬用植物の収集，生産，調製の際に必要とされる植物学的な諸知識，すなわち植物の器官や組織，系統や分類，分布や生態，採集や栽培，および薬用植物に関係する遺伝や育種などについて概説した．また，薬用植物や生薬には，薬用以外の様々な用途に用いられるものも少なくないことから，健康食品やサプリメントの原料となる植物，香粧品，甘味料，色素料，香辛料植物などについても解説した．

　生薬編では，伝統医薬学の歴史を正しく理解し，生薬の基原，形態，成分，薬理作用，修治について解説を加え，生薬の品質評価法にも触れた．さらに，わが国の医療に大きな役割を果たすようになった漢方薬の臨床応用についても概説した．

　また，各論では日本薬局方に収載されている生薬の要点を記し，特に重要なものについてはやや難しい解説を加えた．

　巻末の練習問題やデータ集は，生薬に関する知識が多面的かつ有機的なものとなるよう配慮し，CBT あるいは薬剤師国家試験に役立ててほしい．

　終りに，本書の出版にご尽力いただいた廣川書店常務取締役廣川典子氏をはじめ編集部の方々に深謝いたします．

平成 21 年 1 月

編　者

目　次

はじめに……………………………………………………………………………… 1
   1. 現代と天然薬物研究　　1
   2. 薬用植物学と生薬学　　2

●総論　薬用植物編

第1章　薬用植物……………………………………………………………………… 5
   1.1　人と植物　　5
   1.2　伝統薬　　5
   1.3　現代社会と薬用植物　　6
   1.4　薬用植物を知る　　6
   1.5　薬用植物の開発　　7
   1.6　薬用植物の成分　　8
   1.7　薬用植物と生薬の評価　　8
   1.8　薬用資源の問題点　　9

第2章　薬用植物の組織と器官…………………………………………………… 10
   2.1　植物の組織　　10
   2.2　植物の器官　　15

第3章　植物の系統と分類………………………………………………………… 20
   3.1　分類の階級　　20
   3.2　人為分類と自然分類　　21
   3.3　植物の分類体系　　21
   3.4　植物の学名　　24
   3.5　植物化学分類（プラントケモタキソノミー）　　26

第4章　薬用植物の分布と生態…………………………………………………… 29
   4.1　分　布　　29
      4.1.1　気候帯　　29
      4.1.2　限られる分布域　　29
      4.1.3　東西に分布する同類の薬用植物　　31
      4.1.4　人間活動の影響　　32

4.2 生態　32
　　4.2.1　カンゾウとマオウ　32
　　4.2.2　オウレン　34
　　4.2.3　寄生植物　35
　　4.2.4　生態と品質について　35

第5章　薬用植物・生薬の生産と流通　36
5.1　生薬資源の保全　36
5.2　生薬資源の採取と栽培　36
　　5.2.1　採取による生産　36
　　5.2.2　栽培による生産　37
　　5.2.3　採取時期　38
5.3　ワシントン条約　38
5.4　遺伝と育種　39
　　5.4.1　薬用植物の遺伝　39
　　5.4.2　薬用植物の育種　40
　　5.4.3　組織培養と遺伝子組換えの育種利用　41
5.5　生薬の生産と流通　44
　　5.5.1　生薬の生産　44
　　5.5.2　生薬の流通　44

第6章　薬用植物の応用　48
6.1　健康食品・サプリメント　48
6.2　香粧品，甘味料，色素，香辛料　50
　　6.2.1　香粧品　50
　　6.2.2　甘味料　51
　　6.2.3　色素料　52
　　6.2.4　香辛料（スパイス＆シーズ）　53

●総論　生薬編

第1章　生　薬　57
1.1　生薬とは　57
1.2　生薬の利用　57
1.3　生薬の特性について　60
1.4　医療の現場で取り扱う生薬の問題点　61
1.5　生薬の歴史　62
　　1.5.1　ヨーロッパにおける生薬の歴史　62

1.5.2　中国における生薬の歴史　64
　1.6　日本における生薬のあゆみ　67

第2章　生薬の基原　71
　2.1　生薬として主に用いられる部位　71

第3章　生薬の成分　75
　3.1　フェニルプロパノイド系化合物　75
　3.2　キノン類　78
　3.3　フラボノイド　79
　3.4　テルペノイド・ステロイド　80
　3.5　アルカロイド　83
　3.6　生薬含有成分の性質による総称　87

第4章　生薬の薬理作用　90
　4.1　生薬の薬理作用と薬効　90
　　　4.1.1　はじめに　90
　　　4.1.2　生薬の薬効別分類　90
　　　4.1.3　現代医薬品としての生薬成分とその薬理作用　92
　　　4.1.4　伝承薬物としての生薬の薬効　95
　4.2　腸内細菌による代謝　97

第5章　生薬の修治　101
　5.1　修治は何故するのか　101
　5.2　修治の目的　101
　5.3　修治の方法　102
　5.4　主な生薬の修治　103

第6章　生薬の品質評価　107
　6.1　局方の生薬試験法　107
　6.2　生薬の確認試験　108
　6.3　生薬の純度試験　111
　6.4　定量法　114

第7章　生薬の臨床応用　116
　7.1　漢方薬や生薬製剤の剤形　116
　　　7.1.1　漢方製剤，家伝薬，生薬配合製剤　116
　　　7.1.2　生薬抽出製剤　117

7.2 漢方薬　117
　7.2.1 漢方医学とは　117
　7.2.2 漢方医学における病態の把握　118
　7.2.3 漢方薬の主な出典　120
　7.2.4 漢方薬の名称から情報を得る　120
7.3 生薬製剤について　122
　7.3.1 家庭薬・家伝薬（伝承薬）　122
　7.3.2 生薬配合製剤　123
7.4 西洋薬との併用　123
　7.4.1 併用による利点　123
　7.4.2 併用による注意点　124

●各　論

真菌門
　サルノコシカケ科……………………………………………………………………129
　　チョレイ　129
　　ブクリョウ　129

紅藻植物門
　テングサ科……………………………………………………………………………130
　　カンテン　130
　フジマツモ科…………………………………………………………………………131
　　マクリ　131

裸子植物門
　マツ科…………………………………………………………………………………132
　　ロジン　132
　マオウ科………………………………………………………………………………132
　　マオウ　132

被子植物門
　双子葉植物綱
　　古生花被植物亜綱
　　　トチュウ科………………………………………………………………………133
　　　　トチュウ　134
　　　クワ科……………………………………………………………………………134
　　　　ソウハクヒ　134

目次　ix

タデ科 …………………………………………………………………………… 134
　カシュウ　134
　ダイオウ　134
ヒユ科 …………………………………………………………………………… 135
　ゴシツ　136
モクレン科 ……………………………………………………………………… 136
　コウボク　136
　シンイ　137
マツブサ科 ……………………………………………………………………… 137
　ゴミシ　137
クスノキ科 ……………………………………………………………………… 137
　ウヤク　137
　ケイヒ　138
キンポウゲ科 …………………………………………………………………… 138
　イレイセン　139
　オウレン　139
　ショウマ　140
　ブシ　140
メギ科 …………………………………………………………………………… 141
　インヨウカク　141
アケビ科 ………………………………………………………………………… 141
　モクツウ　142
ツヅラフジ科 …………………………………………………………………… 142
　コロンボ　142
　ボウイ　142
スイレン科 ……………………………………………………………………… 143
　センコツ　143
ドクダミ科 ……………………………………………………………………… 143
　ジュウヤク　143
ウマノスズクサ科 ……………………………………………………………… 144
　サイシン　144
ボタン科 ………………………………………………………………………… 144
　シャクヤク　145
　ボタンピ　146
ケシ科 …………………………………………………………………………… 146
　アヘン　147
　アヘン末　148
　エンゴサク　148

ユキノシタ科 148
　アマチャ　148
バラ科 148
　エイジツ　148
　キョウニン　149
　トウニン　150
　ビワヨウ　150
マメ科 151
　アラビアゴム　151
　オウギ　151
　カッコン　151
　カンゾウ　152
　クジン　153
　ケツメイシ　153
　センナ　154
　ソボク　155
　トラガント　155
　ヘンズ　155
フウロソウ科 155
　ゲンノショウコ　155
ハマビシ科 156
　シツリシ　156
トウダイグサ科 156
　アカメガシワ　157
ミカン科 157
　オウバク　157
　キジツ　158
　ゴシュユ　158
　サンショウ　158
　チンピ　159
　トウヒ　159
ニガキ科 160
　ニガキ　160
ヒメハギ科 160
　オンジ　160
　セネガ　160
クロウメモドキ科 161
　サンソウニン　161

タイソウ　161
　ウリ科……………………………………………………………………………… **162**
　　　カロコン　162
　　　トウガシ　162
　フトモモ科………………………………………………………………………… **162**
　　　チョウジ　162
　ミズキ科…………………………………………………………………………… **163**
　　　サンシュユ　163
　ウコギ科…………………………………………………………………………… **163**
　　　シゴカ　164
　　　チクセツニンジン　164
　　　ニンジン　164
　　　コウジン　165
　セリ科……………………………………………………………………………… **166**
　　　ウイキョウ　166
　　　キョウカツ　167
　　　サイコ　167
　　　ジャショウシ　168
　　　センキュウ　168
　　　トウキ　168
　　　ハマボウフウ　169
　　　ビャクシ　169
　　　ボウフウ　170
合弁花植物亜綱
　ツツジ科…………………………………………………………………………… **170**
　　　ウワウルシ　170
　エゴノキ科………………………………………………………………………… **170**
　　　アンソッコウ　170
　モクセイ科………………………………………………………………………… **171**
　　　レンギョウ　171
　マチン科…………………………………………………………………………… **171**
　　　ホミカ　171
　リンドウ科………………………………………………………………………… **171**
　　　ゲンチアナ　171
　　　センブリ　172
　　　リュウタン　173
　ガガイモ科………………………………………………………………………… **174**
　　　コンズランゴ　174

アカネ科 174
    アセンヤク　175
    サンシシ　175
    チョウトウコウ　175
    トコン　175

ヒルガオ科 176
    ケンゴシ　176

ムラサキ科 176
    シコン　176

シソ科 176
    オウゴン　177
    カゴソウ　178
    ケイガイ　178
    ソヨウ　178
    ハッカ　178

ナス科 179
    クコシ　179
    ジコッピ　179
    トウガラシ　179
    ベラドンナコン　180
    ロートコン　180

ゴマノハグサ科 181
    ジオウ　181

ノウゼンカズラ科 182
    キササゲ　182

オオバコ科 183
    シャゼンシ　183
    シャゼンソウ　183

スイカズラ科 183
    ニンドウ　184

オミナエシ科 184
    カノコソウ　184

キキョウ科 184
    キキョウ　184

キク科 185
    インチンコウ　185
    キクカ　185
    コウカ　186

　　　　ゴボウシ　　187
　　　　シナカ　　187
　　　　ビャクジュツ　　187
　　　　ソウジュツ　　187
　　　　モッコウ　　189
　単子葉植物綱
　　オモダカ科……………………………………………………………………………… 189
　　　　タクシャ　　189
　　ユリ科…………………………………………………………………………………… 190
　　　　アロエ　　190
　　　　オウセイ　　191
　　　　サンキライ　　191
　　　　チモ　　191
　　　　テンモンドウ　　191
　　　　バイモ　　191
　　　　バクモンドウ　　191
　　ヤマノイモ科…………………………………………………………………………… 192
　　　　サンヤク　　192
　　アヤメ科………………………………………………………………………………… 192
　　　　サフラン　　192
　　イネ科…………………………………………………………………………………… 192
　　　　ボウコン　　192
　　　　ヨクイニン　　193
　　ヤシ科…………………………………………………………………………………… 193
　　　　ビンロウジ　　193
　　サトイモ科……………………………………………………………………………… 193
　　　　ハンゲ　　193
　　カヤツリグサ科………………………………………………………………………… 194
　　　　コウブシ　　194
　　ショウガ科……………………………………………………………………………… 194
　　　　ウコン　　195
　　　　ガジュツ　　195
　　　　シュクシャ　　196
　　　　ショウキョウ　　196
　　　　カンキョウ　　197
　　　　ショウズク　　198
　　　　ヤクチ　　198
　　　　リョウキョウ　　198

ラン科 ………………………………………………………………………… 198
　　テンマ　198
動物生薬
　　イボタガキ科 ……………………………………………………………… 199
　　　ボレイ　199
　　ヒキガエル科 ……………………………………………………………… 199
　　　センソ　199
　　クマ科 ……………………………………………………………………… 200
　　　ユウタン　200
　　ウシ科 ……………………………………………………………………… 200
　　　ゴオウ　200
　　ウマ科 ……………………………………………………………………… 201
　　　アキョウ　201
　　ミツバチ科 ………………………………………………………………… 201
　　　ハチミツ　201
　鉱物生薬
　　　リュウコツ　202
　　　セッコウ　202

演習問題 …………………………………………………………………………… 203
付　表 ……………………………………………………………………………… 216
索　引 ……………………………………………………………………………… 229

はじめに

1 現代と天然薬物研究

　現代は，科学の進歩が著しく早く，さまざまな研究領域が次々に分化・派生してくる時代である．応用科学の一分野である薬学も，これらの新しい考え方や手法を取り込んで，幅広いものとなっており，さまざまな視点から研究，開発されてくる新規医薬品もとどまるところを知らない．ところが，このような科学万能，先端技術優先の時代にあって，長い歴史を有する天然薬物が汎世界的に見直され，次第にその存在感を増してきている．わが国においては，1976年（昭和51年）の漢方薬の健康保険での正式使用や，薬価基準への収載などの流れがあり，2006年（平成18年）の第15改正薬局方では，葛根湯エキスを含む6漢方処方が新たに収載され，2008年の第一追補ではさらに桂枝茯苓丸エキスと半夏厚朴湯エキスが追加された．今後も，新たな処方エキスの収載が予定されている．現在，大半の医師が漢方薬の使用経験を有しており，このように明治時代に政治的に葬り去られた漢方医学は，次第に復権を果たしてきている．

　漢方薬など天然薬物を研究する領域は，一般には生薬学と称される．生薬学という言葉はPharmakognosieの訳語であるが，これはPharmacon（薬）とGnosis（知識）に由来しており，薬に関する知識の学，すなわち薬物学を意味している．歴史的にいえば，古代の薬はすべてが薬用植物あるいは生薬であったから，かつての薬学の研究はすべてが生薬学に関係したものということもできる．生薬学が薬学の母胎といわれる所以である．

　しかし，今日の生薬学の研究対象は，薬用天然物はもちろんのこと，海洋産物などこれまで人類が利用してこなかった地球上の未利用天然物すべてを扱うようになっており，また研究の視点も，新しい視点や手法を用いた多様な展開がなされている．このように，現代の生薬学は，いわば薬学的視点をもつ天然物の総合科学といえるものとなってきている．

　天然薬物は，我々の先人が自らの実体験を通して自然界から選び出してきたものであるが，人類が薬として利用してきたのは，いわゆる草根木皮といわれるように，多く植物界に由来する．したがって，植物に関する知識が中核を占めるが，薬用とされるものには動物や鉱物基原のものも少なからずある．また，人は自然界のものを衣食住に利用してきたが，薬用はその利用の仕方の一部といえる．薬用とされるものが染料や香粧品など他の目的に使われることも少なくない．したがって，生薬学を修める者には，薬用とされる材料のみならず，自然界のあらゆる物産に対する関心と幅広い知識が要求される．

2　薬用植物学と生薬学

　薬用植物は，民間薬の多くがそうであるように，新鮮なままで使われるものや，そこから活性成分を利用されるものがあり，後者の場合，薬用植物は，製薬のための原料的な意味合いもある．また，漢方用薬のように乾燥などの手を加え生薬の形に調製されて使われるものがある．薬用植物の学は，薬としてあるいは製薬原料としての視点を座標軸の原点に置きつつ，植物の基原の同定から収集・栽培生産，生薬の調製，品質評価に至るまでの過程に係わる諸問題を取り扱う領域である．したがって，分類学，形態学，生理学，生態学，分子生物学をはじめとする生物学の諸分野に加えて，天然物化学の知識を欠かすことができない．

　一方，生薬はほとんどがその形状のままで使用される薬である．薬の良否は有効成分の純度や含有量で規定されるが，人類が膨大な天然物の中から特定のものを選び出して薬物と認知したのは，科学の発達以前である．この認知の仕方はすべて経験による帰納によるものであり，そこには科学的評価との間に大きな溝がある．また，一つの生薬をとっても，そこに含まれる活性成分は多種多様であり，また活性成分が明らかでないものも少なくない．薬理作用による力価検定は多数の活性成分が含まれる生薬に有効であるが，漢方用薬などの場合には，多様な薬理作用が知られており，経験と科学との間の溝を埋めることは容易ではない．実際，科学的評価法の生薬への適用には限界があり，有効成分が不明の場合などでは，従来からの経験的評価が重要な意味を持つ．したがって，香料や酒類が科学的評価と特別な鑑定人の評価によって行われているのと同様，生薬の評価も科学的評価と経験的評価とを併せ総合することによって，これを正しく行うことができる．

　このように，薬用植物の学と生薬の学とは異なる視点を有している．すなわち，薬用植物学の目的は，薬用植物を正しく理解し，確かな品質のものを供給することにあり，一方，狭義の生薬学は，薬物である生薬の科学的性状を明らかにし，品質を正しく評価する点にある．このように，両者はいわば生産の学と消費の学という異なる視点を基盤に有しているが，連続したものであり，それぞれの知識は相互に関連している（図1）．

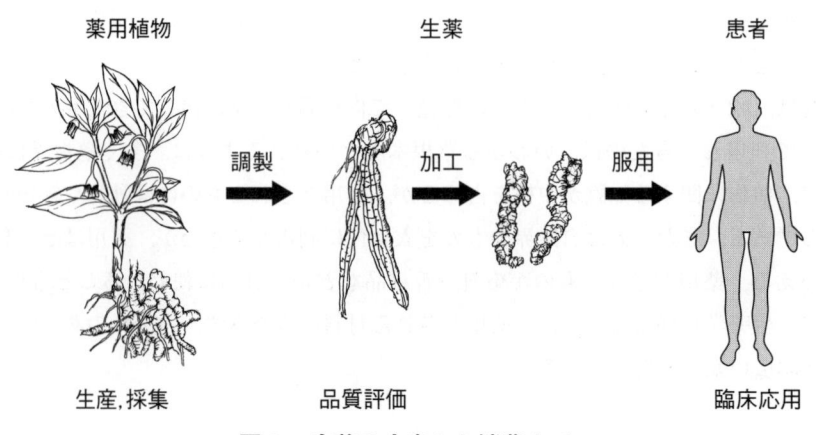

図1　生薬の生産から消費まで

総論

薬用植物編

漢唐佛寺文化史

佛寺論

1 薬用植物

1.1 人と植物

　植物は，太陽からのエネルギーを光合成に利用して自らを養うとともに，完全消費者である動物をも養っている．動物界の一員である人も，植物を食べるばかりでなく，植物を材料にした衣服をまとい，住まいや生活用具を作ってきた．このように，衣食住すべてにおいて，人の生活は植物と深いかかわりがあるが，薬もまた例外ではない．科学が発達し現代医学が普及した今日においても，依然として世界の人口の半数以上が伝統医学によって支えられている．この伝統医学で使われる薬物の多くは植物である．また一見植物とは無縁と思われる化学薬品も，その原料である石油や石炭は太古に植物が光合成して貯えた化石エネルギーなのである．

1.2 伝統薬

　民間薬などに使われる植物を見ると，一部は深山幽谷に育つものもあるが，多くは身の回りにある身近な植物であることが多い．薬用植物の多くは人々の日常生活の中から，選別されて使われるようになったと思われる．どこに生える，どの植物の，どの部分を，どのように使うと，どんな効果があるのかという情報は，すべて人による実体験から帰納されてきたものである．したがって，薬用植物や伝統薬は，それを育んできた人たちが生活してきた自然生態系とその人たちの民族性や疾病観とが色濃く反映している．

　薬用植物の中でも効能が優れ，確かなものは，より広い地域で使われるようになった．それらは貯蔵や輸送，服用に便利な生薬の形態にされ，文化圏の中で流通して再検討され，インド医学や中国医学などの伝統医学の薬物群を形成するようになった．特に，ユーラシア大陸の西側では，メソポタミアや古代エジプトの知識にギリシャやトルコの薬草の知識が加わり，さらにインドの知識も加えられて，中央アジアから北アフリカにかけての広範な世界の選ばれた薬用植物がアラビア医学で使われるようになった．このアラビア医学の薬物群の成立の過程は，地域性と民族色を色濃く持っている薬物が，異なる視点の篩にかけられて，次第に広域性と普遍性とを獲得していった過程と見ることもできよう．

1.3　現代社会と薬用植物

　有機化学が興り発展してきた20世紀の前半までは，研究者の関心は合成化学薬品に集中し，植物性薬品はしだいに省みられなくなっていったが，カンゾウ，ベラドンナ，チョウセンアサガオ，センナ，ジギタリス，アロエなどは医薬品製剤原料としてかなりの量が消費され続けてきた．20世紀後半になると，先進工業国では医薬品による副作用事件の多発などから，人々の間に自らの身は自らで守るというセルフメディケーションの傾向が強くなり，自らも使える，作用が緩和な植物薬が見直されるようになった．また，これまでの地球環境の破壊に対する反省から，自然に対する関心が高まり，資源保護の活動も活発になった．この流れの中で，天然薬物やその成分は，医薬品として本来の用途である病気治療のために使われるほかに，健康人のためのサプリメントとして摂取されることも多くなってきた．特に高齢化社会が進行するわが国では，「未病」状態の改善治療に薬用植物や生薬は欠かせない存在となっている．

　一方，発展途上国では，現代医学の普及不足を補う形で，古くからの伝統療法が実践され続けており，病気治療への寄与率は先進工業国に比べてはるかに高い．これらの国々では，プライマリー・ヘルスケアの分野で自国の薬用植物資源の有効利用が重要と考えられており，民族医薬学的調査や，薬用植物の成分研究や薬理学的研究の推進が図られている．

1.4　薬用植物を知る

　世界各地で薬用とされる植物は，一部はキノコやコケなどもあるが，人の目にとまりやすいこともあって，高等植物がほとんどである．この地球上には30～40万種の高等植物があるといわれているが，何らかの薬用の情報があるのは，そのうちの1割とも2割ともいわれる．

　薬用植物を知る基本は，その名称を知ることから始まる．植物名は，和名では例えば「ムラサキ」とカタカナで表記される．また万国共通には *Lithospermum erythrorhizon* Sieb. et Zucc. のようにラテン名の2名法で記される．*Lithospermum* は属（Genus）名，*erythrorhizon* は種（Species）名，Seib. et Zucc. は命名者名である．また属の上の科（Family）名も植物群の特徴を理解するのに重要である．このような科名別分類とは別に，根類，根茎類，葉類など，薬用とされる部位ごとに分ける部位別分類，薬理作用や効能・効果を柱とする適用別分類がある．

　いずれの分類法をとるにせよ，その植物を知るためには，外部形態や内部構造など植物形態学や植物解剖学の知識が必要である．この知識はまた，生薬のように植物体の一部が薬用とされる場合の鑑定に大きな情報となる．

1.5 薬用植物の開発

　薬用植物には，そのまま生薬などの形で用いられるもののほか，成分の一部が医薬品とされたり，製造原料物質とされることも少なくない．薬用植物の有効成分の研究は，歴史的にはゼルチュルナー Sertürner によるアヘンからのモルヒネの単離から始まるが，この研究の流れはとどまることなく，なお精力的に続けられている．現在，われわれが日常使用している植物界に由来する化合物医薬品は数多くあり，① 含有化合物そのものが医薬品として使われるほか，② 植物成分の誘導体が医薬品として使用されるものもある．さらに①や②をリード化合物として開発さ

表1.1　代表的な植物成分由来薬品と関連薬品

原植物・生薬名(科名)	薬品名（薬効・用途）	誘導体・派生医薬品
イヌサフラン（ユリ科）	コルヒチン colchicine（痛風薬）	
カラバル豆（マメ科）	フィゾスチグミン physostigmine（副交感神経興奮作用）	ネオスチグミン neostigmine
キナ（アカネ科）	キニーネ quinine（抗マラリア原虫活性）	クロロキン chloroquine
キジュ（ミズキ科）	カンプトテシン camptothecine（抗癌作用）	イリノテカン irinotecan
クラーレ（ツヅラフジ科）	ツボクラリン tubocurarine（骨格筋弛緩作用）	
ケシ（ケシ科）	モルヒネ morphine（鎮痛作用）コデイン codeine（鎮咳作用）	ヒドロモルフィン hydromorphine, ジアセチルモルフィン diacetylmorphine, プロポキシフェン propoxyphene, オキシコドン oxycodone, ペチジン pethidine
ジギタリス（ゴマノハグサ科）	ジキトキシン digitoxin, ジゴキシン digoxin, ラナトシド C lanatoside C（強心作用）	
コカ（コカノキ科）	コカイン cocaine（局所麻酔作用）	プロカイン procaine, トロピセトロン tropisetron
カナダイチイ（イチイ科）	タキソール taxol（抗癌作用）	ドセタキセル docetaxel
チャ（ツバキ科）	カフェイン caffein（中枢興奮作用）テオフィリン theophylline（気管支拡張作用）	
ニチニチソウ（キョウチクトウ科）	ビンクリスチン vincristine, ビンブラスチン vinblastine（抗癌作用）	
ベラドンナコン，ロートコン（ナス科）	アトロピン atropine, スコポラミン scopolamine（副交感神経遮断作用）	ホマトロピン homatropine, イプラトロピウム ipratropium, グリコピロレート glycopyrrolate
ヤボランジ（ミカン科）	ピロカルピン pilocarpine（副交感振興興奮作用）	
マオウ（マオウ科）	エフェドリン ephedrine（気管支拡張作用）	フェニルプロパノールアミン phenylpropanolamine, テトラヒドロゾリン tetrahydrozoline

れた③ 新規医薬品も数多い．表1.1にその代表的なものを挙げる．

1.6　薬用植物の成分

　薬用植物が持つ病魔に対する不思議な力は，古代の人たちには大きな謎であったにちがいない．やがて人は，バラの香りやレモンの香りなど，それぞれの植物がもつ固有の香りの本体が蒸留法によって取り出すことができることを知った．それで，取り出された本体と同じ香りの油は，元の植物の精であることから，現在でも精油（エッセンシャル・オイル）と称されている．また，植物が薬用とされる理由は，そこに特異な薬理活性のある化合物が存在することによるが，その本体は，アルカロイドであったり，配糖体であったりする．アルカロイドとはアルカリ性の化合物，配糖体とは糖を含んでいる化合物のことであり，それぞれ，性状や構造における類似性から名づけられた化合物群の一般名称である．

　植物成分の分類には，おおまかには性状による分類と生合成による分類の2通りがある．性状による分類は，上述した精油やアルカロイドのように，化合物の取り扱いから帰納されたものである．いっぽう，生合成による分類は，化合物をそれが生合成される二次代謝経路に従ってグループ分けしたもので，例えばセスキテルペンやトリテルペンは，メバロン酸経路由来のC5のイソプレン単位が3個あるいは5個連なった化合物の一群である．この両分類法によって分類される化合物群は，ともにある程度は構造的にも類似したものとなるが，前者では違った構造のものが一群となる場合もあり，後者では複数の生合成経路から作られるものをどう分類整理するかが問題である．このように，それぞれに利点があり，双方の分類を理解することが大切である．

1.7　薬用植物と生薬の評価

　医薬品の評価は有効成分の量比で評価される．化合物薬品の場合には，純度試験がその力価や副作用の評価に代わり得るものとなる．しかしながら，薬用植物や生薬の評価はその考え方で十分とはいえないところがある．それは先にも記したとおり，これらは人類が永年にわたる経験によって薬と認めてきたものであり，甘草や人参のように非常に多くの研究がなされてきたものであっても，いまだに経験的知識と科学的知識との間に溝はあり，未解明の部分が残されている．かなりのものは，いまだに活性成分や薬理作用に関する情報は十分ではないといえるのである．したがって，薬用植物や生薬の品質評価は，真偽と良否という2つの評価過程を省略することができないのである．

　真偽の評価は，現にある薬用植物や生薬が真正であるか否かの判別である．天然物であることの宿命として，高価なものでは意図的に，類似品がある場合には不作為的に，偽品が混入する可能性が否定できない．全形生薬，刻み生薬，一部の粉末生薬の場合，この真偽の判定は，主に外

形や内部構造の特徴点を調べる形態学的な鑑定によって可能である．遺伝子科学が進展した現在では，一部は DNA 鑑定も可能となっているが，この方法も基準品のデータがあることが前提となる．

　薬物としての良否は，活性成分または指標成分の量比による．この理化学的評価法の適用は，日本薬局方では特徴的な活性成分の定性あるいは定量が主流となっているが，次第に複数成分をまとめて評価できる HPLC 法が採用されるようになってきている．薬物としての評価を考えるとき，生物試験法による評価こそが重要であると考えられるが，多様な活性成分が含まれる天然薬物への活用は，複雑で費用のかかるものとなり，現実には特定の生薬のみに適用されている．

1.8　薬用資源の問題点

　薬用植物は野生品の採取によるものが極めて多い．一部は栽培されたものが供給されているが，それらも一般の農作物のように育種の手が加わっているものが少なく，品種改良されているものはごくわずかである．したがって，近年の生薬需要の増加は野生品の乱獲を引き起こし，他の環境破壊とも相まって，薬用資源の減少は一段と進み，一部甘草や麻黄は中国における資源の枯渇が顕著となっている．また，わが国に広く自生していたムラサキは絶滅危惧種となり，オケラやミシマサイコなども野生が珍しくなった．医薬用原料や漢方用薬など，天然薬用植物資源の必要性は，今後も変わることがない．したがって，持続的利用を考えた，資源の保護や野生品の栽培化に真剣に取り組まねばならない．バイオテクノロジーの茎頂培養などを用いた種苗の大量増殖なども有効な手段のひとつであろう．

　また，多くの薬用植物は野生品に由来することから，その植物種が持ち合わせている生物学的多様性が生薬にも影響し，活性成分の含量などに大きな差異が見られることがしばしばである．この品質のバラつきの原因としては，個体変異，成分含量の季節的変動，生育環境による影響，収穫部位による相違，生薬の調製法による違いなどが考えられる．したがって，今後は植物学の諸分野，とりわけ遺伝・育種学，生理学，生態学などの視点からの基盤的な研究の整備が必要である．

2 薬用植物の組織と器官

　太古の昔，植物は陸上に上がったが，その際，海中とは違った環境に適応するために，体制の変革を行った．それが組織分化と器官分化である．この分化は必然的に代謝機能の分化も伴ったものであった．我々は植物体の一部を薬用にすることが多いが，それは多くの二次代謝産物がしばしば特定の器官や組織に偏在していることによる．

　植物の外部形態や内部構造の特徴を知ることは，薬用植物や生薬の基原の同定や鑑別に重要であるとともに，植物の生物学的特徴や生活環を知り，組織や器官の機能を知る基礎となるものである．

2.1 植物の組織

　植物の組織は，その機能的役割から表皮系，維管束系と，それ以外の基本組織系とに分けられる．また，根などでは維管束全体を取り巻くように一層の細胞列があり，これを内皮という．内皮は植物種や器官などにより認められないものもある．表皮と内皮の間を皮層（部）という．また内皮より内側を中心柱という（図2.1）．

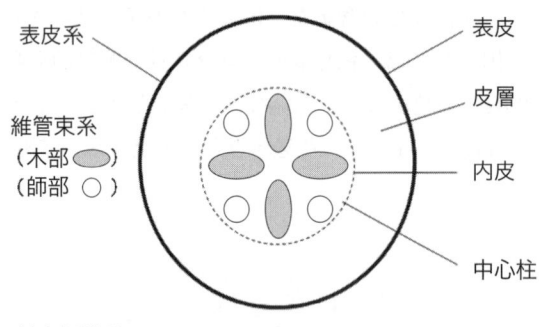

図2.1　種子植物の根

（1）表皮系

　植物体の外側を覆う組織で，外部からのさまざまな傷害から内部組織を保護し，内部からの水分蒸散を防ぐ．多くクチクラ層が発達する（図2.2）．通常の表皮細胞に加え，さらに分化した

気孔，水孔，毛（根毛，乳頭状突起，綿毛，束毛，T字毛，鞭状毛，櫓毛，剛毛，鉤状毛，腺毛，腺鱗，刺毛，鱗状毛）などがある（図2.3）．表皮細胞にはアントシアニン系色素やフラボノイド成分が含まれる．これらの成分は抗酸化作用があり，紫外線などから植物体を保護する役目を担っているとされる．毛の中には腺毛や腺鱗には薬用として重要な精油成分などが，また刺毛には刺激性の成分が含まれている．これらの成分には抗菌作用，刺激性や匂いがあるものが多く，微生物や食害に対する防御効果を持っている．

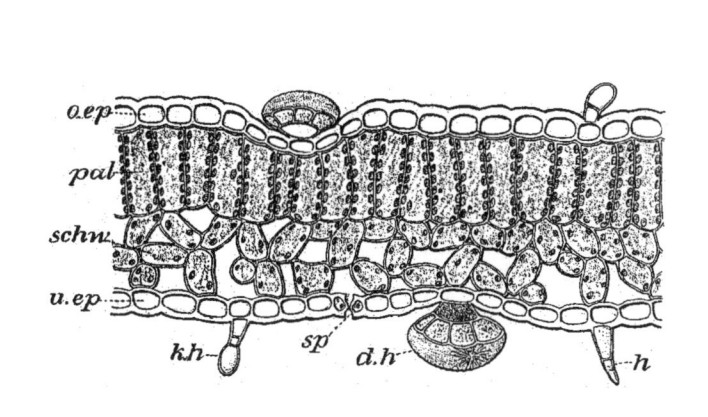

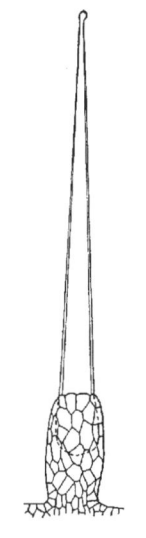

図2.2　セイヨウハッカ Mentha piperita 葉の横切面
o.ep：面表皮，pal：柵状組織，schw：海綿状組織，u.ep：下面表皮，kh：腺毛，sp：気孔，d.h：腺鱗，h：毛
[Gilg]

図2.3　刺毛（イラクサ Urtica の仲間）
[Eames & McDaniels]

肥大生長する茎などでは，やがては表皮が破れる．そして表皮に近い部分に二次的に分裂組織（コルク形成層）が生じてコルク層ができる．コルク層，コルク形成層，コルク皮層をあわせたものを周皮という．周皮ではリグニンやスベリンがセルロースと結合し，撥水性が強く，水の内部組織への浸透を阻止している．またムラサキなどでは抗菌性をもつナフトキノン系色素を周皮部分に貯える．

（2）　維管束系

水分や栄養分などを各組織や器官に運ぶ役目をもつ通道組織で，木部と師部とからなる．木部は水分の通道組織で，道管，仮道管，木部繊維，木部柔組織からなる．一方，師部は栄養分の通道組織で，師管，伴細胞，師部繊維，師部柔組織からなる．木部の道管には膜壁の肥厚の違いにより，いくつかの種類がある（図2.4）．師部や木部細胞の大きさや並び方には，植物群や部位によって違いがある（図2.5）．並立維管束は最も一般的であるが（図2.6），両立維管束はウリ科，外木包囲維管束はサトイモ科（図2.7），外師包囲維管束はシダ科で見られる．維管束全体を取り巻くように維管束鞘や繊維が発達するものがある．維管束鞘にはシュウ酸カルシウムの結晶を含むものがある．

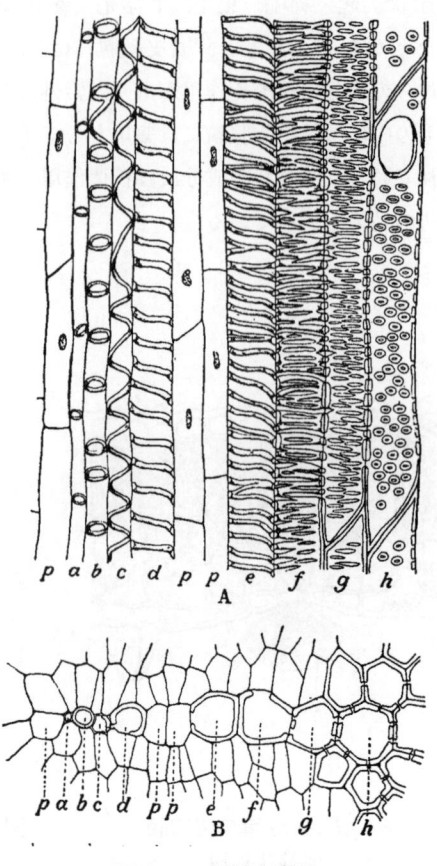

図 2.4　各種の道管
A：横断面，B：縦断面（a, b：環紋道管，c, d, e：らせん紋道管，f：階紋道管，g：網紋道管，h：有縁孔道管，p：柔細胞）
[Eames & McDaniels]

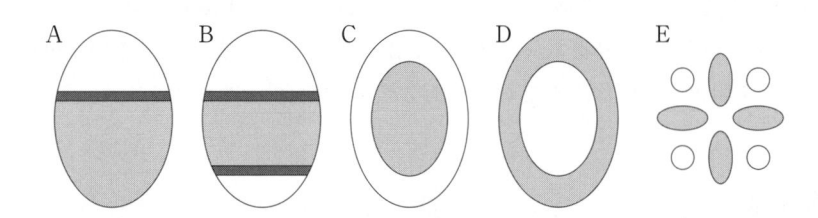

図 2.5　維管束の種類
A：並立維管束，B：両立維管束，C：外師包囲維管束，D：外木包囲維管束，E：放射維管束

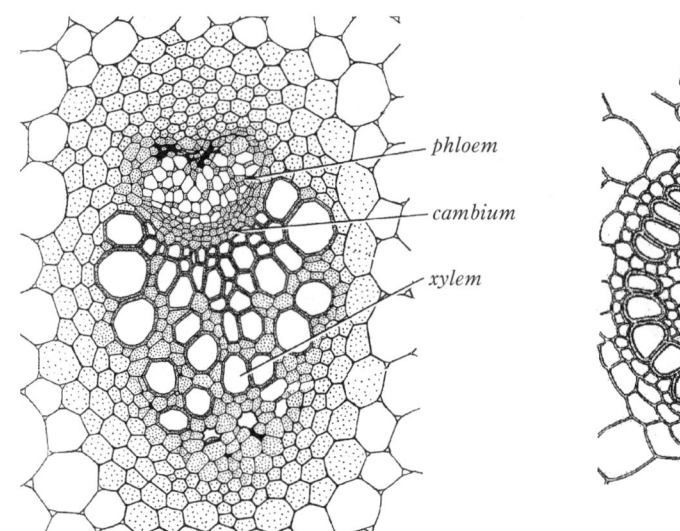

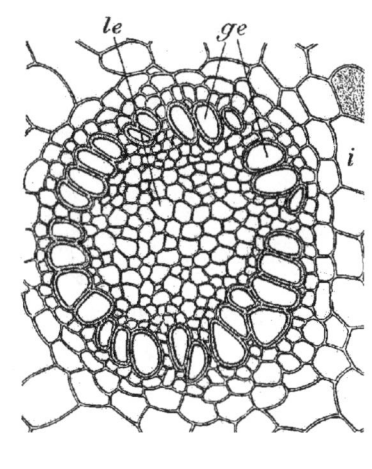

図 2.6　並立維管束（キンポウゲ *Ranunculus* の仲間）
phloem：師部，cambium：形成層，xylem：木部
[Esau]

図 2.7　外木包囲維管束（ショウブ *Acorus calamus*）
le：師管，ge：道管，i：細胞間隙[Gilg]

（3）基本組織系

　表皮系と維管束系を除いた残りの部分を基本組織系という．この中には，植物体を強化し，体制を支持する役割の器械組織と，同化，貯蔵，分泌の機能を持つ栄養組織とがある．器械組織には，厚膜細胞，厚角細胞，繊維，石細胞，異形細胞などがあり，多くがリグニンが沈着して木化している．

　また，栄養組織のうち，同化組織としては，光合成を行う葉緑体を有する葉の柵状組織，海綿状組織がある（図 2.2）．貯蔵組織は同化産物である糖，タンパク，脂肪などを貯蔵する組織で，肥大した根，茎，葉，種子などの柔細胞群である．また，分泌組織は，特殊な代謝産物を集積しており，その細胞や組織が破壊されると，内容物が分泌されてくる．単細胞性のものとしては，油細胞（精油），粘液細胞，乳細胞，タンニン細胞，結晶細胞などがあり，細胞が集合したものとしては，連合乳管，離生分泌組織，破生分泌組織などがある（図 2.8）．また，空気などの通気のための細胞間隙の多い組織を通気組織という．

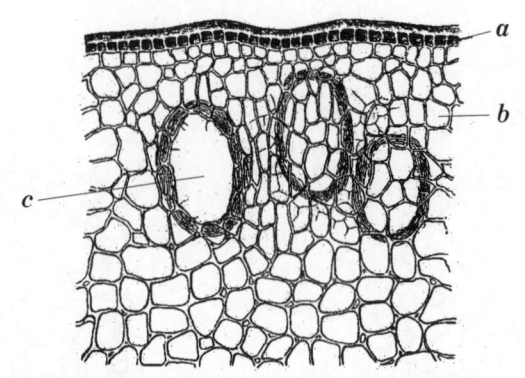

図 2.8 破生分泌組織（つぼみ）（チョウジ *Syzygium aromaticum*）
a：表皮細胞，b：柔細胞，c：油室
［Gilg］

（4） 植物群と維管束系，中心柱の関係

維管束系，中心柱の型と植物の系統とは密接に関係している（図 2.9），（表 2.1）．

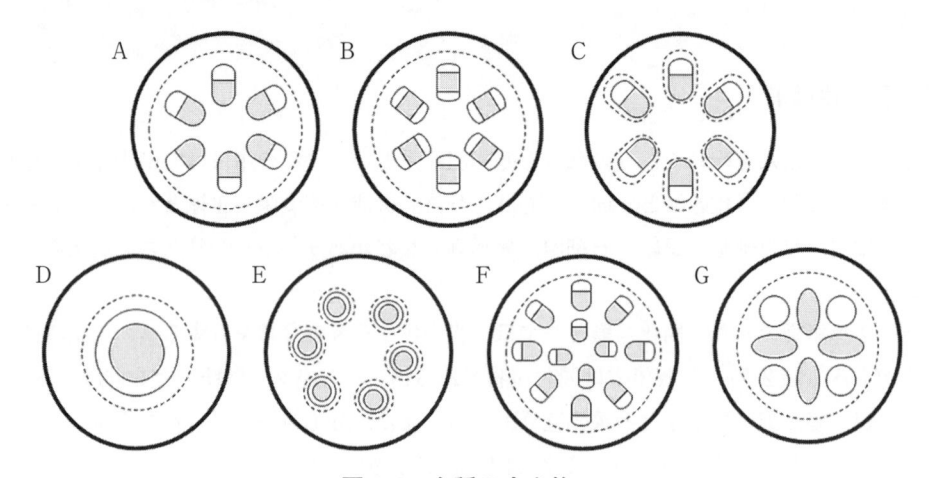

図 2.9 各種の中心柱
A, B：真正中心柱（A：並立維管束，B：両立維管束），C：分裂真正中心柱，
D：退行中心柱，E：多条中心柱，F：不整中心柱，G：放射中心柱

表 2.1 種子植物の維管束・中心柱の相互関係

器官	植物群	維管束の種類		中心柱の種類
		形成層の有無による	木部・師部の配列による	
根	被子植物（単子葉）	閉鎖性	放射維管束	放射中心柱
	裸子植物 被子植物（双子葉）	開放性		
根茎	被子植物（単子葉）	閉鎖性	並立維管束 外木包囲維管束	不整中心柱
茎	裸子植物 被子植物（双子葉）	開放性	並立維管束 両立維管束（ウリ科） 外師包囲維管束	真正中心柱 分裂真正中心柱（バイカモ） 退行中心柱（フサモ） 多条中心柱（グンネラ）
	被子植物（単子葉）	閉鎖性	並立維管束	不整中心柱

2.2 植物の器官

植物の器官は根，茎，葉の栄養器官と花，果実，種子の生殖器官に分けられる．
以下に各器官の観察の要点を挙げる．

（1） 根

基本的には地下にあって土中の養分や水分を吸収し，植物体を土に固定する器官である．双子葉植物では多く主根よりしだいに伸長して樹脂状となり，草本性のものと肥大生長する木本性の

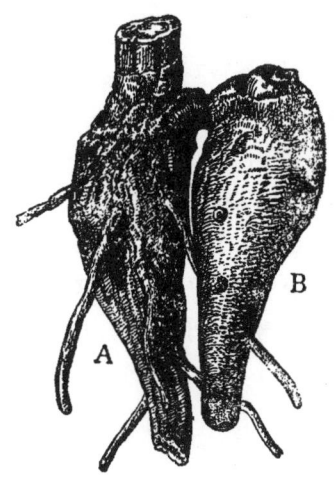

図 2.10 塊根（アコニット *Aconitum napellus*）
　　A：母根，B：子根
　　[Gilg]

ものとがある．いっぽう単子葉植物では茎の下部から多数の細根が出る．また，宿根性の多年生植物では，肥大生長して多量の糖類などを貯える貯蔵根が見られる（図2.10）．

（2）茎

茎は基本的には通道器官であり，重力に抵抗して植物体を空中に支える役割をもつ．

地上茎には，通常の直立茎のほか，ほふく茎 stron（カンゾウ），巻きつき茎（アサガオ，ヤマノイモ），よじ登り茎（クズ，アケビ）などのほか，針茎（サイカチ），多肉茎（サボテン）がある．シソ科植物では多く特徴的な四方茎である．肥大生長をする双子葉植物では，二次皮部である樹皮にアルカロイド（オウバク，コウボク），精油（ケイヒ），タンニンなど，また木部にはテルペン（マツ，クスノキ，ビャクダン）やアルカロイド（メギ），苦味質（ニガキ）などさまざまな薬用成分が蓄積される．

地中にある地下茎には，根茎（ショウブ，オケラ，ハシリドコロ），塊茎（ジャガイモ），鱗茎（タマネギ，ユリ），球茎（サジオモダカ，サフラン）などがある．地下茎はしばしば貯蔵器官の役割も果たしている（図2.11）．

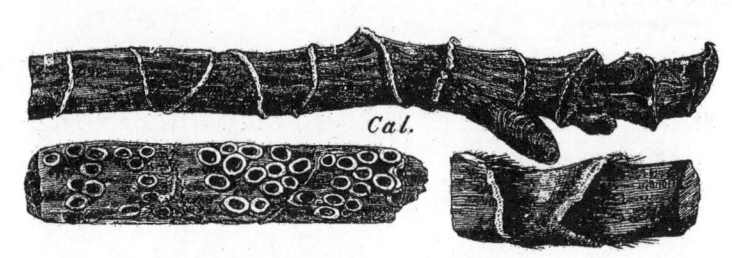

図2.11 単子葉植物の根茎（ショウブ *Acorus calamus*）
［Gilg］

（3）葉

光合成，同化，呼吸，蒸散などを司る器官であるが，巻きひげやトゲなど他の目的を有する変形葉もある．通常葉では，主要部分の葉身，葉の支持および通道のための葉柄，葉の基部につく葉様の付属物である托葉からなる．植物によってはそのいずれかを欠くものもある．また，葉身は一つのものの単葉と分かれた複葉（羽状複葉，掌状複葉）とがある．葉身での維管束の分枝の仕方は，基本は双子葉植物では網状脈，単子葉植物では平行脈である．ただし，例外もあり，ミシマサイコ（セリ科，双子葉植物）などでは平行脈である．葉が茎につく順列を葉序という．互生，対生，輪生などがある．葉序は植物群におよそ定まっており，シソ科では対生である（図2.12）．

（4）花

花は種子植物がもつ生殖器官である．雌ずい，雄ずい，花弁，がく片からなる完全花（両性花）と，どれかが欠けたり変形した不完全花（単性花，雌性花，雄性花，無性花，装飾花など）に分けられる．また，一株に雌花と雄花がつくものを雌雄同株，一株に雌花あるいは雄花のどち

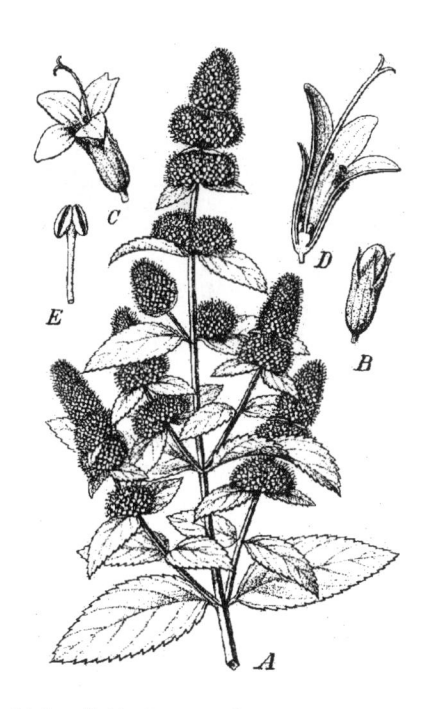

図 2.12 対生の花枝（セイヨウハッカ *Mentha piperita*）
A：総状花房　B：花蕾　C：花
D：花の縦断面　E：雄蕊
[Gilg]

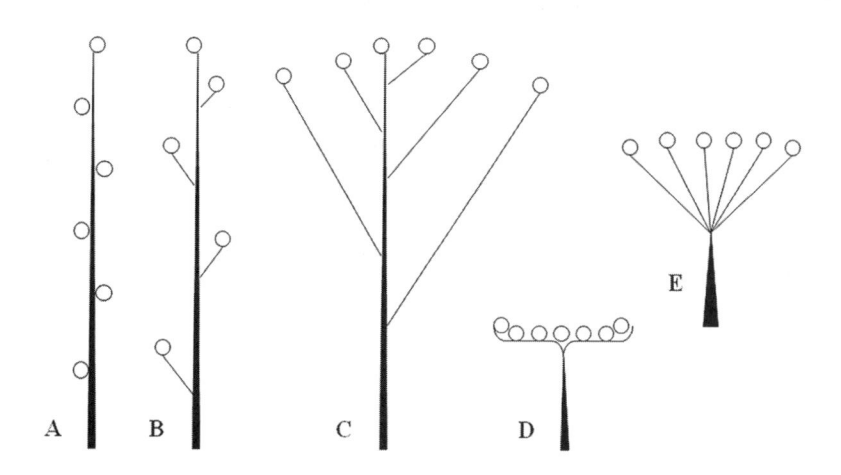

図 2.13 花序
A：穂状花序，B：総状花序，C：繖房花序，D：頭状花序，E：繖形花序

らかしかつかないものを雌雄異株という．

　花のつき方を花序という（図 2.13）．花が茎の先端（生長点）に向かって咲きあがるものを無限花序という．無限花序には穂状花序（頭状花序も含む），総状花序などがある（図 2.14）．反対に生長点から咲き出すものを有限花序と呼び，単頂花序，集散花序などがある．

　生薬の中にはカミツレやベニバナのように開花したもの，コブシやチョウジのように蕾，サフ

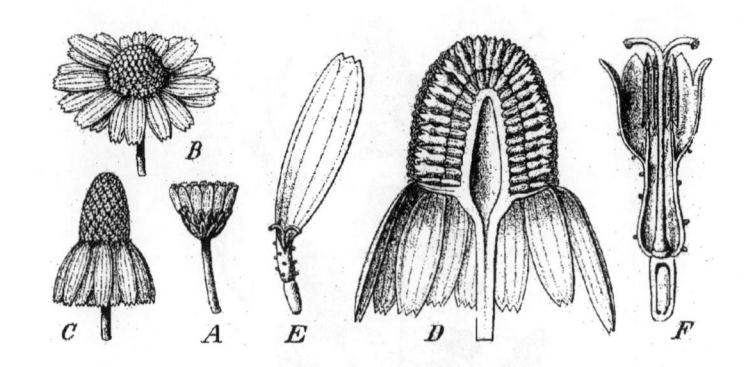

図 2.14　頭状花（カミツレ *Matricaria chamomilla*）
A：開花間もない頭状花，B：開花中期の頭状花，C：開花後期の頭状花，D：同断面，E：舌状花，F：筒状花拡大図
［Gilg］

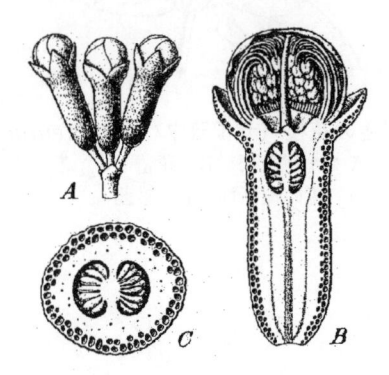

図 2.15　花蕾（チョウジ *Syzygium aromaticum*）
A：蕾枝，B：同縦切面，C：同横切面
［Gilg］

ランのように雌蕊のみを利用するものがある（図 2.14, 2.15）.

（5）果　実

　果実には，子房が肥大成熟した真(正)果と子房以外の花の器官が肥大生長した偽果とがある．真果は，1 個の花の 1 個の子房から 1 個の果実ができる単果，複数個が集合した複果，多数の心皮が癒着してできた聚果に分けられる．また，果皮の性状から，成熟すると乾燥した果皮をもつ乾果と（図 2.16），中果皮や内果皮が肉質となり果汁を含む湿果に分けられる．乾果はまた，成熟して開裂する裂開果と開裂しない閉果とがあり，さまざまな形状のものがある．

（6）種　子

　種子は受精した胚珠（卵子）が成熟したものである．多く休眠期を経て幼植物となる．種子の組織は種皮，胚乳，胚からなる（図 2.17）．種皮の表面にはへそ（臍点）と呼ぶ珠柄の斑点があ

る.また,ニクズクなどでは胚珠の一部が異状発育して仮種皮となるものもある.果実と同様,種子の形状もさまざまで,飛散に有利なように冠毛をもつもの(ストロファンツス)や翼状の付属物をもつもの(キササゲ)も見られる.

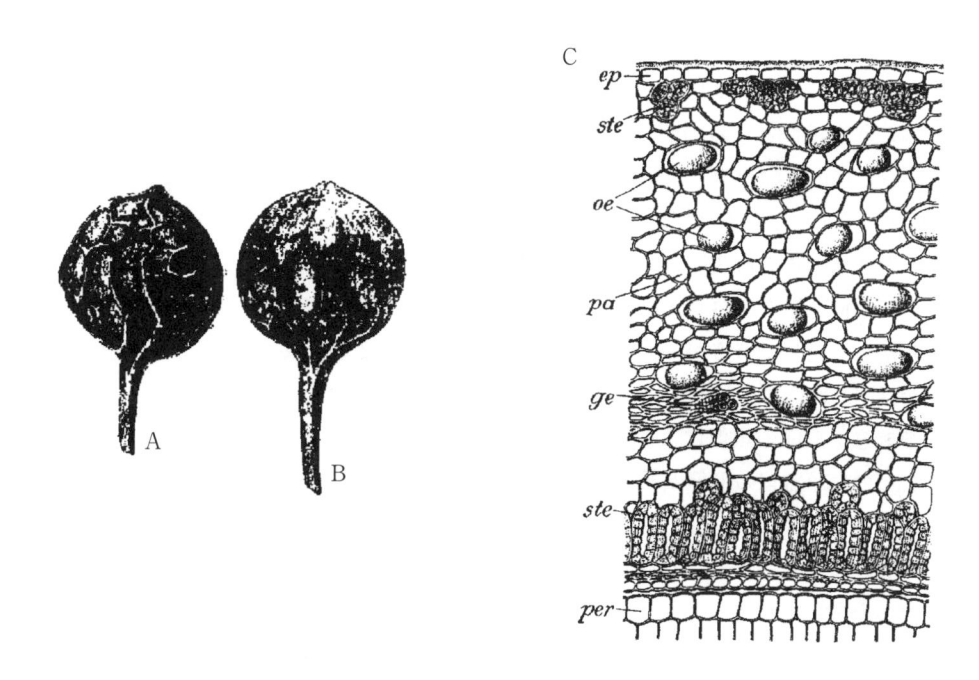

図 2.16　クベバ *Piper cubeba* 実
A,B:果実,C:果皮解剖図
ep:表皮細胞,ste:石細胞,oe:油細胞,pa:柔細胞,ge:道管,per:子葉の表皮細胞
[Gilg]

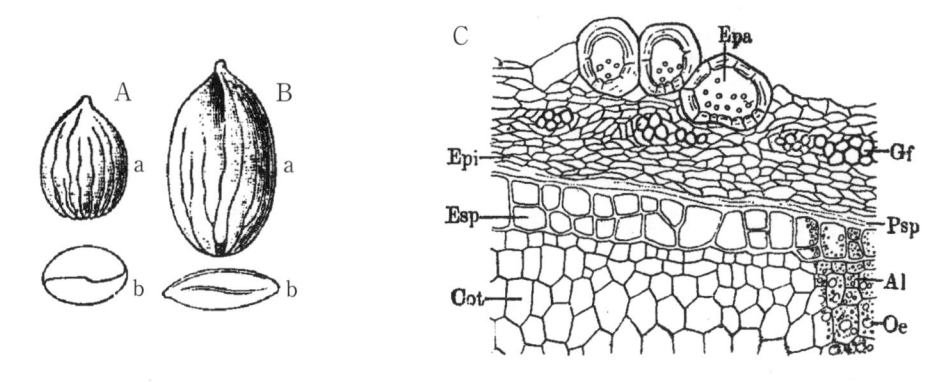

図 2.17　A:杏仁,B:桃仁,C:杏仁の解剖図
a:表面視,b:横断面,Epa:外種皮石細胞,Gf:道管,Epi:内種皮,Psp:萎縮外胚乳,Esp:内胚乳,Al:アリューロン粒,Cot:子葉,Oe:油滴
[下山]

3　植物の系統と分類

　生物分類の基本単位となるのが「種 species」である．地球上には既に報告されているものだけでも約175万種の生物が生息，生育している．未知のものも含めた全生物の種数となると数百万種～千数百万種と推定されており，さらに多くの種数を見積っている研究者もいる．植物について言うと地球全体で約35万種，日本に限ると約1万種が生育している．
　種については何を基準におくかによって異なるいくつかの概念がある．歴史的には形態を基準とするものから出発しているが，遺伝学，生態学，進化学などの発展に伴い修正が加えられ，新たな概念が提唱されるようになった．
　形態的種概念：形態の類似によって認識される自然集団としての個体の集まり．植物の場合，花，果実などの生殖器官の形態が重要視される．
　生物学的種概念：マイヤー E. W. Mayr が提唱し，一般的に広く受け入れられている種概念．種は他の種と区別できる特徴的な形態をそなえていること，また同種内では子孫を残し，他の種との間には交配をさまたげるような生殖隔離機構があることが，この種概念の要点である．植物では同属内の種間で交雑が可能なものでも，自然界では分布域や開花時期の違いなどで交配が起きないようになっている場合がある．
　これらの種概念以外に，生態的位置や進化の程度も基準に入れる**進化的種概念**，分岐分類学の発展に伴って提唱された分類群の単系統性を基準におく**系統学的種概念**もある．

3.1　分類の階級

　近縁どうしの種のまとまりを**属** genus，近縁どうしの属のまとまりを**科** family という．科より上位の分類の階級は，順に**目** order，**綱** class，**門** phylum，最上の階級は**界** kingdom となる（生物の世界は5つの界からなる；① 原核生物界，② 原生生物界，③ 植物界，④ 菌界，⑤ 動物界）．このように種を基本単位として分類群は順次上位の分類の階級にまとめられていく（表3.1）．科と属の間に**連** tribe，属と種の間に**節** section，**列** series を置くことがある．種をさらに細かく分ける場合は，種より下位の分類階級として，**変種** variety，**品種** form を用いる（表3.1）．連，節，列，変種，品種は二次的ランクとされる．また，各分類階級に「亜」をつけた亜界，亜門，亜綱，亜目，亜科，亜連，亜属，亜節，亜列，亜種，亜変種，亜品種を各分類階級の下に位置づけることができる．
　生薬の人参の基原植物であるオタネニンジン *Panax ginseng* C.A. Meyer は，被子植物門 Angiospermae，双子葉植物綱 Dicotyledoneae，セリ目 Umbelliflorae（Apiales），ウコギ科

表 3.1 分類の階級

| 界 kingdom |
| 門 phylum |
| 綱 class |
| 目 order |
| 科 family |
| 連 tribe |
| 属 genus |
| 節 section |
| 列 series |
| 種 species |
| 変種 variety |
| 品種 form |

Araliaceae，トチバニンジン属 *Panax* に分類される種である．ハトムギ *Coix lacryma-jobi* Linné var. *ma-yuen*（Romanet）Stapf は，被子植物門 Angiospermae，単子葉植物綱 Monocotyledoneae，イネ目 Graminales，イネ科 Gramineae，ジュズダマ属 *Coix* の種であるジュズダマ *Coix lacryma-jobi* Linné からさらに細かく分類された変種である．

栽培によって作り出した品種は栽培品種 cultivar といい，品種名の部分は *Prunus sylvestris* 'Repens' のようにシングルクォーテーション（' '）でくくられる．

3.2 人為分類と自然分類

地球上の生物は永い時間をかけて進化し多様化したものである．このような多様化した生物を進化の道筋（系統）を反映するような形で分類する方法を，**自然分類**あるいは**系統分類**という．いい方をかえれば，自然分類あるいは系統分類は，分類群の互いの類縁性に基準をおいた分類である．これに対し，植物を木本と草本で分類するように，類縁性とは無関係に人間の理解しやすい形質で分類する方法を人為分類という．類縁性の評価は伝統的には主に形態学的特徴に基づいてなされてきたが，化学成分や近年では遺伝子情報も応用されるようになり，より信頼性の高い類縁性の評価ができるようになっている．

3.3 植物の分類体系

近代分類学の祖といわれるリンネ Carl von Linné は動物分類および植物分類の体系化を行った．植物については雄蕊の形態（数，長さ，癒合状態）によって全植物を 24 綱に分け，さらにそれを雌蕊の花柱の数で多数の目に分類した．リンネはこの分類方法により "Species Plantarum"（1753 年）において 1,105 属 7,700 種を記載した．リンネのいう種は形態的種であ

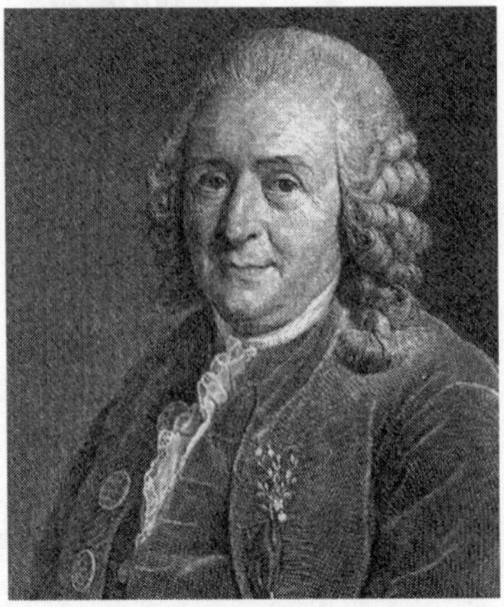

図 3.1 Carl von Linné（1707～1778）
スウェーデン
（千葉県中央博物館所蔵）

り，リンネ種ともいわれる．リンネ自身もいっているように，リンネの分類は人為分類であったが植物全体を体系的に分類整理した意義は大きく，次の時代において自然分類へと発展する基盤を築いたといえる．なお，リンネ以前にリンネにも影響を与えたとされるジョン・レイ J. Ray の植物の分類体系があり，そこでは草本か木本か，双子葉か単子葉かなどで分類している．

ドイツのエングラー A. Engler は 1982 年に"Syllabus der Pflanzenfamilien"を，1892～1930 年にかけてプラントル K. Prantl と共著で"Natürichen Pflanzenfamilien"を出版し，植物分類体系の主流を築いた．ここでは被子植物は，合弁花は離弁花より進化したもの，両花被（外花被と内花被がある）は単花被，無花被より進化したものと考えられている．

"Syllabus der Pflanzenfamilien"は改訂を重ねられ，1954 年には 9 人の学者により細菌類から裸子植物までが，1964 年には 8 人の学者により被子植物が"A. Engler's Syllabus der Pflanzenfamilien"として改訂発行された．ここで発表された分類体系は新エングラーの分類体系と呼ばれヨーロッパを中心に広く受け入れられるようになった（表 3.2）．

一方イギリスのベンサム G. Bentham とフッカー J. D. Hooker は"Genera Plantarum"（1862～1883 年）で構築した種子植物の分類体系において，種子植物を裸子類，双子葉類，単子葉類に分け，双子葉類，単子葉類では花被のあるほうがないものより原始的とみなした．ベンサムとフッカーの分類体系は，スイスのカンドル A. P. De Candolle が"Regni Vegetabilis Systema Naturale"（1818 年）で示した，子葉のあるなし，単子葉か双子葉かで分類する体系に影響を受けたものである

アメリカのベッシー C. E. Bessey の"The Phylogenetic Taxonomy of Flowering Plants"（1915 年）はベンサムとフッカーによる分類体系の流れをくむもので，モクレンのような花軸に多数の花被片や雄蕊，心皮がらせん状に配列しているものを原始的とみなし，また，花弁のないものはあるものより，花弁やがく片が合着しているものはしてないものより進化しているとみなした．近年では，アメリカのクロンキスト A. Cronquist の"An Integrated System of Flowering Plants"（1981 年），ロシアのタクタジャン A. L. Takhtajan の"Flowering Plants, Origin and Dispersal"（1969 年），"Outline of the Classification of Flowering Plants（Magnoliophyta）"

表 3.2　新エングラーの分類体系

Abteilung	Bacteriophyta	細菌植物門	
Abteilung	Cyanophyta	藍藻植物門	
Abteilung	Glaucophyta	灰色植物門	
Abteilung	Myxophyta	粘菌植物門	
Abteilung	Euglenophyta	ミドリムシ門	
Abteilung	Pyrrophyta	黄褐色植物門	
Abteilung	Chrysophyta	黄色植物門	
Abteilung	Chlorophyta	緑色植物門	
Abteilung	Charophyta	輪藻植物門	
Abteilung	Phaeophyta	褐藻植物門	
Abteilung	Rhodophyta	紅藻植物門	
Abtailung	Fungi	真菌植物門	
Abteilung	Lichenes	地衣植物門	
Abteilung	Bryophyta	コケ植物門	
Abteilung	Pteridophyta	シダ植物門	
Abteilung	Gymonospermae	裸子植物門	
Abteilung	Angiospermae	被子植物門	
Klasse	Dicotyledoneae	双子葉植物綱	
Unterklasse	Archichlamydeae	古生花被亜綱	37目を含む
Unterklasse	Sympetalae	合弁花亜綱	11目を含む
Klasse	Monocotyledoneae	単子葉植物綱	14目を含む

＊ コケ植物，シダ植物，裸子植物，被子植物を合わせて陸上植物，裸子植物と被子植物を合わせて種子植物という．

(1980年) で提示された分類体系の基本的な考え方もベンサム＆フッカーからベッシーを経て引き継がれたものである．

　1980年代後半から遺伝子解析技術が系統分類学にも応用されるようになると，アメリカを中心に遺伝子や遺伝子間領域の塩基配列情報に基づく植物界の系統解析が盛んに行われるようになった．従来の主に形態学に基づく分類体系は支持された部分も多いが，修正も迫られるようになった．1998年にはチェイス M. W. Chase をはじめ多くの研究者で構成される Angiosperm Phylogeny Group により被子植物について複数の遺伝子の塩基配列情報に基づいた分類体系が構築されており，2003年にはデータの追加に合わせて改訂版も出されている ("An Update of the Angiosperm Phylogeny Group Classification for the Orders and Families of Flowering Plants")．遺伝子情報からは，被子植物は単子葉類と双子葉類の二つの大きな系統に分かれて進化したのではなく，いくつかの系統に分かれ，そのうちの一つが単子葉類であることがわかってきた．

　遺伝子情報の解析は被子植物に留まらず，裸子植物，シダ植物，コケ植物，地衣類，菌類，藻類にいたるまでなされている．遺伝子情報に基づく分類体系の構築については現在なおデータの蓄積や解析段階にあり，現在提示されている分類体系も改訂が加えられていくものと考えられる．

　なお，"日本薬局方" は，生薬の基原植物の分類に関しては新エングラーの分類体系に従っている．

3.4 植物の学名

植物にはそれぞれ名前がつけられている．薬用植物には，その効能や特徴にちなんだ名前がある．センブリ（千振り）は湯につけて千回振ってもまだ苦いところからこの名がある．ゲンノショウコ（現の証拠）は効き目がすぐに現れるところから．また，ゲンノショウコにはイシャイラズの別名もある．アロエの別名にイシャイラズを使うこともある．ヒキオコシは倒れた病人を引き起こすほど効き目のある，あるいは弱い箇所を引き起こすことにちなんだ名である．ヒキオコシは延命草とも呼ばれる．

日本産の植物には和名があるが，同じ植物でも地方によって呼び名が異なる地方名もある．江戸時代の代表的な本草書である小野蘭山の"本草綱目啓蒙"には日本産の植物について多数の地方名を収載している．外国産の植物でも日本になじみのあるものは和名がつけられている．植物の和名は日本人にしかわからないし，漢名は日本人や中国人にしか通じない．植物学的には世界に通用する学名を使用する必要がある．

植物の種の学名はリンネが提唱した二名法，すなわち属名と種形容語（種小名）を組み合わせたラテン語で表される．さらに命名者がわかるように，命名者名（著者名）を付記する．

（例）*Curcuma longa* Linné　属名の Curcuma は黄色，種形容語の longa は長いという意味．命名者の Linné が付記されている．

薬用植物には，ショウガ *Zingiber officinale* Roscoe，センキュウ *Cnidium officinale* Makino のように，種形容語が officinale となっているものがあるが，officinale は「薬用の」という意味である．

植物の学名に関しては"国際植物命名規約 International Code of Botanical Nomenclature"で細かい規定がある．植物命名規約に関する主だった事柄を以下に示す．

（1）先取権

命名規約に則って先に発表された学名が正名となる．

（例）日本特産のトガクシソウには，*Ranzania japonica*（T. Ito ex Maximowicz）T. Ito と *Yatabea japonica* Maximowicz の2つの学名があるが，前者の発表が1888年，後者の発表が1891年で前者が早く正式学名となっている．

（2）自動名（autonym）

合法的な属名や種名の下に新たな分類群が認識され学名が発表されると，対応する自動名がつくられる．

（例）オウレン *Coptis japonica* Makino から，セリバオウレン *Coptis japonica* Makino var. *dissecta* Nakai を変種で区別し学名を与えると，オウレン（キクバオウレン）の学名は自動的に，*Coptis japonica* Makino var. *japonica* となり，この場合変種のあとに命名者名は付記しない．

（3） 保存名（conserved name）

優先権の原則には反するが，その学名が永年使われ慣習化しているので，混乱をさける意味で認めるもの．国際植物命名規約では科，属，種の保存名のリストを作成している．

（例）辛夷の基原植物であるコブシの学名は命名規約上では *Magnolia praecocissima* Koidzumi となるが，永年使われてきた *Magnolia kobus* De Candolle を保存名としている．

（4） 雑種名

種形容語の前に×をつける．両親種がわかっている場合は2種の学名の間に×を入れる．

（例） *Berberis* ×*ottawensis* Schneider
　　　　Salix aurita Linné × *Salix caprea* Linné

（5） 科の学名

語尾は ceae とする．（例）メギ科 Berberidaceae，キンポウゲ科 Ranunculaceae．

ただし，慣習的に使用されてきた以下の科名については，語尾は ceae になっていないが正式名として認められている．（　）内は語尾を ceae と表記する場合．

（例）アブラナ科　Cruciferae（Brassicaceae）
　　　イネ科　Gramineae（Poaceae）
　　　オトギリソウ科　Guttiferae（Clusiaceae）
　　　キク科　Compositae（Asteraceae）
　　　シソ科　Labiatae（Laminaceae）
　　　セリ科　Umbelliferae（Apiaceae）
　　　マメ科　Leguminosae（Fabaceae）
　　　ヤシ科　Palmae（Arecaceae）

（6） 組換えがわかる表記

最初に学名を記載した命名者を（　）でくくる．

（例）木通の基原植物であるミツバアケビは，Thunberg が *Clematis trifoliata* と命名したが，後に Koidzumi がセンニンソウ属 *Clematis* からアケビ属 *Akebia* に移したので，*Akebia trifoliata*（Thunberg）Koidzumi となる．

（7） 命名者名を ex でつなぐ表記

最初に種を認識し学名を記載したが合法的でなく後に正式学名とした場合は，最初の命名者と後の命名者との間に「ex」を入れる．

（例）オケラは Koidzumi により種が認識され *Atractylodes japonica* という学名が与えられたが，後に Kitamura が Koidzumi の記載の不十分点を補い正式学名としたので，*Atractylodes japonica* Koidzumi ex Kitamura となる．

(8) 命名者名の簡略表記

国際植物命名規約では命名者名を簡略表記する場合は，Brummitt, R. K. and Powell, C. E. (eds.) の "Authors of Plant Names"（1992 年）ないしは The International Plant Names Index のホームページ（http://www.ipni.org/index.html）に従うことを推奨している．

(例) Carl von Linné → L.
　　Carl Johann Maximowicz → Maxim.
　　Augstin Pyramus de Candolle → DC.
　　Alphonse Louis Pierre Pyramus de Candolle → A. DC.
　　Anne Casimir Pyramus de Candolle → C. DC.
　　Philipp Franz von Siebold → Siebold
　　Josepf Gerhard Zuccarini → Zucc.
　　Carl Peter Thunberg → Thunb.

(9) 標本館の表記

植物分類学の研究対象となる植物は押し葉標本として世界各地の標本館に所蔵されている．近年は，植物分類学に限らず植物学の他の分野においても，研究に使用した材料を押し葉標本の形で証拠標本として標本館に所蔵しておき，論文化した場合にはその標本番号と標本館名を明示しておく必要がある．

国際植物命名規約では標本館の表記として，Holmgren, P. K. and Holmgren, N. H. *et al.*（eds.）の "Index Herbariorum (8th edition) Part I, The Herbaria of the World"（1990 年）にある標本館略号に従うことを推奨している．

(例) キュウ王立植物園標本館（K），オランダ国立標本館ライデン大学分館（L），国立科学博物館（TNS），東京大学総合研究博物館（TI），京都大学総合博物館（KYO）など．

3.5　植物化学分類（プラントケモタキソノミー）

植物から多種多様な二次代謝産物である植物成分が単離同定され，植物成分と分類群に関する情報が蓄積されてくると，成分によっては植物界に広く分布するもの，あるいは特定の分類群（科，属，種など）に限られるものがあるなどいろんな分布パターンがあることがわかってくる．

R. Hegenauer は "Chemotaxonomie der Pflanzen"（1962～1973 年）を，また R. D. Gibbs は "Chemotaxonomy of Flowering Plants"（1974 年）を著し，当時の時点で収集できる膨大な成分情報を植物の分類群ごとに整理している．その後も植物成分に関する知見は積み重ねられてきた．

コルヒチン colchicine およびその類似のアルカロイドはユリ科の限られた属にしか分布しない．ベタシアニン betacyanin は，サボテン科，ディディエレア科以外では，ナデシコ目に集中

している．強心配糖体ステロイドは，ユリ科，ヤマノイモ科，キョウチクトウ科，ガガイモ科，ゴマノハグサ科，などに分布している．イソフラボンのほとんどがマメ科ソラマメ亜科の種から報告されている．奥田らは，縮合型タンニンはシダ植物から被子植物まで広く分布しているが，加水分解性のタンニンは被子植物の双子葉植物にほぼ限られることを見出している．また，加水分解性のタンニンの双子葉植物における分布が双子葉植物の系統と密接に関係していることも明らかにしている．

W. Nylander，朝比奈，柴田らによる地衣類の分類や成分研究により，地衣類の分類において化学成分が種，属，科などを判別するのに有効であり，分類形質の一つとされるようになっている．指標とされる成分には，テルフェニルキノン類，プルビン誘導体，トリテルペノイド，高級脂肪酸類，オルシノール誘導体，アントラキノン類，フロログルシン誘導体などがある．

また，各種植物成分について生体内での合成経路が解明されてくると，近縁種間での類似の化合物の分布状況を生合成の観点から説明することも試みられた．三橋らは，ガガイモ科植物には強心配糖体とプレグナン配糖体の両方をもつものといずれか一方をもつものがあることを示し，これらの成分の分布と生合成経路の関係を論じている．

植物成分（二次代謝産物）の植物界での分布，植物成分の分布と生合成経路との関係，植物成分と分類群の系統進化の関係などを論ずる研究分野を**植物化学分類**（プラントケモタキソノミー）という．

（1） 植物化学分類の応用

植物成分がある種に限って含有される場合は，植物や生薬の種の鑑別に応用できる．特に生薬の場合，薬用部位は根とか根茎とか完全な植物体でないことが多く，成分による鑑定や鑑別は有効な手段になりうる．また分類群に特徴的な成分はTLCなどの方法による生薬の確認試験の指標成分の候補となる．

甘草では，ウラルカンゾウ *Glycyrrhiza uralensis* Fischer にはグリシクマリン glycycoumarin が含まれるが，グラブリジン glabridin とリコカルコン A licochalcone A は含まれない．*G. glabra* Linné ではグラブリジンだけ，*G. inflata* Batalin ではリコカルコン A だけが含まれる．これらの成分を調べれば3種間での鑑別が可能となる．"第15改正日本薬局方"では前の2種だけが甘草の基原植物として規定されているので，成分で局方外の *G. inflata* Batalin を排除できる．

麦門冬の基原植物は"第15改正日本薬局方"ではジャノヒゲ属のジャノヒゲ *Ophiopogon japonicus* Ker-Gauler と規定されているが，市場にはヤブラン属 *Liriope* を基原植物とするものもある．ジャノヒゲにはメチルオフィオポゴナノン A methylophiopogonanon A とメチルオフィオポゴナノン B methylophiopogonanon B が含まれるが，ヤブラン属にはこの2成分は含まれないので鑑別が可能である．

植物化学分類の応用として，近縁植物から目標とする有効成分あるいは類似の成分を見つけ出すこともある．タイヘイヨウイチイ *Taxus brevifolia* Nuttall は北米西部の山地に生育する裸子植物イチイ科の植物であり，樹皮にはジテルペンの抗癌成分タキソール taxol を含むが，微量にしか含有せず供給不足の問題に直面していた．1998年にR.A. Holtonらのグループが同属植物のセイヨウイチイ（ヨーロッパイチイ）*Taxus baccata* Linné の成分で，タキソールと類似の構造を

示し含量も少なくないバッカチン baccatin からタキソールを合成することに成功し工業化している．

（2） 植物化学分類の課題

　植物化学分類において植物成分を扱う際には，その植物が本来もっているものではなく二次的生成物を見ていることもありうるので十分に注意が必要である．また微量な成分は対象となりにくいが，分析技術が進めばこうした化合物も研究対象になりうる．

　近年は遺伝子情報で精度の高い系統解析が可能となっているので，植物の二次代謝産物の生合成に基づく系統分類の有用性を遺伝子解析から得られたものと比較することで検証することも必要である．

参考文献

日本植物分類学会（2007）国際植物命名規約（ウィーン規約）2006　日本語版．

4　薬用植物の分布と生態

4.1　分　布

4.1.1　気候帯

　地球上の各地の気温や降水量などの気象条件はさまざまであるが，それぞれある程度の幅をもって，熱帯，乾燥帯，温帯，冷帯，寒帯など，5つ程度の気候帯に区分して論じられることが多い（ケッペンの気候区分等参照）．それぞれの気候帯には，厳密ではないがおおよそ対応する植生分布があるが，これは植物の生長には水分と温度の条件が重要であり，また植物は自らの意思で生育場所を替えることができないので，その場所の気候や土壌質などの環境に適したものがより多く生き残った結果，できあがったものといえる．

　中国は広大で地球上の全ての気候帯があり，その多様な生態系の中で数多くの薬用植物が育まれ，また周辺地域からも特徴ある薬物が供給されて，中国医学では多種多様な薬物を使用することができた（図4.1）．

　薬用植物の「薬用」という概念は，ヒトの生活の中に植物が組み入れられた場合に与えられるもので，植物そのものの生態に関わることではなく，野生の薬用植物の分布を考える場合には，植物一般についての議論となんら変わりはない．しかし，薬として生体に対しての効果を期待して用いるものである以上，含まれる成分について検討する必要がある．また，商業的に利用される薬用植物の多くについては，資源生物の持続可能な利用という観点から，また安定供給の面からも栽培化が推奨されるが，その栽培地や栽培条件を考案する際にも，当該薬用植物やその近縁種の分布と生態をよく知った上で検討することが肝要である．

4.1.2　限られる分布域

　例えば，根茎や果実を生薬として用いることが多いショウガ科の薬用植物で，第15改正日本薬局方に収載されているものは，*Alpinia officinarum* Hance（リョウキョウ：根茎），*A. oxyphylla* Miquel（ヤクチ：果実），*Amomum xanthioides* Wallich（シュクシャ：種子），*Elettaria cardamomum* Maton（ショウズク：果実），*Curcuma longa* L.（ウコン：根茎），*C. zedoaria* Roscoe（ガジュツ：根茎），*Zingiber officinale* Roscoe（カンキョウ，ショウキョウ：根茎），の7種であるが，これらはいずれも熱帯に分布するものである．我が国でショウガやウコンの栽培

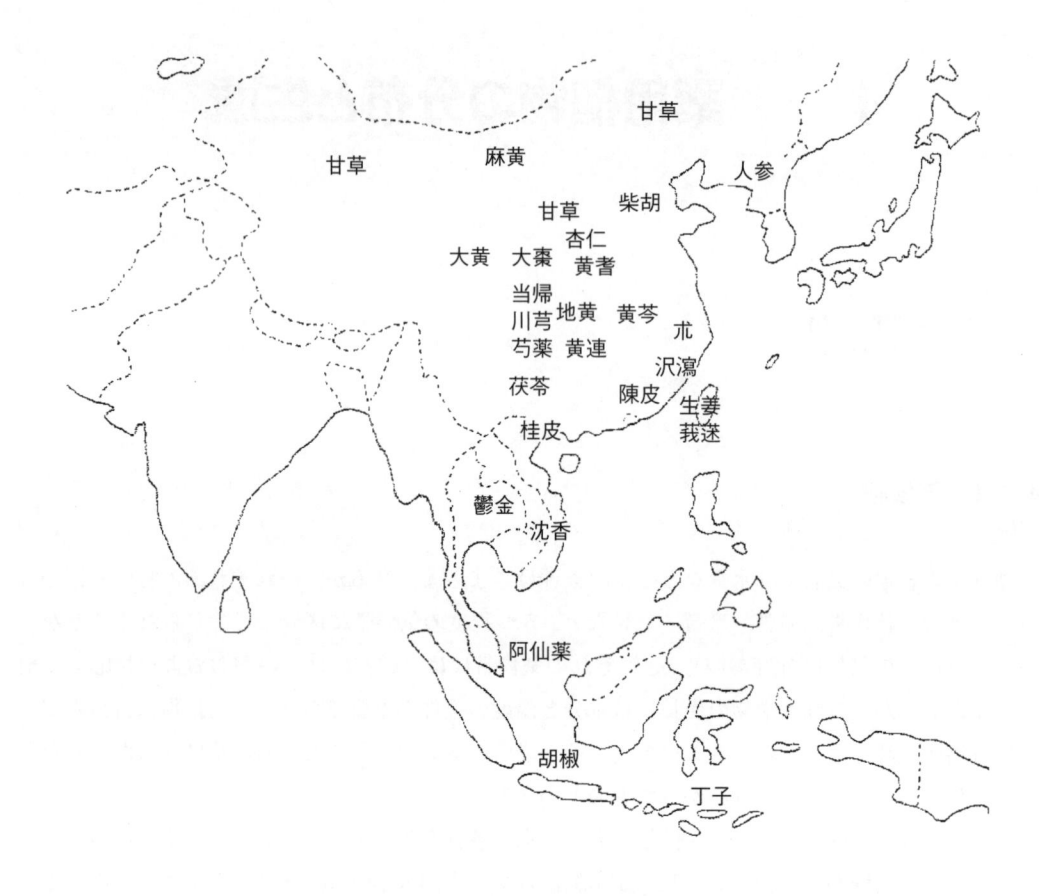

図 4.1　主要漢薬類の産地

が，高知県や沖縄県に偏っているのは，もともとこれらの分布が熱帯に限られているからである．

　また，生薬としてもまた香辛料としても多用される桂皮類の基原は，多くが *Cinnamomum cassia* Blume（= *C. aromaticum* Kosterman）または *C. burmannii* Blume で，ヨーロッパでは前2種とは精油成分組成が若干異なる *C. verum* Presl（= *C. zeylanicum* Nees）が好まれる．3種とも樹皮にケイアルデヒド cinnamaldehyde を多量に含み，アジアの熱帯地域に分布しており，温帯には分布しない．前述のショウガ類と異なり，*Cinnamomum* 属は木本であるので温帯冬期の低温環境には適応できないため，温帯地域での露地栽培はほぼ不可能である．同属の種はこれらの他にたくさんあるが，ニッケイ *C. sieboldii* Meisn. やヤブニッケイ *C. japonicum* Siebold，クスノキ *C. camphora* Siebold など，温帯の我が国にも分布する種の樹皮にはケイアルデヒドはまったく含まれないか，含まれていても極少量で，渋みを呈するタンニン類の含量のほうが多く，桂皮類としては利用されない．

　図4.2はアジアの主要なニンジン属植物の分布を示す．薬用人参，あるいは朝鮮人参として有名なオタネニンジン *Panax ginseng* C.A.Meyer は，朝鮮半島から東アジアの温帯地域に分布するが，同じ *Panax* 属の種には，北アメリカ大陸に分布するアメリカニンジン *P. quinquefolius* L.

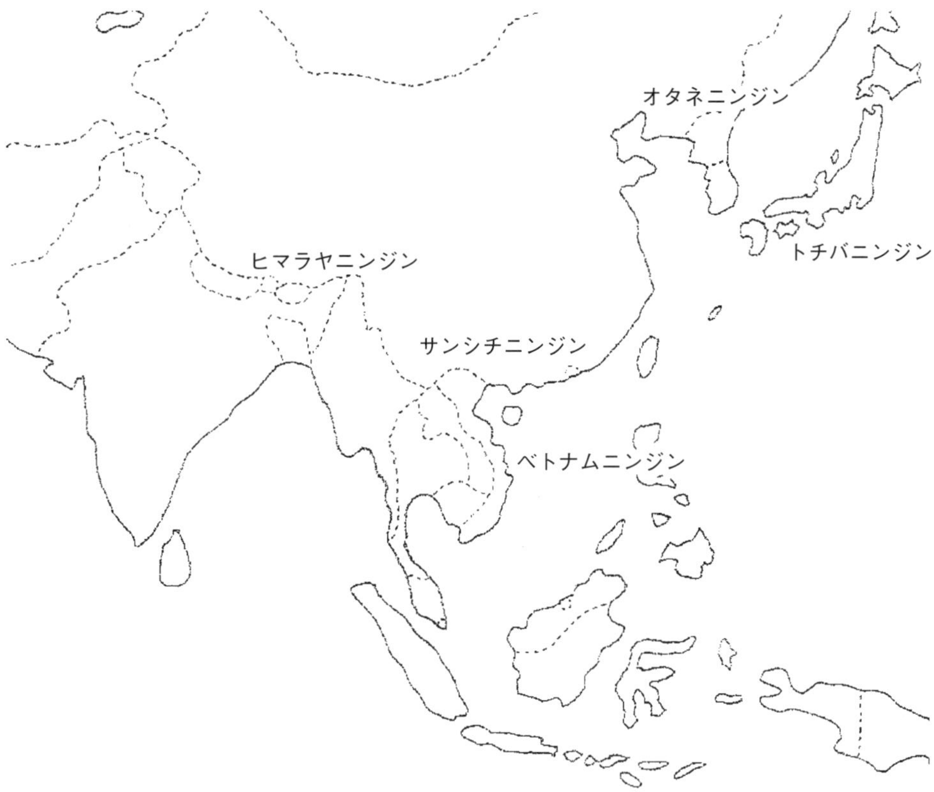

図4.2 アジアの主要なニンジン類の分布

や *P. trifolius*，日本固有のトチバニンジン *P. japonicus* C.A.Meyer（= *P. pseudoginseng* ssp. *japonicus*），中国南部からインドシナ半島の山岳部に分布するサンシチニンジン *P. notoginseng* F. H. Chen（= *P. pseudoginseng* var. *notoginseng*），などがあって，太平洋をとりまくように同属植物が分布している．いずれもトリテルペンサポニンを豊富に含む地下部を主に薬用にするが，オタネニンジンと北アメリカの2種は肥大した根を，トチバニンジンとサンシチニンジンは，根茎が節を作りながら肥大成長したものを使用し，それぞれ成分組成が異なっている．いずれも強壮作用を期待して用いられるものの，詳細な薬効は種によって特徴があり，オタネニンジンは補精，中枢神経に対する作用，トチバニンジンは去痰，健胃作用がより強く，また，サンシチニンジンには強い止血作用が知られている．これらは，同属の近縁種であっても地域によって特徴的な種がそれぞれ分布している例であるといえる．

4.1.3 東西に分布する同類の薬用植物

現代では，前述のショウガ科植物やシナモンのように，温帯の我が国から遠く離れた熱帯に産する薬用植物をも輸入して大量に使用するようになっているが，もともと薬用植物は身近にあったものの利用から始まったもので，我が国で利用される種類の多くは，アジア地域の温帯に分布

するものである．同様に，世界の各地域に，その土地の植生分布から目的に応じた植物が選ばれて利用されてきた歴史がある．一方，ヒトの傷病は地域が異なっていても共通項が多く，求められる効果効能は同じである場合があり，それらの治療に使われる薬用植物は，異なる植生分布から，同じ薬効成分を含むものが選ばれていることがしばしばある．

例えば，我が国に自生するハシリドコロ *Scopolia japonica* Maxim.は，鎮痛，鎮痙作用を期待して使われるが，ヨーロッパには同種の分布はなく，同様の目的にはベラドンナ *Atropa belladonna* L. が使われる．両者ともナス科であるものの，分布はまったく重ならないが，アトロピン，スコポラミン scopolamine などのトロパン型アルカロイドを共通して豊富に含んでいる．また，ヨーロッパに分布するゲンチアナ *Gentiana lutea* L. と温帯アジアのトウリンドウ *G. scabra* Bunge もまた，ともにゲンチオピクロシド gentiopicroside, スウェルチアマリン swertiamarin 等の苦味配糖体を含み，苦味健胃に利用される．

4.1.4 人間活動の影響

現在の地球環境で言えば，人間活動のための開発や大規模ダムの建設などによって，砂漠化が進行したり，内陸湖水の塩水化が進むなど，地域の植生分布を大きく変えてしまうほどの人為的な環境変化と，これに伴う温暖化という気候変動が起こりつつある．加えて，薬用植物についても，従来，野生品の採集で需要が賄われていたものが，経済活動が活発化し，国際的な物流が発達するに従って需要量が急増し，分布が局地に限られるものほど，野生品採集後の自然回復が追いつかず，結果的に資源枯渇を招く状況に陥りやすいことも知っておきたい．分布が局地的なものには生態が特殊なものがしばしばあって，それらは絶滅が危惧されてから保護や栽培化を検討しても，回復には非常な困難をきたすことが多いと予想されるのである．

4.2　生　態

4.2.1　カンゾウとマオウ

それぞれの植物には，それらが生育しやすい環境があり，植物が生育することでまた環境が影響を受け，それらの相互作用で分布が形成されていく．この植物と環境が相互作用する様子が植物の生態という言葉で表される．薬用植物については，その利用の歴史が長いほど，植物そのものの性質の他に，生育環境へのヒトの関与が大きく影響している場合があると考えられる．

カンゾウ属 *Glycyrrhiza* はユーラシア大陸の東西に広範に分布しており，スペインカンゾウ *G. glabra* L., ウラルカンゾウ *G. uralensis* Fischer et De Candolle, シンキョウカンゾウ *G. inflata* Bat. など，地下部が甘味を呈する種は薬用に，また甘味料にも用いられる．いずれも多年生であるが，地上部は冬期には枯れ，地下のストロンで無性的に繁殖するほかに，種子繁殖も

する．生育が旺盛である上，広範に分布するので，一部を除き，これまでほとんど栽培されることはなく，野生品を採集することで需要が賄われてきている薬用植物である．最も多く利用されるのはスペインカンゾウとウラルカンゾウであるが，両者の生態にはもちろん共通項も多いがそれぞれの特徴もある．一般にスペインカンゾウは根よりもストロンがよく発達し，分布は中央アジアからヨーロッパ西部まで広いものであるが，ウラルカンゾウは根の肥大成長が著しく，ストロンはスペインカンゾウほど発達せず，分布はユーラシア東部地域である．両種とも，乾燥気味の草原周辺部から湿った川岸に至るまで幅広い生態があるが，スペインカンゾウのほうが，乾燥傾向の環境により適応しやすいようである．中央アジアのシルクロード沿いには両種の分布が断続的にあるが，最もよくみられる生態は，川岸や湿地にできた群落である．両種の分布の境界域となるのはカザフスタン共和国中央部あたりで，この地域に流れるシュー川の中洲には，スペインカンゾウとウラルカンゾウの両種が混合して生育する場所がある．さらに，形態観察とDNA分析から，両種の交雑個体であると予想されるものの存在が多数確認された．このような生態は，自然に分布が広がった結果，出来上がったものとも考えられるが，同地域では家畜の放牧が盛んに行われていることを考慮すると，果実をつけたカンゾウ属植物 *Glysyrrhiza* spp. の地上部を食べた家畜の糞によって，その場に生育していた種と異なる種の種子が散布され，生育に適す

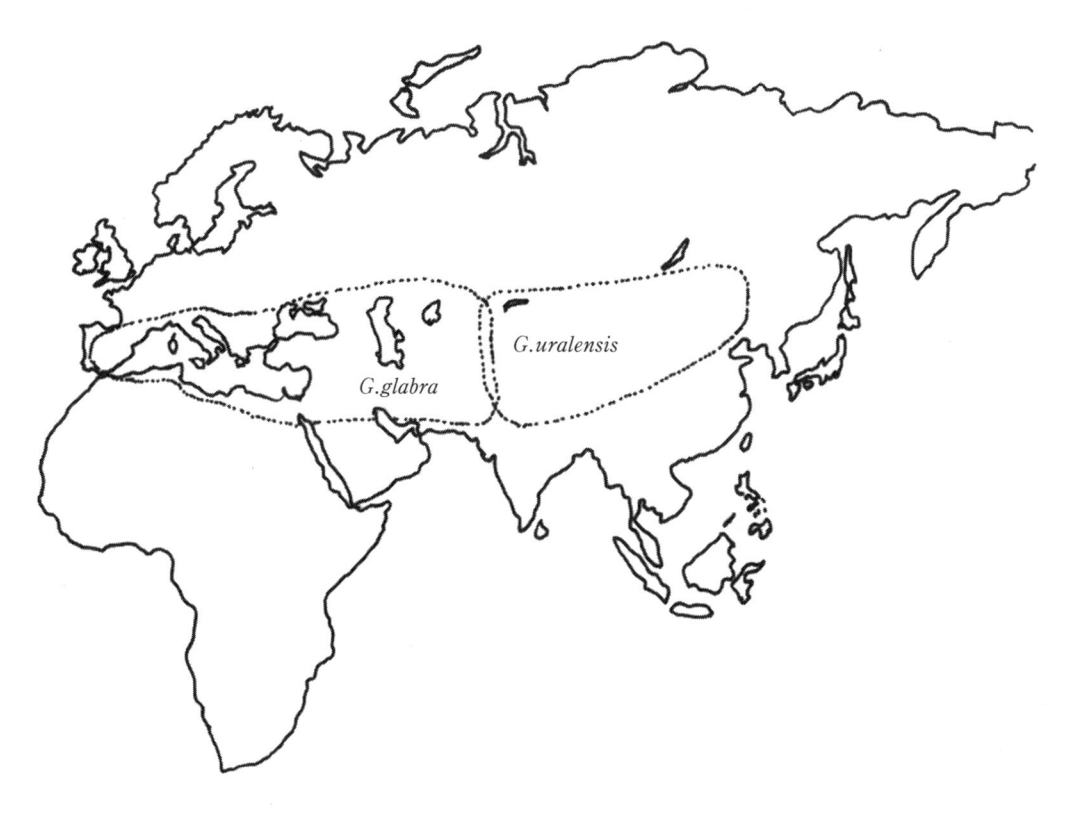

図 4.3
スペインカンゾウ *G. glabra* とウラルカンゾウ *G. uralensis* のおおまかな分布を示した．スペインカンゾウはユーラシア西部，スペインに至るまで分布しており，ウラルカンゾウは東部に主に分布している．両種の分布域が重なる地域では，中間的な形態の交雑種がみられる．

る環境が同じであったために混合状態の群落が出来上がったとも考えられる．

カンゾウ属 *Glycyrrhiza* と同様にユーラシア大陸の比較的広範な地域に分布する重要な薬用植物にマオウ属 *Ephedra* がある．このものは雌雄異株の裸子植物で，乾燥地に適応した形態の，トクサかスギナのような外見をした特徴的な薬用植物である．シナマオウ *E. sinica* Stapf，チュウ（中）マオウ *E. intermedia* Schrenk et C.A. Meyer，キダチマオウ *E. equisetina* Bunge が比較的よく用いられるが，いずれも生態は類似しており，砂漠の周辺部や山岳地域の岩斜面など，比較的乾燥して貧栄養な地域に多くみられる．しかし，シナマオウやチュウマオウについては，このような生態は実は他の植物が生き残れない環境にマオウ属が適応できた結果，出来上がったものであるらしく，両種は乾燥していない一般的な圃場のような環境でも充分に生育することが明らかとなっている．

4.2.2　オウレン

図 4.4 は日本列島におけるオウレン各種の分布を示す．オウレンは半日陰の林床に生える．セリバオウレンは最も分布域が広いが，キクバオウレンは積雪の多い日本海側に偏った分布をし，コセリバオウレンは近畿から関東にかけてのやや冷涼な生態系に適応した分布がある．

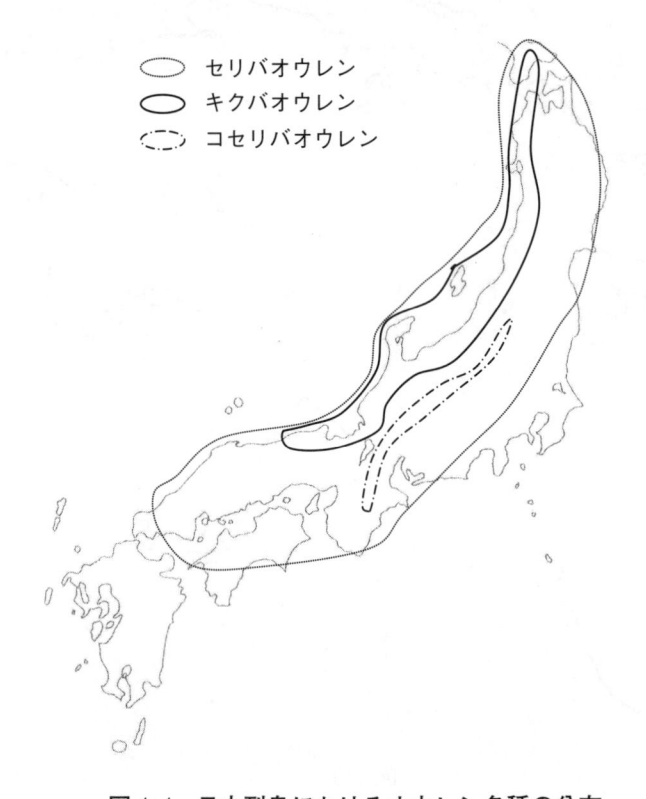

図 4.4　日本列島におけるオウレン各種の分布

4.2.3 寄生植物

以上述べてきたように，植物そのものの性質よりも周辺環境のほうがより大きな要因となって出来上がる生態もあるが，ホンオニク属 *Cistanche* やナンバンギセル属 *Aeginetia* などの寄生植物では，宿主植物の生育する場所でなければ生態系が成立しない．言い換えれば，その植物が生息するために必須の条件というのがあって，そちらが第一義的に生態を規定する場合もある．薬用植物の生態とひとくちに言っても，その背景にある要因は非常に複雑であるといえる．

4.2.4 生態と品質について

植物の生態が大きく変わると，同一種であっても植物体の大きさや花の色などに若干の変化が生じる場合があるが，薬用植物については，特に含まれる成分の組成や含量にも変化がないか，注意する必要がある．一般的には，生態が異なっていて形態に差異が生じても成分の構成要素種に大きな変化は現れないが，それぞれの含有量や割合が変動することがしばしばあって，これは栽培品についても同様である．その特徴が際立つものであって，特定の分布域や産地に固定したものであると，「ミシマ（三島）サイコ」や「タンバ（丹波）オウレン」のように，地名を冠して称されることもある．

5 薬用植物・生薬の生産と流通

　従来，生薬の多くは天然の動植物や鉱物を採取することでまかなわれてきたが，近年の医療の拡大や医薬品の大量消費にともなう生薬需要の高まりから栽培生産の重要性が認識され，バイオテクノロジーを駆使した生産方法も試みられている．

　しかしながら，漢方方剤などでは，生薬の組み合わせによる薬効発現も期待されており，栽培にあたっては主要成分のみならず，副成分なども無視することができない．また，医薬品としての薬効成分の含量が安定していることも求められる．このように，生薬生産には量と質の両面からの注意が必要である．

5.1 生薬資源の保全

　生薬の原料は主に植物である．地球上に生存する高等植物はおよそ35万種，コケ類，藻類および地衣類を加えると50万種に達する．そのうち薬用に供せられるものは3〜5万種といわれている．近年，自然破壊による地球環境の悪化が深刻化し，多くの動植物種が絶滅し続けており，今世紀末には高等植物の20％が滅亡するとも言われている．しかしながら，東南アジア，中南米，アフリカなどの発展途上国の多くでは，現在も医薬品の50％以上が生薬や生薬製剤でまかなわれており，一方，先進諸国でも消費が拡大している．また，わが国における生薬の生産は減少し続けており，需要の90％以上を中国，朝鮮半島，東南アジアなどの海外からの輸入でまかなう事態となっている．したがって，今後は自国での生産拡大を図るとともに，地球規模での天然薬用資源の保全，確保の対策に真剣に取り組まねばならない．

5.2 生薬資源の採取と栽培

5.2.1 採取による生産

　野生品の採取による生薬生産は，太古からの方法であり，今も各地で行われている．野生品の採取は植物に詳しい採薬人などによって行われるが，中国の農山村部では若者の流出による過疎化と高齢化とで，後継者不足が深刻化している．中国では生薬生産量の6割が野生品に依存して

いるといわれるが，資源量が年々減少し，栽培への移行も進められている．例えばブクリョウでは，雲南省，広西省では野生品を採取しているが，湖北省などでは栽培が行われ，栽培品が出荷されている．わが国では人件費が高く，野生品由来の生薬は高価となり，一方では外国から安価な生薬を輸入できることから，野生品の産出量は少なくなっている．現在，日本で野生品由来のものとしては，アカメガシワ，カワラヨモギ，キハダ，ゲンノショウコ，センブリ，ドクダミ，ホオノキなどがあるが，その量は少ない．

5.2.2 栽培による生産

各地の需要の高まりによって，野生品の乱獲が起こり，また一方では自然環境の急速な破壊があり，薬用資源量が減少していることから，次第に栽培が行われるようになってきている．

カンゾウ（甘草）は世界的に汎用される生薬で，野生品は枯渇しつつある．そのため中国では1960年代頃から栽培化が行われ，近年では新彊，甘粛，内蒙古，黒竜江および陝西省などの地域で大規模な栽培が進められている．オタネニンジンは韓国で古くから栽培されており，わが国では江戸時代に栽培生産が始まった．そのほか，オウギ，オウゴン，サイシン，ジオウ，マオウ，リュウタンなどについては栽培品の流通量が増加している．また，チョレイ，オウレンなどは生産過剰になり，価格が低下した．日本国内ではアマチャ，オタネニンジン，キハダ，ゲンノショウコ，シャクヤク，センキュウ，ダイオウ，トウキ，ドクダミ，トチュウ，ヒロハセネガ，ボタン，ミシマサイコなどが栽培されており，センブリ，バクモンドウでは自給率が100％を超え，輸出されるようになった．

栽培生産の利点として，次の3点があげられる．1) 品質の安定化，2) 必要量の確保，3) 生薬の品質向上が可能．例えば，オウレンでは，野生株より調製された生薬のベルベリン含量は4〜8％であるが，栽培品より得た生薬は5〜7％と，変動幅が狭く，より均一である．また，一般にアルカロイド含有生薬では，窒素肥料の施肥を施すことにより，アルカロイド含量が増加し，収穫量も増加したという報告もある．

また特殊な例として，中国の内蒙古自治区では，過放牧による砂漠化の防止対策として植林を進め，それにニクジュヨウ（肉蓯蓉）を人工的に寄生させるという方法がとられている．

以下に栽培における注意点をあげる．

a) 栽培技術の確立：野生薬用植物の栽培にあたっては，新たな栽培技術の確立が必要となる．

b) 栽培種の選択：どの薬用植物を栽培するかは重要である．栽培地の気象条件や，土壌環境など，また多くの薬用植物は栽培に多年を要することも考慮して，栽培する植物種を選択する必要がある．また，種子の保存性，発芽率，連作の可能性，病害虫抵抗性，育成・収穫の手間，収穫率なども考慮の対象となる．言うまでもなく，成分含量の安定性も重要である．

c) 市場の動向と販路の確保：栽培は作付けから収穫まで数年かかるものが多い．作付け時に高い販売価格の薬用植物でも，収穫時には価格が低下している場合もある．市場動向調査や販売先の確保も重要である．

d) 残留農薬，微生物汚染対策：生薬の安全性に関する関心が高まり，日本薬局方では生薬の残留農薬の定量試験および微生物の限度試験法が規定されている．栽培生産される生薬のうち，

オウギ，オンジ，カンゾウ，ケイヒ，サイシン，サンシュユ，ソヨウ，タイソウ，チンピ，ニンジン，ビワヨウ，ボタンピに対して残留農薬の定量試験が科せられている．漢方薬などは長期にわたって服用される可能性が高いことから，これらに関しては細心の注意が必要である．

5.2.3　採取時期

野生品，栽培品ともに収穫適期がある．よく知られているものを次にあげる．
　a）皮類生薬：形成層が最もよく活動し，剝ぎやすい時期に採取する．例）オウバク，コウボク
　b）根，根茎生薬：休眠期に入る前後に採取する．例）夏：エンゴサク，ハンゲ，秋：ゲンチアナ，シャクヤク，センキュウ，トウキ，ロートコン
　c）葉，全草生薬：開花期，果実が熟す前に採取する．例）ゲンノショウコ，シャゼンソウ，センブリ
　d）花類生薬：つぼみあるいは開花期に採取する．例）キクカ，サフラン，シンイ，チョウジ
　e）果実類生薬：完熟前あるいは完熟後に採取する．例）完熟前：ウメ，キササゲ，完熟後：ウイキョウ，ゴシュユ，サンショウ，タイソウ
　f）種子類生薬：完熟したものを採取する．例）ケツメイシ
　g）浸出物を生薬に用いる場合：含有量の多い時に採取する．例）アヘン，アラビアゴム，ロジン

　また，薬用植物の採取時期は生薬の品質に大きな影響を与える要因であり，収穫にあたっては，薬用部位における有効成分含量についても十分に注意されるべきである．

5.3　ワシントン条約

　野生生物の種の絶滅が異常な速度で進行していることから，野生生物の国際取引を規制する目的で，野生動植物の種の国際取引に関する条約（ワシントン条約 CITES : Convention on International Trade in Endangered Species of World Fauna and Flora）が1973年に採択された（第1回締結国会議の開催地名をとってワシントン条約と通称される）．日本は1980年に批准し，国内法も整備されている．2007年9月末現在，172か国が加盟している．この条約の対象となる動植物は約35,000種で，個体数や取引の状況により附属書Ⅰ，Ⅱ，Ⅲの3つのカテゴリーに分けられる．規制の対象となるものは生きた動植物だけでなく，器官や加工品も含まれる．
　附属書Ⅰ：取引により絶滅のおそれのある種を規定している．商業目的の取引は禁止されている．ただし，学術研究を目的とする取引は輸出国および輸入国双方の許可書があれば可能である．
　附属書Ⅱ：現在は絶滅のおそれはないが，取引を規制しないと絶滅のおそれのあるものを規定している．商業目的の取引は可能であるが，輸出国政府の許可証が必要である．

附属書Ⅲ：自国内の保護のために他国の協力が必要なもので，商業取引は輸出国の許可書または原産地証明が必要である．

薬用植物でワシントン条約の規制に関係する主なものを表5.1に示した．

動物生薬では，ココツ（虎骨），サイカク（サイの角），ジャコウ（雄ジャコウジカの袋状腺のう），ユウタン（熊の胆のう）の輸入が禁止されている．その他多くの生薬の輸入が厳しく制限を受けている．

表5.1 ワシントン条約に掲載される主な薬用植物

生薬名	基原種		附属書の記載
	和 名	学 名	
[植物類・鉱物類]			
アロエ	アロエ属	*Aloe* spp.	Ⅰ，Ⅱ
印度蛇木（インドジャボク）	インドジャボク	*Rauwolfia serpentina* Benth.	Ⅱ
広東人参（カントンニンジン）	アメリカニンジン	*Panax quinquefolium* L.	Ⅱ
沈香（ジンコウ）	ジンコウ属	*Aquilaria* spp. 他	Ⅱ
石斛（セッコク）	デンドロビウム属	*Dendrobium* spp.	Ⅱ
蘇鉄（ソテツ）	ソテツ科全種	*Cycadaceae* spp.	Ⅰ，Ⅱ
天麻（テンマ）	オニノヤガラ	*Gastrodia elata* Blume	Ⅱ
人参（ニンジン）	チョウセンニンジン	*Panax ginseng* C. A. Meyer	Ⅱ（ただしロシア連邦産）
白笈（ビャッキュウ）	シラン	*Bletilla stricta* Reichb. F.	Ⅱ
木香（モッコウ）	モッコウ	*Saussurea lappa* Decne.	Ⅰ
狼毒（ロウドク），大戟（ダイゲキ），甘遂（カンズイ）	トウダイグサ属	*Euphorbia* spp.	Ⅰ，Ⅱ

5.4 遺伝と育種

育種は生物の形質を人為的に種々の目的に合ったものに改良していくことをいうが，着実な成果をあげるためには遺伝学的な情報は不可欠である．遺伝と育種とは，いわば車の両輪であり，片方のみでは十分な成果は得られない．

5.4.1 薬用植物の遺伝

（1） 成分変異と遺伝

薬用植物については，生理活性を有する成分の遺伝制御機構の解明が基盤となるが，明らかとなっているものは少ない．

ヨーロッパの代表的なハーブであるタイム *Thymus vulgaris* L.には，いくつかの精油型が知られており，交配実験によって各精油型発現の優劣が明らかとなっている．以下に示すように，最

も優性な精油型はゲラニオール型で，チモール型は最も劣性である．

ゲラニオール geraniol 型＞α-テルピネオール α-terpineol 型＞ツヤノール-4 thujanol-4 型＞リナロール linalool 型＞カルバクロール carvacrol 型＞チモール thymol 型

また，この遺伝解析の結果から，これらのモノテルペンは，図5.1に示す2分枝型の生合成経路によって生合成され，遺伝制御されていると推定される．すなわち，それぞれの生合成のステップに存在する遺伝子G，A，U，L，Cが優性の場合，それぞれゲラニオール，α-テルピネオール，ツヤノール-4，リナロール，カルバクロールを生成し，すべてが劣性ホモ（cc）のときにチモールを蓄積する．

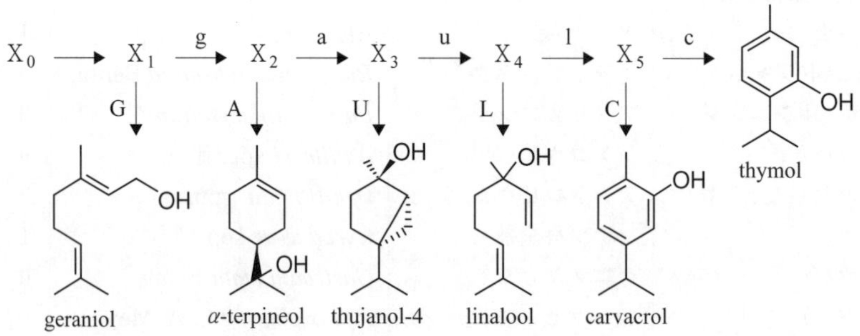

$$X_0 \rightarrow X_1 \xrightarrow{g} X_2 \xrightarrow{a} X_3 \xrightarrow{u} X_4 \xrightarrow{l} X_5 \xrightarrow{c} thymol$$

G↓　　A↓　　U↓　　L↓　　C↓
geraniol　α-terpineol　thujanol-4　linalool　carvacrol

図5.1　タイムにおけるモノテルペン成分の生合成と遺伝制御

日本人に馴染みのシソにも5種類の精油型が知られている．すなわち，シソの香りのペリルアルデヒド perillaldehyde を主精油成分とする PA 型，エルショルツィアケトン elsholtziaketone などを含みナギナタコウジュの香りのする EK 型，ペリラケトン perillaketone，イソエゴマケトン isoegomaketone を含みエゴマに多い PK 型，レモンエゴマに多いシトラール citral が主成分の C 型，ミリスティシン myristicin，エレミシン elemicin，ディラピオール dillapiol などのフェニルプロパノイドを含みほとんど香りがしない PP 型である．これらの精油型生成の優劣関係は，次のとおりである．

PA 型＞ EK 型＞ PK 型＞ C 型＞ PP 型
優性 ←――――――――――→ 劣性

5.4.2　薬用植物の育種

植物を人為的に種々の目的に合った性質のものに改良していくことを，育種という．種々の育種法があり，植物により採用される育種法は異なる．

（1）馴化と選抜育種

野生植物は圃場栽培が難しく，系統の維持も困難を伴うことがしばしばである．しかし，その植物を代々継代して栽培を続けていくと，新しい環境条件に適合した植物に次第に変化してく

る．このような変化を馴化 domestication という．そして，やがては馴化した植物の中から，特別な目的に適合した個体を選抜し，圃場で栽培可能な系統や品種に改良することができる．

　その例としてトウキがあげられる．日本で使用される当帰は野生種のミヤマトウキ *Angelica acutiloba* Kitagawa var. *iwatensis* が栽培化されたものといわれており（一説に，ツクバトウキ forma *tsukuba* ともいわれる），奈良，京都で栽培化されたものは大和当帰と呼ばれている．また北海道産のホッカイトウキ *A. acutiloba* var. *sugiyama* も北海道で栽培が行われ，それぞれの地の環境に順応した栽培品種である．

（2）　交雑育種

　近縁の植物の間で，異なった形質をもつもの同士を交配させると，様々な性格を持った雑種ができる．交雑育種は2系統（あるいはそれ以上）に分散している優良形質を1系統に集めることであり，その雑種の中から優良個体を選び出して，代々継代栽培していくことにより，目的とする品種を育成するのである．その例として，シンシュウダイオウがある．シンシュウダイオウは *Rheum palmatam* L. と *R. coreanum* Nakai の種間雑種から選抜された優良系統である．

（3）　雑種強勢（ヘテローシス）

　2つの異なった品種や系統間で交配すると，その雑種第一代は両親に比べて形態的・生理的に優れるという，いわゆる雑種強勢の現象が現れる．フクチヤマジオウは，アカヤジオウとカイケイジオウを交配することにより，収穫量が多く，病害虫に強く，天候変動に強く，萌芽や生育が良好な品種として作出された．

（4）　突然変異

　植物の染色体異常により偶然に生じた突然変異体を育種に利用する方法がある．自然界に見出される変異に限りがある場合に，人為的に行う方法である．例えばコルヒチン処理，コバルト60による放射線照射，あるいはアジ化ナトリウムなどの化学処理で，染色体に異常を誘発し，現れる変異体の中から優良品種を選び出す方法である．多収量でサントニン含有率の高いミブヨモギは，コルヒチン処理により元の植物の染色体を倍増させ，大型の植物にして作出された．

5.4.3　組織培養と遺伝子組換えの育種利用

　前節で述べた従来の方法では，新品種の育成に数年〜十数年かかることがある．近年は組織培養や遺伝子組換えなどのバイオテクノロジーの技術を応用した新品種の作出がなされるようになっている．これらの方法の利用は，品質の一定した薬用植物の作出が短期間のうちに行われる可能性を有している．

（1）　植物バイオテクノロジーの歴史

　バイオテクノロジー biotechnology は，動物，植物，微生物や酵素など生物の生産物を我々の生活において利用しようとする技術で，あらゆる分野の学問が関係する．植物におけるバイオテ

クノロジーは，1965 年頃までに基礎的概念が確立された．その後飛躍的な発展を遂げ，現在はゲノム解析研究やメタボロミクス研究などへと展開してきている．

1902 年にハーバーランド Harberlandt は「植物細胞は全能性 totipotency，すなわち植物細胞は単独でも一個の植物体に再生する能力，を持つ．」という仮説を唱えた．数年前までこれは植物細胞だけの特権であったが，動物細胞でもある特定の細胞，例えば骨髄幹細胞（胚性幹細胞：ES 細胞 embryonic stem cell）や線維芽細胞から誘導された胚性幹細胞様細胞（人工多能性幹細胞）（iPS 細胞 induced pluripotent stem cell）などは全能性を有することが明らかとなり，医療において広く利用されるようになってきた．また，ホワイト White は 1934 年に植物の一部から組織あるいはカルス callus と呼ばれる細胞の塊を形成させるのに成功した．その塊は，培養条件により永遠に持続可能（継代培養可能）であることを証明した．1958 年スチュワード Steward らにより，食用人参を材料とし，1 個の細胞から人工培養条件下で植物体へ育てることに成功した．これはハーバーランドの説を証明した実験であった．1970 年前後には細胞壁を取り除いた原形質状態の細胞，すなわちプロトプラストの単離，個体再生，細胞融合などの技術が開発された．

1980 年代以降は植物体への外来遺伝子導入・発現技術の確立があり，10 年後には遺伝子組換え植物，トランスジェニック植物の作成が実用化の段階に入り，食品および薬用植物で応用されるようになった．

（2） 植物の組織培養

植物組織培養は分化した植物体から一部の組織片や細胞を取り出して，無菌的に増殖させることである．植物の細胞分裂能力のある組織（例えば，茎頂や根の生長点，葉，花の胚珠，葯など）を，栄養固形培地を用いて培養すると，その組織細胞は増殖をはじめ，カルスと呼ぶ細胞の塊を形成する．一般的な栄養固形培地の構成要素は，水以外に炭素源である糖類（ショ糖やブドウ糖），培地の支持体として主にカンテン，および種々の無機塩類である．時にはビタミン類やアミノ酸類を添加する．汎用される培地としてムラシゲ・スクーグ Murashige-Skoog の培地がある．カルスが形成された培地に，更に植物ホルモン類（植物生長調節物質）を添加することにより，増殖や再分化が起こり，不定胚や不定根，不定芽が形成される．代表的なホルモン類を図 5.1 に示した．

（3） クローン増殖

昔から行われている露地栽培での株分けや挿し木により増殖させた植物は親と全く同じ遺伝子構成をもつことになる．このような集団をクローンというが，露地栽培では増やせる数に限りがあることや長時間かかるなど，大量に増殖させることに不向きである．クローン植物を一挙に大量作成するためにバイオテクノロジーが利用されている．

カルスから植物ホルモン操作により植物体に再分化させる方法は理論的には親と全く同じ遺伝子構成をもつクローンを作成できる．しかし，カルスの継代培養やホルモンの使用によって，染色体異常や遺伝子発現調節の不全などが起こることがある．この方法は薬用植物にとって重要な含有成分に変動が起こる場合もあり，十分に満足できる増殖法ではない．これに代わり，カルス

を経由しない方法として，メリクロン培養を利用する方法がある．茎の先端の生長点組織あるいは葉芽の茎頂分裂組織を培養すると，それぞれプロトコーム protochome あるいは多芽体 multiple shoot が誘導される．これらを切り分け植物体を再生させる方法で，繁殖効率ならびに得られた植物の均質性が高い．この方法を用いた例として，アカヤジオウ，カラスビシャク，トウキ，ダイオウ，トコン，ハナトリカブト，ハシリドコロ，ホソバオケラ，ミシマサイコなどがあるが，まだ実用段階には至っていない．

(4) 細胞融合および遺伝子組換え

植物に新たな形質を発現させる方法として，細胞融合（細胞壁を取り除いた細胞，プロトプラストを化学処理や電気刺激により融合させる方法で，種間雑種も作ることができる）および遺伝子組換えがある．細胞融合の場合は，有用な形質以外の遺伝子などがそのまま細胞内へ取り込まれる．これに対して，特定の必要な形質の遺伝子が明らかな場合は，その形質に関与する遺伝子のみを導入し，発現させることができる．これが遺伝子組換えである．

遺伝子組換えとは，1つの生物の遺伝子の一部を取り出して，別の生物の遺伝子に導入して発現させる方法である．この方法は近縁種に限らず，遠縁の植物あるいは分類の門を越えた生物間でも可能である．例えば，1) 蛍のルシフェラーゼ酵素を植物のタバコに組み込むと，タバコ植物体内にルシフェリンがあれば蛍光を発する．2) 完熟トマトの作成（普通のトマトは成熟すると，ポリガラクチュロナーゼという酵素が発現し，細胞壁を柔らかくするが，この酵素を発現しないようにすれば，完熟時にも皮は固いままであり，長期保存や輸送に耐えることができる）などがある．

このような方法を利用して，多くの薬用植物で新しい品種の作出が試みられ，一部は実用化している．

(5) 植物組織培養による有用物質の生産

1970年代以降，培養細胞を利用した薬効成分の生産研究が盛んに行われた．

有用物質の生産には，1) 培養細胞を細胞懸濁培養 cell suspension culture することにより植物成分の生産を行う方法や 2) 培養細胞から分化誘導して不定根などを作成し，タンク培養により有用成分を生産する方法がある．1) の方法により生産された薬用植物成分の例として，セイヨウイチイからのタキソール，オタネニンジンからのギンセノシド，ムラサキからのシコニン，オウレンからのベルベリン，チャからのカフェイン，ニチニチソウからのビンクリスチン，ビンブラスチンの生産などがあげられる．2) の分化器官の培養は通常の細胞培養に比べて生育が極端に悪く，工業生産には不向きである．そこで，バクテリアの遺伝子を利用する方法が開発された．土壌菌の一種である毛根病菌アグロバクテリウム属の *Agrobacterium rhizogenes*（植物に感染すると毛状の根を多量に発生させる性質を持っている）のある特定遺伝子を植物に導入し，根を大量に培養し，成分を生産する方法である．この例としては，ベラドンナのトロパンアルカロイド生産，ハシリドコロのアルカロイド生産，トコンのエメチンの生産，ニンジンのサポニン生産，センブリの苦味配糖体の生産，タバコのニコチンアルカロイド生産などがあげられる．また，遺伝子組換え植物の作成により，病害虫抵抗性，薬剤耐性，あるいは高収量などの改変を行

うことができ，薬用植物ではベラドンナなどで応用されている．

しかし，植物組織培養による有用成分の生産に対する実用化は，生産性が低いこと，生産コストが高いこと，生合成の制御機構が十分に解明されていないことなど，多くの課題が残されている．

5.5 生薬の生産と流通

5.5.1 生薬の生産

我が国で使用される生薬の90％以上は海外からの輸入に頼っているが，現在，日本国内で生産されている生薬も多数ある．オウギ，オウバク，オウレン，ガジュツ，ゲンチアナ，サイコ，シャクヤク，センキュウ，センブリ，ダイオウ，トウキ，チンピ，ボウフウ，ヨクイニン，リンドウなどは栽培により，アカメガシワ，オオバコ，ゲンノショウコなどは野生品の採取により，供給されている．日本から海外へ輸出している生薬としては，センブリ，バクモンドウ，ニンジンとコウジンがある．しかし，生薬全体の生産量は全需要量の4.6％にすぎない．

海外から日本へ供給される生薬の大部分は中国産の生薬である．中国国内で生産される生薬の6割は野生品の採取で，4割が栽培品でまかなわれているとされる．しかし中国における野生品もその採取量が年々増加したため，オウゴン，オウバク，カンゾウ，サイコ，ダイオウ，タクシャ，ハンゲでは資源量が減少している．また，韓国では，オウギ，サイシン，ジオウ，ニンジンなどが栽培供給され，わが国へも輸入されてきたが，近代化による労働賃金の上昇によって価格が上昇し，中国産生薬におされて，わが国への輸入量は減少している．

5.5.2 生薬の流通

国内産生薬の場合，生薬の供給は野生品，栽培品とも専門業者や農家の副業として生産され，いろいろの組合や仲買人などによって集荷・調製され，また卸売業者を通じて，あるいは直接製薬会社に入る．また一部は卸売業者，小売業者により市場に出る．しかし近年は生産者が業者，会社，組合と直接契約により生産することが多くなった．日本産生薬の輸出量は1994年にはニンジン（紅参，白参）の他に，オウレン，センキュウなども輸出しており，その総量は50トンあったが，2002年には約10トンに減少した．

外国産生薬の場合は，通常の貿易品と同様に輸入される．輸入された生薬は厚生労働大臣から医薬品輸入販売業の許可を受けた者（生薬専門業者，総合貿易商社）によって取り扱われる．また，近年中国からの輸入は生薬業者が生薬生産地に赴き，直接取引をすることが多くなった．さらには，生薬製剤メーカーが直接中国において日本向け生薬の生産指導をすることも行われている．日本国内への生薬の輸入は増加しており，総輸入量は2002年度で56,000トン，約200億円

表 5.2 主要生薬の輸入先一覧

輸入先	輸入生薬
中国	カンゾウ,ケイヒ,ショウキョウ,マオウ,オンジ,オウゴン,ソウジュツ,ウイキョウ,ダイオウ,サイコ,タイソウ,ハンゲ,ゴミシ,ジオウ,ケツメイシ,ヨクイニン,タクシャ,ゴバイシ,ニンジン,シャクヤク,バンショウ,カイカ,センソ,ジャコウ
インド	センナ,ウコン,アロエ,モッコウ,ラウオルフィア
韓国・北朝鮮	キキョウ,サイコ,ビャクジュツ,オウゴン,トウキ,ブクリョウ,ニンジン,サンシュユ,トウニン,バクモンドウ,サイシン
インドネシア	アセンヤク,ケイヒ,コショウ
アフリカ	アラビアゴム,チョウジ,アロエ,コロンボ,ストロファンツス
ヨーロッパ	ゲンチアナ,ウワウルシ
南米	トコン,コンズランゴ
北米	カスカラサグラダ,ゴオウ
オーストラリア	ゴオウ

である.国内消費される生薬のうち輸入品にのみに頼っているのは122種類あり,国内生産のみのものは37種類だけである.

　生薬の輸入先は中国,香港,韓国,インド,インドネシア,シンガポールなどアジア近隣諸国からが80％以上を占める.これらのほとんどは大阪,神戸に陸揚げされ,ついで横浜,名古屋などが続く.輸入量の多い生薬はショウキョウ(24,000トン),トウガラシ,ヨクイニン(4,000～7,000トン),ウコン,カイカ,カンゾウ(2,000～4,000トン),ケイヒ,ケツメイシ,コウカ(1,000トン)などである.

表5.3 主な生薬の輸出入量，国内生産量および卸売価格

生薬名	輸出数量(kg)	輸入数量(kg)	国内生産量(kg)	卸相場(円/500g)	生薬名	輸出数量(kg)	輸入数量(kg)	国内生産量(kg)	卸相場(円/500g)
アカメガシワ			40,000	800～1,000	コウカ		1,053,000	2,000	700～1,200
アセンヤク		35,000		600～1,500	コウジン	9,082	187,000	10,000	3,000～25,000
アマチャ			15,000	3,000	コウブシ		40,000		400～600
アロエ		40,000		800	コウボク		10,000	60,000	650～900
アンソッコウ		25,000		450～1,800	ゴシツ		18,000	1,000	600～1,500
インチンコウ		9,000	7,000	700～1,500	ゴシュユ		12,000	1,000	1,000～1,500
インヨウカク		50,000	500	350～500	ゴバイシ		450,000	1,000	800～1,000
イレイセン		6,000		550	ゴボウシ		10,000	2,000	550～800
ウイキョウ		421,000	1,000	唐350 和1,800	ゴミシ		60,000		700～800
ウコン		3,727,000	10,000	250～500	コロンボ		2,000		1,000
ウヤク		3,000		450	コンズランゴ		2,000		700
ウワウルシ		10,000		900	サイシン		30,000		1,800～2,200
エイジツ		4,000		唐700 韓1,200	サイコ		200,000	40,000	1,200～7,000
エンゴサク		45,000		450～550	ザクロヒ		10,000		500
オウギ		100,000	12,000	700～1,600	サフラン		2,052	60	100,000～280,000
オウゴン		400,000		600～800	サンザシ		15,000		300
オウセイ		10,000		650～800	サンシシ		250,000	1,000	450～1,000
オウバク		350,000	35,000	唐700 和1,400	サンソウニン		20,000		700～1,000
オウレン		35,000	2,000	唐5,000 和12,000	サンショウ		25,000	100,000	3,500～8,000
オンジ		8,000		1,000～2,000	サンキライ		25,000		350～400
カゴソウ		16,000		550～600	サンナ		27,000		600～900
カシュウ		25,000		450～550	サンシュユ		90,000		2,000～4,500
ガジュツ		80,000	200,000	400～600	サンヤク		100,000	3,000	600～1,500
カッコン		270,000	5,000	400～1,300	ジオウ		250,000	2,000	300～900
カノコソウ		5,000	3,000	800～3,000	シコン		20,000		1,200～2,500
カミツレ		80,000	2,000	800～2,000	ジコッピ		5,000		500
カンゾウ		2,016,000		400～900	シャクヤク		400,000	80,000	和1,500～2,300
カンキョウ		50,000		500	シャゼンソウ		50,000	5,000	500～800
キキョウ		110,000	1,000	500～1,500	シャゼンシ		25,000		500～750
キクカ		50,000		450～1,500	ジュウヤク		450,000	70,000	270～1,000
キササゲ		10,000	1,000	450～800	シュクシャ		32,000		1,400～2,000
キジツ		50,000	15,000	450～600	ショウキョウ		23,804,000	3,000	400～1,300
キョウニン		90,000		500～700	ショウズク		340,000		2,500
クコシ		200,000	1,000	700～1,500	ショウマ		20,000		450
クジン		25,000		400	ジョチュウギク		105,000		1,100
ケイヒ		1,259,000		450～900	シンイ		25,000	1,000	唐1,000 和6,000
ケイガイ		45,000		700～800	ジンコウ		23,000		30,000以上
ケツメイシ		1,200,000	3,000	100～300	センキュウ			120,000	650～750
ケンゴシ		5,000		350～400	センナ（ヨウ）		500,000		200～300
ゲンチアナ		47,000		1,300～1,500	センナ（ジツ）		10,000		350～450
ゲンノショウコ		60,000	30,000	450～1,000	センブリ			29,500	6,000～10,000

表5.3 つづき

生薬名	輸出数量(kg)	輸入数量(kg)	国内生産量(kg)	卸相場(円/500 g)	生薬名	輸出数量(kg)	輸入数量(kg)	国内生産量(kg)	卸相場(円/500 g)
ソウジュツ		230,000		450〜500	バクモンドウ		60,000		550〜950
ソウハクヒ		15,000		500	ハッカ		50,000	2,000	550〜700
ソボク		12,000		450	ハマボウフウ		8,000	1,000	1,300〜2,000
ソヨウ		70,000	5,000	550〜1,500	ハンゲ		250,000		800〜1,400
ダイオウ		170,000	35,000	600〜2,400	ビャクジュツ		130,000	300	600〜2,000
タイソウ		550,000		300〜400	ヒシノミ		4,000	500	550〜1,000
タクシャ		200,000		300〜400	ビャクシ		10,000		1,500
チクセツニンジン			2,000	6,000〜9,000	ビワヨウ		50,000	3,000	500〜750
チモ		23,000		450〜700	ビンロウジ		7,000		400〜600
チョウジ		220,000		1,200〜1,600	ブクリョウ		300,000	1,000	450〜4,000
チョウトウコウ		30,000		550	ブシ		30,000	30,000	550
チョレイ		45,000	500	800〜6,000	(ホウブシ)		18,000		3,000
チンピ		250,000	70,000	270〜400	ボウイ		20,000	40,000	700〜800
テンマ		7,000		3,000〜4,000	ボウフウ		50,000		1,500〜1,700
テンモンドウ		4,000		900〜1,000	ボタンピ		130,000	1,000	650〜2,500
トウガシ		4,000		700	ホミカ		3,000		200
トウガラシ		4,000,000		600〜1,000	マオウ		523,000		350〜450
トウキ		200,000	100,000	800〜2,500	マクリ			1,000	1,800
トウヒ		12,000		400〜600	マシニン		30,000		450
トウニン		110,000		750〜950	モクツウ			60,000	600〜750
トコン		6,000		8,000〜9,000	モッコウ		50,000		800
トチュウ		14,000		1,300〜3,500	ヤクチ		2,000		800〜1,000
ナンテンジツ		3,000	30,000	900〜1,500	ヨクイニン		6,971,000	50,000	200〜300
ニガキ			40,000	300	リュウタン		10,000		900〜1,500
ニクジュヨウ		10,000		1,600〜1,800	リョウキョウ		12,000		500
ニクズク		435,000		900〜1,000	レンギョウ		25,000		550〜600
ニンジン	514	621,000	8,000	3,500〜15,000	レンニク		12,000		850
バイモ		10,000	1,000	1,500〜3,000	ロートコン		30,000	5,000	400〜800

(2002年度 日本生薬連合会調べ)

6 薬用植物の応用

6.1 健康食品・サプリメント

　生薬の中には，食品として扱われている動植物と基原生物が同じ，あるいは用部も含めて同じというものが多い．生薬を医薬品として扱うか食品として扱うかは「食薬区分」によって分けられている．医薬品としてしか扱えない生薬は「専ら医薬品として使用される成分本質（原材料）リスト」，医薬品としても食品としても扱える生薬は「医薬品的効能効果を標ぼうしない限り医薬品と判断しない成分本質（原材料）リスト」という厚生労働省がまとめたリストに収載されている．後者のリストに収載されているものは「○○に効果がある」「○○を治す」などの効能効果をうたわなければ食品としてもよいというものである．

　「専ら医薬品として使用される成分本質（原材料）リスト」に収載されている生薬は，作用が比較的強い生薬，顕著な薬理作用を示す化合物を含有している生薬である．

　「医薬品的効能効果を標ぼうしない限り医薬品と判断しない成分本質（原材料）リスト」の生

表6.1 生薬の医薬品と食品の分類の例

専ら医薬品として使用される成分本質に含まれる生薬・薬用植物の例
ゴオウ，ジオウ，シャクヤク，トウキ，ニチニチソウ，ブクリョウ，マオウなど
医薬品的効能効果を標ぼうしない限り医薬品と判断しない成分本質に含まれる生薬・薬用植物の例
アキョウ，ウコン，ウイキョウ，オタネニンジン（ニンジン），カンゾウ，キキョウ，ケイヒ，ケツメイシ，コウカ，サンシシ，サンヤク，シソ，ショウキョウ，タイソウ，チンピ，ニンニク（タイサン），ハッカなど
用部によって「専ら医薬品」と「医薬品的効能効果を標ぼうしない限り医薬品と判断しない成分本質」（食品として扱ってもよい部分）に分かれる生薬・薬用植物の例

基原植物	専ら医薬品の用部	食品として扱ってもよい部分
アロエ	葉の液汁	根，葉肉
ウヤク	根	葉，実
クズ	根（カッコン）	種子，葉，花，クズデンプン
ゴボウ	果実	根，葉
センナ	葉（小葉，葉軸，葉柄），果実	茎
センキュウ	根茎	葉
ダイオウ	根茎	葉
トウガン	種子（トウガシ）	果実
トチュウ	樹皮	葉（葉身，葉柄），果実，木部
ボタン	根皮（ボタンピ）	葉，花

薬は，もともと食品としても広く流通しているものが多い．一方で「専ら医薬品として使用される成分本質（原材料）リスト」に収載されている生薬と同じ基原植物でも異なる用部を食品として扱ってよいとしているものも含まれ，このように用部の違いで医薬品と食品に分かれる場合は用部の見極めが大切になる．例えば，センナの茎は食品として扱ってもよいが，葉柄や葉軸も含めた葉の部分は医薬品として扱う必要がある．茎と葉柄・葉軸はよく観察をしないと間違いをしやすいうえに，知識がなければ混同することも多い．健康食品業者が用部を選別できなかったために，葉柄，葉軸を茎と間違えて健康食品に混ぜてしまい，健康被害を発生させる例は後を絶たない．薬用植物・生薬を取り扱う薬学関係者は，植物学にも精通していることが要求される．

食品として扱ってもよい部分は，いわゆる「健康食品」，サプリメントとして売り出されているものも多い．これらのものは，食品の中でも我々が普段食事として摂る食品と同じカテゴリーになる「一般食品」に分類されることが多い．日本で売られている健康食品・サプリメントに使われる生薬のうち，売上高の多いものとして，アロエ，ニンジン，イチョウ葉，レイシ（霊芝），ノコギリヤシ，ウコン，エキナセア，ゴマなどが挙げられる．いわゆる健康食品の中でも，錠剤，カプセルなどの形状を持つ場合は医薬品との区別を明確にしなければならないということもあり，栄養補助食品というカテゴリーに入れられる．

また，食品は一般食品（いわゆる「健康食品」も含む），栄養機能食品，特定保健用食品に分類される．栄養機能食品は，特定の栄養成分を含むものとして基準に従って栄養成分の機能の表示をした食品（生鮮食品を除く）である．ビタミン，ミネラルの基準値が設定され，その成分規格に合うものを栄養機能食品として扱うことができる．一方，特定保健用食品は「食生活において特定の保健目的で摂取するものに対し，その摂取により当該保健の目的が期待できる旨の表示をする食品」として定義される．個々の食品（製品）に対して，保健の用途とヒトにおける有効性，適切な摂取量，安全性などが明らかにされ，厚生労働省の許可が出た食品ということができる．生薬を用いた特定保健用食品は少なく，グァバ葉，チャノキの葉（茶葉），トチュウ葉の各抽出物を含むものが許可されている．

生活習慣，社会生活をする上での環境などにより，未病状態の人，肥満などの半生活習慣病状態の人が増える中，消費者の天然志向もあって，生薬をはじめとする天然素材を使った「健康食品」「サプリメント」への関心は高い．食品・医薬品会社や研究機関も，より健康な生活が送れるよう，新たな健康食品素材の発見や，現存する食材の機能の開拓を行っている．製品開発の上で留意すべきことは，証拠に基づいた効果と安全性を重視するという食品薬学的な考え方であ

表6.2 食薬区分

医薬品 （個別認可制）	食品			
	保健機能食品		一般食品	
	特定保健用食品 （個別認可型）	栄養機能食品 （規格基準型）	栄養補助食品，いわゆる健康食品など	通常食品
成分表示，効能効果，用法用量，使用上の注意，副作用……etc	栄養成分含有表示 保健用途表示 栄養成分機能表示 注意喚起	栄養成分含有表示 保健用途表示 （栄養成分機能表示） 注意喚起	（栄養成分含有表示）	

る．世界各地での食経験（現地の人たちが食用として利用してきた歴史）のある食材とその利用法，日本や中国などで生薬として用いられてきた素材と古典に記載のあるその利用法などを，成分と作用（有効性と安全性）の両面から検証することが求められる．また，それらの成果の情報を正確に，わかりやすく消費者に提供し，安全かつ有効に利用してもらうことも薬剤師の責任の一つといえよう．

6.2 香粧品，甘味料，色素，香辛料

6.2.1 香粧品

　香料や化粧品などは香粧品と総称される．香粧品は日常生活に深くかかわりを持ち，生活に潤いをもたらす．また，古（いにしえ）の香粧品はもっぱら天然物であったが，科学の発展に伴って，合成品もあわせて利用するようになっている．また，天然香粧品の一部は伝統薬としても使われるものである．天然香料とされるものには，植物精油のように水蒸気蒸留などして得られたものがそのまま用いられる場合も多いが，含有成分を単離して用いる場合もある．化粧料に繁用される植物精油には低級テルペノイドやフェニルプロパノイドが多く含まれ，防腐作用や殺菌作用があり，シトラールやチモールなどのモノテルペンやオイゲノールなどのフェニルプロパノイドは，この効果を期待して広く使われている．

　香粧品は種類も非常に多く，植物基原のものと動物基原のものとがある．次に両者の主なものを挙げる．

a．植物性香料

　全草：シトロネラ citronella，スペアミント spearmint，ゼラニウム geranium，タチジャコウソウ thyme，パチョリ pachouli，薄荷 Japanese mint，ラベンダー lavender，レモングラス lemongrass

　根，根茎：イリス iris，ショウブ calamus，ベチバー vetiver

　枝葉，幹：アビエス abies，クスノキ camphor，サッサフラス sassafras，シダーウッド cederwood，沈香 agarwood，セイロンニッケイ Ceylon cinnamon，ヒノキ hinoki，白檀 sandalwood，ユーカリ eucalyptus，ユソウボク guaiac

　種子，果実：アニス anis，オレンジ orange，キャラウェイ caraway，コリアンダー coriander，ダイウイキョウ star anis，トロロアオイ abelmosk，バニラ vanilla，ベルガモット bergamot，ライム lime，レモン lemon

　花：イランイラン ylang ylang，ジャスミン jasmine，スイセン narcissus，チュベロース tuberose，チョウジ clove，ニオイスミレ violet，バラ rose，ヒアシンス hyacinth

　樹脂・バルサム類：アンソクコウノキ benzoin，コパイフェラ copaiba，蘇合香 storax

b．動物性香料

海狸香 castoreum（ビーバーの腺囊分泌物），シベット civet（ジャコウネコの腺囊分泌物），麝香 musk（雄ジャコウジカの分泌囊内容物），竜涎香 ambergris（マッコウクジラ体内の異状凝塊物）．

また近年，機能性を有する香粧品の開発が盛んになり，薬用植物や生薬が積極的に使用されることが多くなっている．以下に効能効果が期待されるものの例を挙げる．

防腐効果：マリーゴールド marigold，ローズマリー rosemary

抗炎症作用：カミツレ chamomile，カンゾウ licorice，シラカバ birch，セイヨウオトギリソウ St. John's wort，セイヨウノコギリソウ yarrow，ムラサキ

収斂作用：セイヨウヤドリギ mistletoe，ハマメリス witch hazel，フキタンポポ farfara，ホップ hops

血行促進作用：アルニカ arnica，セージ sage，トウガラシ red pepper，ニンニク garlic

潤肌作用：アルテア althaea，ウイキョウ fennel，チョウセンニンジン ginseng

6.2.2　甘味料

食品に甘味を加え，食欲増進などの効果を期待するものの総称である．天然物，天然物の成分，天然物の成分を一部処理して構造を変えたもの，および合成甘味料の4種類がある．ここでは合成甘味料を除いたものについて挙げる．

（1）　糖　類

蔗糖（スクロース）sucrose：ブドウ糖 glucose と果糖 fructose が1,2結合した2糖である．サトウキビ sugar cane の茎やテンサイ beet の根から得られる．黒糖，三温糖，和三盆，グラニュー糖など，精製法や純度によりさまざまな名称がある．

果糖（フルクトース）fructose：果物に多く含まれる．甘さは蔗糖の1.5倍である．

メープルシロップ maple syrup：サトウカエデ Acer の樹液を濃縮したもの．主成分はスクロースである．カナダの産量が多い．

ハチミツ honey：ミツバチが花から集め巣に貯えたもの．花の蜜にはスクロースが多量に含まれるが，ハチミツではブドウ糖 glucose と果糖が多い．また，その他に各種のビタミン類やミネラルも含まれる．

水飴 starch syrup：デンプンを糖化酵素処理や酸加水分解して得られる．ブドウ糖，麦芽糖，デキストリンなどの混合物．

麦芽糖 maltose：グルコース2分子が1,4結合した2糖．大麦を発芽させたものを高温（約60℃）処理したモルト malt に多量に含まれる．膠飴は発芽米から得られたもの．

トレハロース trehalose：ブドウ糖が1,1結合したもの．分布は自然界に広いが，動物では甲殻類や昆虫に多い．クマムシが乾燥に耐えるのは細胞内にトレハロースを貯えるためといわれる．植物ではイワヒバの類が同様の仕組みを有しているといわれる．この保水力を生かした化粧品や医薬品などに用いられている．現在はデンプンから大量に生産される．

（2） 非糖類

甘草 licorice：ユーラシア内陸部の乾燥地帯を中心に分布する．西方のスペインカンゾウと東方のウラルカンゾウほかがある．残留性のある甘味成分はトリテルペン配糖体のグリチルリチン glycyrrhizin ＝ glycyrrhitic acid で，砂糖の 200～300 倍の甘味がある．加水分解されてグリチルレチン酸 glycyrrhretinic acid とグルクロン酸 glucuronic acid になる．

ステビア stevia：南米パラグアイ原産のキク科植物ステビアである．現地では，甘味料としてのほか，心臓病などに民間薬としても使われている．甘味成分の主体はジテルペン配糖体のステビオシド stevioside とレバウジオシド A rebaudioside A である．ステビオシドは砂糖の 200～300 倍の甘さがある．

アマチャ：灌仏会にお釈迦様の像にかけることで知られる．ヤマアジサイの成分変種とされる．甘味成分はイソクマリンのフィロズルチン phyllodulcin とヒドランゲノール hydrangenol である．フィロズルチンの甘さは砂糖の約 1000 倍といわれる．口腔清涼剤に使われる．アマチャには抗アレルギー作用や抗菌作用などがある．

羅漢果：中国南部原産の多年生つる性のラカンカ（ウリ科）である．果実にブドウ糖や果糖も含むが，他の甘味成分としてトリテルペン配糖体のモグロシド V mogroside V などが含まれる．

甜茶：中国南部原産のバラ科の *Rubus suavissimus* S. Lee の葉．甘味成分はステビオシドに近いルブソシド rubusoside で，砂糖の約 100 倍の甘さといわれる．

6.2.3 色素料

天然色素の用途には，大別して食品色素料と布や紙などの染料がある．汎世界的に使用されるものと，限られた地域で使用されるものがあり，種類も多い．主なものを表 6.3 に挙げる．

赤キャベツ，赤ジソ，ブドウ，紫トウモロコシなどのアントシアニン系色素は，酸性では安定であるがアルカリ性では不安定である．抗酸化作用が強い．また赤色系食用色素源としてはビート beet や紅麹が挙げられる．動物基原ではサボテンにつくコチニール cotineal も使われる．また，やや橙色系のものにはセイヨウアカネがある．

緑色は，青色系や藍色系と黄色系との混色で作られる．

Indigo を含み藍染に用いられるタデアイ（タデ科），キアイ（マメ科），リュウキュウアイ（キツネノマゴ科），ホソバタイセイ（アブラナ科）はそれぞれ違った科の植物である．

東アジアのムラサキはナフトキノン naphthoquinone 誘導体のシコニン shikonin を含むが，ユーラシアの西側ではシコニンと光学異性体であるアルカニン alkanin を含むアルカンナなどが同様の用途に用いられる．紫色染料には紫鉱（ラックカイガラムシの分泌物）も使われる．

黒色系の染料となる五倍子やビンロウジは，抽出されたタンニンに鉄分が加わって黒色が発色する．アセンヤクの場合は茶色染料としても使える．

表6.3 主な色素料

基　原	用　部	主成分	主な用途
赤キャベツ red cabbage, シソ perilla, ブドウ grape, 紫トウモロコシ purple corn	葉, 果実, 果皮, 種子	アントシアニン系色素	食用色素（赤色）
アセンヤク gambir	エキス	タンニン	染料（茶色）
ウコン turmeric	根茎	curcumin	食用色素（黄色），染料（黄色）
キアイ，タデアイ，リュウキュウアイ，ホソバタイセイ woad	葉	indigo	染料（藍色）
キハダ	樹皮	berberine	染料（黄色）
クチナシ gardenia	果実	crocin, Gardenia blue	食用色素（黄色，青色）
サフラン saffron	雌蕊	crocin, safranal	食用色素（黄色），鎮静，婦人薬
スオウ sappan wood	材	brasilin	染料（赤橙色）
ベニノキ orelean tree	仮種皮	bixin	染料（赤紫色）
ベニバナ safflower	花	carthamin, safflower yellow	食用色素（赤色，黄色），染料
ムラサキ	根	shikonin	染料（紫色）
ログウッド log wood	材	haematoxylin	染料（赤紫色）
ヘンナ henna	葉	lawson	染料（赤色，橙色）

6.2.4　香辛料（スパイス & シーズ）

　植物基原のもので，少量を加えて，料理に風味や特徴をつけるために使われるものの総称である．スパイス spice は味覚に強く影響するのが特徴である．シーズ seeds は，セリ科の小さい果実類で代表されるように香りの強いものが多い．スパイスやシーズはわが国では薬味と表現されてきた一群である．世界的な規模で用いられるものもあるが，限られた地域で使われるものも少なくない．また薬草の意味を有するハーブ herb もスパイスと同様な目的で料理に多用される．

　味については，昔から薬物と同様に五味（甘，鹹，酸，辛，苦）という表現法で個々の特徴が表現されてきた（甘味については既述）．味覚では辛味に関係するものが多いが，噛むような辛さ"bite"といわれるコショウ，熱感のある辛さ"hot"のトウガラシ，鼻に抜ける辛さ"sharp"のワサビなど，辛味には異なる性質のものが一まとめになっている．

　一方，香りは多く精油成分によるもので，植物それぞれに独特なものが多い．また，サンショウやショウガのように，味と香りの双方に特徴を備えているものもある．

　表6.4に代表的なものを挙げる．

表6.4 主な香辛料

基原	主産地	使用部分	主成分
チョウジ clove	ザンジバル，インドネシア，マダガスカル	蕾	eugenol, acetyleugenol, β-caryophyllene
ニクズク nutmeg, mace	インドネシア	種子，仮種皮	α-pinene, myristicin, camphene
セイロンニッケイ Ceylon cinnamon	スリランカ，インド南部	樹皮	cinnamaldehyde, eugenol, cinnamtannins
ベトナムニッケイ Vietnam cinnamon	中国南部，ベトナム	樹皮	cinnamaldehyde, cinnamtannins
コショウ pepper	インド，東南アジア	果実	piperine, piperidine, α-phellandrene
インドナガコショウ Indian long pepper	インド	果実	piperine, chavicine
オールスパイス（ピメント）allspice (pimento)	熱帯アメリカ	果実	eugenol, citral, myrcene
ウイキョウ fennel	中国，日本	果実	anethole, (+)-fenchone
コリアンダー coriander	地中海地方，熱帯アジア	果実	(+)-linalool, pinene, dipentene
クミン cumin	地中海東部，西アジア	果実	cuminaldehyde
トウガラシ red pepper	東南アジア，日本	果実	capsaicin, capsanthin
キャラウェイ（ヒメウイキョウ）caraway	地中海地方，西アジア	果実	carvone, (−)-limonene
ショウガ ginger	日本，中国，熱帯各地	根茎	gingerol, zingiberene, bisaborene, β-phellandrene
ショウズク cardamon	熱帯アジア	種子	(+)-α-terpinylacetate, 1,8-cineole
ウコン turmeric	熱帯各地	根茎	curcumin, turmerone
カラシナ mustard	中国	種子	sinigrin
サンショウ	和歌山，熊本，長野ほか	果実	sanshool I, sanshoamide, β-phellandrene
ダイウイキョウ star anis	中国	果実	anethole, limonene, β-phellandrene
ニンニク garlic	日本，中国	鱗茎	alliin, diallyldisulfide

総論

生薬編

1 生薬

1.1 生薬とは

　生薬は，植物や動物，鉱物など天然素材を人の健康に役立てる目的で，そのまま又は簡単な加工をしたものと定義される．当然のことながら，生薬は医薬品として用いられるものが多いが，食品，染料など他の用途にも利用される．これら生薬はどのようにして私達に伝えられて来たのだろうか．

　古くから様々な病気に悩まされてきた人類は，その長い歴史の中で，身の回りにある天然の素材（植物，動物，鉱物）から病気に効果のあるもの，健康に役立つものを探し求めてきた．世界各地の民族による薬の発見は偶然の場合もあろうが，ほとんどは人類の絶え間ない試行錯誤の結果発見されたものであろう．これら健康に役立つものの知識は，人から人へ，親から子へ，子から孫へと伝承されて，独自の文化遺産として保持することとなった．これらの中で効果の勝れたものは民族から民族へと伝わり，広く世界に普及して今日各国で使用されるようになったと考えられる．したがって，各国の生薬の取り扱いも，歴史的背景により大きく異なっている．日本では多くの生薬の中で医薬品に供する生薬を選択し，薬事法で規定している．ドイツでも植物製剤を医薬品として取り扱っているが，米国では生薬を原料とした化合物は医薬品として認めているものの，生薬自体は医薬品として認めず，crude drug（未精製薬）として，民間伝承で用いられる場合は herbal medicine（薬用ハーブ）と呼んでいる．

1.2 生薬の利用

　生薬は医薬品として使用されるとともに，食品（香辛料，飲料，色素），染料，印刷などにも使用されている．以下これらについて紹介する．

(1) 医薬品としての生薬（日本薬局方で規制を受ける生薬）

　薬事法に基づいて，医療に使われる重要な医薬品の性状や品質の適正化をはかるために，厚生労働大臣によって定められた規格書として日本薬局方があり，その中に医薬品としての生薬が記載されている．第15改正日本薬局方（以下薬局方）の生薬総則では「医薬品各条の生薬は，動植物の薬用とする部分，細胞内容物，分泌物，抽出物又は鉱物などであり，生薬総則及び生薬試

験法を適用する生薬は次のとおりである」と表記し，品目指定として148種の生薬並びにこの生薬の中から粉末を製した粉末生薬52種が挙げられている．本総則では生薬の範囲又は定義を一般的に示すことは困難であることから，医薬品各条で規制を受ける生薬（局方生薬）について，局方外生薬も考慮しながら全般的な範囲を一応示している．したがって，薬局方に記載された方法で検定したものが医薬品として使用されることを意味し，すべての生薬が薬局方で認められているわけではない．生薬総則で示されている「細胞内容物」はでんぷん類，精油，油脂，ろうなど，「分泌物」はアラビアゴム，アンソッコウ，ハチミツ，ロジンなどで，「抽出物」はアセンヤク，アロエ，カンテンなどである．日本薬局方に記載されていない繁用生薬83品目についても日本薬局方外生薬規格が公表され，日本で流通している生薬の多くは，その性状や品質は管理されており，日本薬局方生薬又は日本薬局方外生薬を使用する場合は安全に使用できる．日本の漢方薬で使用されている生薬の種類は150種程度で，上記日本薬局方生薬又は日本薬局方外生薬でカバーできる．

（2）民間薬

民間薬は民間療法で使用される生薬あるいは薬用植物である．民間薬は治療に関する理論的背景はあまりなく，長い間の経験から各種病気の疾病に対して用いられてきたもので，限られた地域で使用されるものも多い．また民間薬は単品で用いられることが多く，限られた症状の改善を目標に用いられる．

日本薬局方に収載されている民間薬としては，キササゲ果実（利尿薬），ドクダミの花期地上部（利尿薬），ゲンノショウコ（整腸止瀉薬），センブリの花期全草（苦味健胃薬）などがある．また漢方薬と民間薬いずれにも使用され，日本薬局方に収載されている生薬として，黄柏（キハダの樹皮，胃腸薬，止瀉薬），葛根（クズの根，解熱），生姜（ショウガの根茎，健胃薬），陳皮（ウンシュウミカンの皮，健胃薬），車前子（オオバコの種子，利尿薬），山椒（サンショウの果実，胃腸薬，苦味チンキ），山薬（ヤマノイモの根茎，滋養薬）などがある．その他，ハトムギの果実は，いぼとりと美肌に，カワラヨモギの地上部は黄疸に，ハブソウの種子は健胃，緩下に，スギナの地上部は利尿など，民間では数多くのものが使用されている．しかし，民間薬の使用に関しては注意が必要である．採取する植物を間違って飲んで肝臓を悪くした例，強心作用があると聞いて福寿草を煎じて飲み死亡した例など，問題点も多いことから，薬の専門家として，薬剤師は民間薬に関する充分な知識を持つ必要がある．

（3）ハーブ

ハーブはヨーロッパで日常的に食用あるいは薬用とされてきた植物の総称である．今日ヨーロッパでは，ハーブはティーバッグの形で飲まれることが多く，葉及び花，次いで蕾，果実，種子などが使用され，木質部，根などは使用が少ない．一方，アメリカでのハーブは，漢方薬も含めた天然薬物の意味で広く解釈されている．ハーブの代表的なものを次に示す．

カミツレ：ヨーロッパの民間薬として最も有名なものの1つで，薬用の目的で世界の各地で栽培されている．キク科の植物で，通常ローマカミツレ *Anthemis nobilis* L. とカミツレ *Matricaria chamomilla* L. の2種の頭状花を用いている．カミツレは健胃，肝臓機能促進，鎮静

などの作用があり，また発汗，駆風（腸管内のガスを追い出すこと）薬として，感冒，下痢などに常用されている．

ワレリアン：ワレリアン（セイヨウカノコソウ *Valeriana officinalis* L.）は日本薬局方収載のカノコソウ *V. officinalis* var. *latifolia* Miq. の近縁種である．鎮静作用があり，とくにヒステリーの薬として，神経過敏症や精神不安の治療に用いる．

ローズマリー：シソ科マンネンロウ *Rosmarinus officinalis* L. の葉であり，健胃，食欲増進作用があり，心身の疲労，更年期障害や生理痛など女性特有の病気に用いられる．

ハッカ：ハッカの種類は数多くあるが，セイヨウハッカ *Mentha piperita* L. はペパーミントと呼ばれ，葉を用いる．芳香性健胃薬，駆風薬等に用いられる．

（4） 漢方薬

漢方薬は体系的・理論的な診断方法や治療方法が組み立てられた漢方医学（中医学）の中で複数の生薬を一定の割合で組み合わせ使用するものである．例えば，比較的体力があり発汗のない風邪の初期に使用される葛根湯は，7種の生薬（葛根，大棗，麻黄，桂皮，芍薬，甘草，生姜）が一定の割合で組み合わされた薬である．漢方薬は漢方エキス剤が開発されて1976年に初めて健康保険が適用され，急速に普及した．現在，147種の漢方エキス製剤が健康保険で使用されることが認められており，177種，218品目の漢方生薬（煎じ薬）が保険対象となっている．

（5） 家伝薬

漢方薬と生薬の組み合わせ等は似ているが，一部は宋の和剤局方などを参考に，また一部は独自に生薬を組み合わせて家伝として伝えられてきたもので，家庭薬として広く用いられている．代表的なものに，奇応丸，実母散，陀羅尼助，中将湯，反魂丹，万金丹，六神丸などがある．

（6） 薬用酒

生薬を酒類に漬けて用いるもので，よく知られたものとしては屠蘇散があり，クコ酒，人参酒ほか市販されるものも多い．

（7） 香辛料

香辛料はわが国では薬味と言われてきた．食品に香味を与えて食欲を増進させるもので，数多くの種類がある．辛味性のものとして，コショウ，トウガラシ，サンショウ，カラシ，ショウガなど，芳香性のものとして，ウコン，ケイヒ，コリアンダー，ハッカ，ナツメ，ウイキョウ，メース，ナツメグなどがある．七味唐辛子にはトウガラシ，サンショウ，チンピ，ゴマ，ケシ種子，アサの実，アオノリなどが入っている．

（8） その他

生薬の多くはこの他，食品（ヤマノイモ，人参，ナツメ，ショウガ，他多数），飲料（緑茶，烏竜茶，他），着色料（紅花，サフラン，ソヨウ，サンシシ），染料（アイ，紅花，シコン），印刷（五倍子，蓖麻子油）などにも使用される．

1.3 生薬の特性について

　生薬は化学薬品と異なり単一の化合物ではない．また自然界から得ているため，その生育状況，気候変動などにより含有成分も異なってくる．現代化学品は作用点や作用機構が科学的に明らかで，臨床試験もなされているが，生薬は各民族の長年に渡る経験から生み出されて来たもので，科学的研究は進められているものの，その作用機構が明らかになっているものは少ない．しかしながら，そこには人類の長年の経験が臨床記録として残されており，統合医療に向かう21世紀においては，化学薬品を補完するもう一つの医薬品として役立つと考えられる．そのためには次に述べる，化学薬品とは根本的に異なる生薬の特性を知り，その長所，短所を正しく理解，使用していく必要がある．

（1）生薬には品質のばらつきがある

　生薬は天然産品であることから，特に植物性生薬において生育地域，気候，採集時期，調製法，貯蔵法などで品質の違いが生じる．医薬品は一定の品質を有することが必須条件であり，そのために日本薬局方に収載された生薬に関しては，生薬総則，一般試験法，確認試験法での規定がなされている．しかしながら，これら試験法は現在の科学的基準で対応可能な範囲内を示したものであり，生薬の形状，生薬に含まれる代表的な成分含量，エキス量，精油量などを調べるもので生物学的効果などは含まれておらず，生薬の効果，効能を保証するためにはさらなる試験法の追加が必要であるが，この点は将来の科学の発展を待たなくてはならない．生薬は経験薬であることから，品質管理に関してはこれら科学的方法による評価のみならず，経験的な知識による評価も重要で，この両評価法による総合的評価が妥当である．

　古来から生薬ではその品質を保証する意味から産地標示がなされてきた．例えば，川芎（センキュウ）は「芎窮」が本来の名称であるが，各地で産するもののうち，四川省に産したものが品質が最も良いことから，この名前が半ば通称名となった．その他，峨連（峨眉山の黄連），建沢・川沢（福建・四川の沢瀉），わが国では大深当帰や丹波黄連などがある．

（2）生薬は多成分系の薬である

　生薬は多種多様な成分を含んでおり，現在においても生薬のすべての成分が明らかにされているものはない．また有効成分が明確でないものも多く，その生薬に含まれる他成分との相互作用により，既知の薬効と異なる効果を示す場合もある．また，配糖体などは体内で代謝されて真の活性物質となる場合もある．便秘解消に用いられるセンナ（マメ科，西洋の代表的な便秘薬）とダイオウ（タデ科，東洋の代表的な便秘薬）は，共に瀉下作用を示すセンノシド類が含まれているが，ダイオウには下痢を止める効果をもつタンニン類が含まれており，センナよりダイオウの方が穏やかな瀉下作用を示す．末期癌患者の疼痛除去の際，モルヒネが投与されることが多い．この時，副作用として便秘を生じるが，この場合ダイオウはタンニンによる収れん作用を示すために使用できず，センナが使用される．シソに含まれるペリルアルデヒドは鎮静作用を示すが，

この作用はシソ中に含まれているスチグマステロールの共存下で増強される．また，生薬には多糖ほか高分子化合物が含まれているため，有効成分の吸収が穏やかに持続したり，水に難溶性の成分が易溶性となる利点もある．これらの例は生薬単品についてである．生薬を組み合わせて使用する漢方薬においては，相須（そうす），相使（そうし），相悪（そうお），相反（そうはん），相殺（そうさい），相畏（そうい）などとも表現される薬物間相互作用が知られており，実際に組み合わせによる作用の増強，減少，毒性の緩和などが認められている．

1.4 医療の現場で取り扱う生薬の問題点

（1） 煎じ薬は面倒

生薬を漢方薬として用いる場合，生薬を煎じることが基本になっている．しかし，これは手間がかかり面倒で現代生活に合わない面がある．この点を考慮して，多くの漢方処方でエキス剤が汎用されている．しかし，煎じ薬とエキス剤が同等の薬効を示すかどうかの検証は必要である．

（2） 保存には注意が必要

生薬は天然物であるため，虫害や腐敗，成分変化などにより長期保存が困難な場合があり，生薬の種類によっては品質の劣化に注意しなければならない．虫害を受けやすい生薬として，ニンジン，カンゾウ，ハマボウフウなどがある．湿気でカビが生えやすい生薬として，トウキ，カノコソウ，ボウイなどがある．また光に不安定な成分を含む生薬，コウカ，サフラン，ジギタリス等は遮光容器に保存する必要がある．

（3） 類似品や贋偽品の問題

高価な生薬では，類似品や贋偽品の混入や細工の可能性がある．これは生薬が商取引されるものであるかぎり起こりうる問題であるが，品質の確かな生薬を提供するために，薬剤師としては生薬の品質管理を徹底する必要がある．

（4） 副作用

漢方薬は，長い臨床経験の歴史の中で副作用を少なくする工夫がなされており，知識と経験の不足による誤用がない限り重篤な副作用はほとんど生じない．しかしながら，漢方薬も薬である以上，人によっては副作用が避けられないこともある．繁用生薬の中で特に気を付ける必要のあるものとしては，甘草，大黄，麻黄，附子，石膏があげられる．

1.5 生薬の歴史

近年,霊長類が薬の知識を有しているという可能性が示唆されて,薬の起源に一石を投じた.人類の薬はそれぞれの地域の民族が試行錯誤して生まれたものであるが,これらはまさに人類の文化遺産である.以下にこれら生薬の歴史について,ヨーロッパ,中国,日本について簡単にたどってみよう.巻末に生薬,薬の歴史に関する年表を簡単にまとめたので,それも参考にしていただきたい.

1.5.1 ヨーロッパにおける生薬の歴史

チグリス,ユーフラテス河周辺にシュメール文明が発達したが,B.C.3000年頃,シュメール人は人類最初の文字である菱型文字を粘土板に残している.その粘土板にはいろいろな病気について記載されており,文字として発見されている最初の薬物書と考えられている.

シュメール人に続いてナイル河周辺に発達したエジプト文明では象形文字が生み出され,生薬に関する数々の文献が残されている.その内,医薬の歴史の中で最重要な文献として,エーベルス・パピルス Ebers Papyrus がある.これは B.C.1500 年頃のもので,1) 治療の効果増強のための祈祷(きとう),2) 内臓,眠り,皮膚,婦人,外科的,その他病気,3) 解剖,生理,病気の本質,医術用語とそれら治療に用いられる 700 種以上の薬物が記載されている.品目の判明したものの中には今日でも使用されているものも多い.例を挙げると,食品・飲料:ブドウ酒,ビール類,イースト,酢,蜂蜜,タマネギ,イチジク,生薬:アブシント草(ニガヨモギ),阿片,ケシ,アロエ,桂皮,ゲンチアナ,コリアンダー,コルヒクム,サフラン,セイヨウニワトコ,ナツメヤシ,ハッカ,ヒヨス,フェンネル(茴香)などがある.また,この時代には既に生薬の配合も一般化しており,頭痛薬の処方には「乳香,クミン実,ガチョウの脂等」が用いられている.製剤に関しても種々のものが使用されており,丸剤,煎剤,浸剤,散剤,軟膏剤,パップ剤,吸入剤,罨法剤,燻煙剤,含嗽剤などが記載されている.

ギリシャ時代は,今日 Father of Medicine と敬称されているヒポクラテス Hippocrates (B.C.459～375) が現れた.彼の治療方針は,自然治癒力を重視し人間の抵抗力を強めることを主としたもので,病気の治療に体内に蓄積された有毒物質を除くため,吐剤,発汗剤,下剤を使用した.ヒポクラテスの言葉として「生命は短く,技術の進歩は遠く,経験は積みがたし,医療は医師,病める者,これを助ける全ての協力で可能となる」がある.この言葉は現在のチーム医療を示すもので,医師,薬剤師など医療人の模範とする思想であり,21 世紀の今日にも生きている.

ギリシャの医師ディオスコリデス Dioscorides (40～90) はこの時代の薬草の知識を集大成した「ギリシャ本草」と称される「De Materia Medica」を著し (78 年),薬学の始祖ともいわれる.本書は空想的な迷信を排除し実証的に書かれたもので,5 巻からなっており,第 1 巻は芳香類,油類,軟膏類,木類,果実類,2 巻は動物類,乳製品類,穀類,香辛料類,3 巻は根類,植

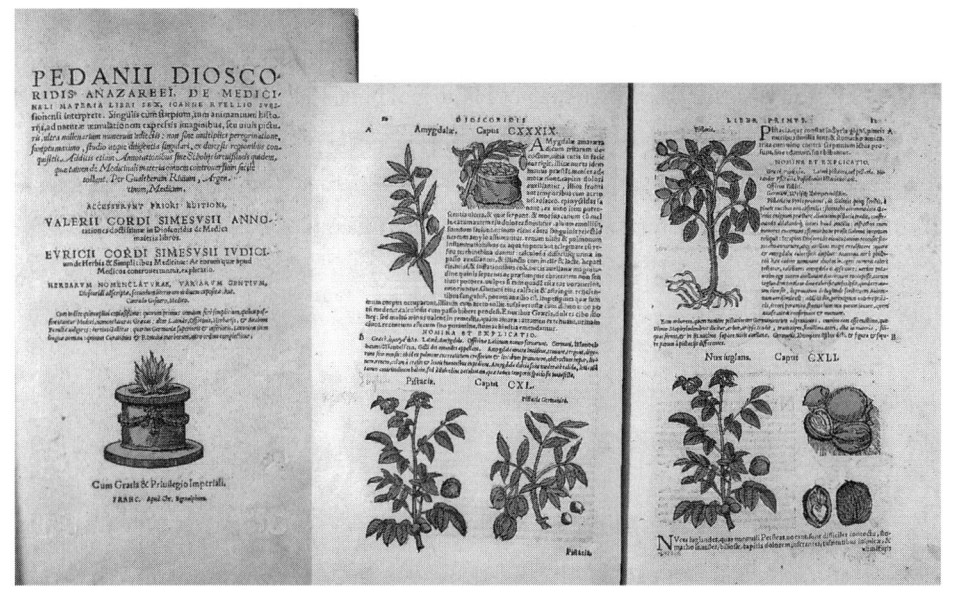

図1.1　De Meteria Medica　ラテン語版，1549 年刊
（武田科学振興財団　杏雨書屋蔵）

物汁類，草類，4巻は草類，根類，5巻はブドウ酒類，酒類，飲物，無機物類であり，全部で959品目が記載され，それらの鑑別法についても書かれている．収載されている生薬の中には，セイヨウオシダ，桂皮，麦角，ヒヨス，アヘンなど重要な生薬も多く，16世紀までヨーロッパや西アジアにおける薬物治療において主要な地位を占めていた．

　ローマ時代のガレヌス Galenus（英名 Galen, 129〜199）は，生薬の用い方を簡便化するため製剤化を進めた．今日ではガレヌス製剤 Galenical Preparation として知られている複合剤を多く創製した．アロエとハチミツの緩下剤，コールドクリーム等がある．

　ペルシャ人のアビセンナ Avicenna（アラビア名 Ibn-Sina, 980〜1037）が著した「医学典範 Cannon Medicine」全5巻はギリシャ，ローマの古代医薬学を引き継いでアラビア医学を集大成したものである．その第2巻には生薬が記載され，760種の薬物が収載されている．彼が西洋医学に与えた影響は大きく，英国の薬学会の免状には彼の肖像が使われている．

　13世紀末にはユーラシアを東西にまたがるモンゴル帝国が出現し，東西交流は一層促進されることになった．マルコ・ポーロ Marco Polo（1254〜1324）は「東方見聞録」で東洋をヨーロッパに紹介し，ヨーロッパにも東洋の生薬が導入された．それ以降，コロンブスのアメリカ大陸発見（1492）など大航海時代が始まると，世界各地の生薬がヨーロッパにもたらされることとなった．

　スイス人のパラケルスス Paracelsus（1493〜1541）は天然薬物の中には，ある特殊な有効成分があると主張した．これは生薬の中に存在する有効成分を研究するという解析的な考え方の原点で，19世紀初頭のドイツの薬剤師ゼルチュルナー Sertürner（1783〜1841）による阿片からモルヒネの単離へと結びついた．このモルヒネの発見は生薬から活性成分が発見された画期的な業績であり，これ以降，数多くの活性成分が発見され，近代的化学薬品の時代へと進んでいっ

た．

　後に日本の生薬学を表す言葉の原型になる Pharmacognosie という言葉は，1815 年東ドイツの薬学者セイドラー Seydler が，著書 Analecta Pharmakognostica で初めて使用した．これは造語であり，ギリシャ語の *Pharmacon*（薬物）と *Gnosis*（知識）を結合したものである．その後，マルチウス T. W. C. Martius が 1832 年に教科書 Grundriss der Pharmakognosie des Pflanzenreiches を書き，Pharmakognosie（英語名 Pharmacognosy）が一般化してきた．その著書では，「生薬学とは，一般的商品学の一部門で，自然にある動物，植物，鉱物から得られた薬物に関して，その基原と品質の研究，純度試験により混入物及び贋偽物を発見する学問である」と定義している．

1.5.2　中国における生薬の歴史

　中国における生薬の歴史を理解するには本草医学の流れについて理解する必要がある．以下，1）本草について，2）神農本草経，3）中国の医学書，4）唐代以降の中国における生薬の歴史に分けて述べる．

（1）　本草について

　漢方薬として使用されている中国の生薬は，有史以来絶えることなく受け継がれ現代に至っている．中国と日本の生薬の歴史を理解する上で「本草」という言葉を理解しておかなければいけない．本草の語義には諸説がある．本草とは草木や鉱石の寒湿（薬の性質）に基づくという説，薬物として使用するものに草根木皮が多かったため薬物全体を「本草」と名付けるようになったという説等である．中国の医療に関する文献の中にも本草は出てくるが，初期の本草を扱う人は神仙術を行い，いろいろな仙丹とか秘薬を作る当時の錬金術師のようであった．初期文献として，500 年頃中国の陶弘景のまとめた「神農本草経集注」があり，後に李時珍が集大成し「本草綱目」を刊行した．これらの文献から，当時の本草は，植物を中心とする薬物学と理解され，薬物の名称，性質，効能，産地などを調査し，分類して記載する学問であり，それを記述した書物を本草書と称するようになった．本草書は奈良時代末期に日本へ伝わり，本草学は江戸時代に全盛となったが，次第に博物

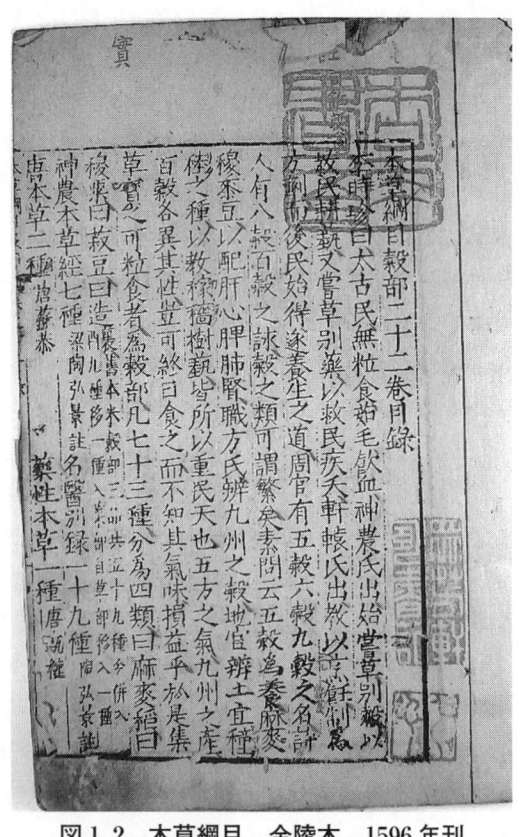

図1.2　本草綱目　金陵本，1596 年刊
（武田科学振興財団　杏雨書屋蔵）

学，物産学としても発展していった．

（2）「神農本草経」

中国古代の伝承の帝王で，農耕，医学の神として伝えられている神農（別名：炎帝）は，中国の医薬について調査を行い，中国最古の本草書といわれる「神農本草経」を作製したといわれているが，原本は現存していない．陶弘景（紀元500年）は神農本草経として伝えられていた3種の伝本系統を整理すると共に，それまでの伝承されていた薬草類を整理し，注釈を加えた「神農本草経集注」3巻を編集した．本書では各種伝本から抽出した本来の「神農本草経」収載生薬365種と条文を朱書きし，その他写本過程で追記された条文，生薬を墨書して区別している．

「神農本草経」では生薬を上薬，中薬，下薬に分類しており，この分類を現在の医療で解釈すると，上薬は保健薬的なもの，中薬は保健薬と治療薬を兼ねたもの，下薬は治療薬に相当するものと考えられ，薬剤師として生薬を説明する時の参考となる．また，本書には生薬の配合法，配合禁忌，生薬の基原，産地，採集時期，調製法，主治，効能，真偽鑑別法も書かれている．

上薬は「君ともいうべきもので，人の命を養うことを主な作用とし，無毒で多く飲んでも長期にわたって服用しても害がない．不老延年，軽身益気を望む者が飲む薬である」．これに含まれる生薬として125種が掲載されており，その代表的な生薬を次に示す．人参，甘草，地黄，朮，柴胡，遠志，石斛，桂枝，竜骨，麝香，朱砂，菖蒲，菊花，天門冬，牛膝，独活，木香，薏苡仁，竜胆，細辛，赤芝，黒芝，黄連，黄耆，防風，蒲公英，決明子，丹参，五味子，茵蔯蒿，枸杞，茯苓，辛夷，大棗，葡萄，胡麻，蜂子．

中薬は「臣というもので，養生を主とし，人に順応するもので，これには病を防ぎ体力を補う力がある．無毒と有毒のものがあるから，毒の有無を知って適宜配合して用いる必要がある．これを適宜に用いると，病気を防ぎ，精気，体力を強めることができる」．これに含まれる生薬として125種が掲載されており，その代表的な生薬を次に示す．石膏，生姜，葛根，当帰，麻黄，芍薬，牡丹皮，淫羊藿，厚朴，鹿茸，苦参，柴胡，百合，知母，貝母，防已，白芷，黄芩，石葦，梔子，枳実，五加皮．

下薬は「佐使というもので，病を治すことを主目的とし，有毒なものが多く，長期の服用はつつしむべきである．寒熱や邪気を払い，疾患を癒すことができる」．これに含まれる生薬として125種が掲載されており，その代表的な生薬を次に示す．附子，半夏，大黄，桔梗，夏枯草，芫花，巴豆．

（3）中国の医学書

中国医学の形成は，戦国時代（前403〜前221）から後漢（25〜220）にかけて進行し，①「黄帝内経」（「素問」＋「霊枢」又は「太素」），②「黄帝八十一難経」，そして，③「傷寒雑病論」（「傷寒論」と「金匱要略」に分けられる）が相次いで編さんされた．

「黄帝内経」は鍼灸医学と診断法，解剖学，生理学，病理学を含む医学理論の書であり，薬物療法に関する記述はほとんどない．気の理論に基づく基本的考え方，診断と治療の原則などが書かれており，中国医学理論の大綱はこれにより定まったといえる．

「黄帝内経」が無名の多くの著者の文章を集めたものであるのに対し，第二の古典「黄帝八十

一難経」は，恐らく1人の伝説的な名医扁鵲（へんじゃく）の著作と考えられている．本書は，「黄帝内経」を基礎に，様々な理論や技術を独自の立場から解釈し統合して鍼灸医学と医学理論を体系化し，中国医学の核心である脈の理論と診断法を確立したものである．この時代に，鍼灸医学は理論が確立し，目覚ましい発展をしたが，薬物療法はまだ経験に基づく対症療法にとどまっていた．薬物療法を行う医師たちは，鍼灸療法で発展した脈診を用い，病因や病名を確立し，薬物投与していたが，やがてこれら経験の蓄積が診断法（脈診）と薬を結びつける理論へと進み，体系化されることになった．

このような流れの中，後漢の張仲景は「黄帝内経」と「黄帝八十一難経」を基礎として，薬物療法について記した第三の古典，「傷寒雑病論」を著した．本書は数多くの煎じ薬（湯液）の処方が記載されており，漢方を特徴づける標準書として今日まで受け継がれている．今日の中医学の弁証論治の考え方は，脈の状態や症状により診察し，基礎理論によって病証に弁別し，治療法を決めていくものであり，本書を源とした六経弁証を発展させたものである．「傷寒雑病論」は何度も再編纂の過程を経て今日に伝えられている．その最初の形がいかなるものかは明らかでないが，傷寒は「傷寒論」に，雑病は「金匱要略」に分かれて今日知られているような形になった．現在「傷寒論」として一般に知られているものは，北宋の林億（りんおく），孫奇（そんき）らが校正，復刻したものである．「金匱要略」は，「傷寒論」の校正を務めた林億が「傷寒雑病論」をまとめた「金匱玉函要略方」を基に，「傷寒論」と重複しない雑病，方剤，婦人病の部分だけを抜き出し，欠けている部分を他の医書より引用し，分かりやすい項目としてまとめたといわれている．

「傷寒論」の特色と後世への最大の寄与は，薬物療法を診断法（脈診法）に基づく六経病に結びつけた臨床医学を体系化したことにある．それにより治療法が診断法と1対1に対応づけられ，薬物療法が経験的水準から理論的水準に移行したことである．その基本的考えは六病位を三陰（太陰，少陰，撅陰）と三陽（太陽，陽明，少陽）の六経脈の脈証に分け，この脈証に対応する治療法の薬剤類系が示されていることである．異なる類型の脈証には異なる類型の薬剤群を投与し，同じ類型内の脈証の小さな変異に対しては，生薬の部分的な入れ換えや追加によって対処する考え方である．

（4） 唐代以降の中国における生薬の歴史

唐代に入り，初めて勅撰の薬物書「新修本草」（659年）が作られた．これは本文（25巻）とその説明（7巻）よりなっており，生薬も増補され850種となった．新しく収載された生薬としては阿魏，蓖麻子（ひまし），竜脳，胡椒，没食子，薄荷などがあり，古代ローマの解毒薬「テリアカ」の処方が「底野迦」と記載されており，これは当時の東西文化の交流を裏付けするものである．

宋代，諸帝は医薬に関心をもち，多くの本草に関する書物が編纂された．その中でも有名なものが974年に刊行された「開宝重定本草」21巻である．これは今日一般的名称として「開宝本草」と称されている．この頃は木版印刷が盛んになり，開宝本草は本草書として初めての版本である．本書では新しく生薬134種が追加されており，天麻，延胡索（えんごさく），肉豆蔻，使君子，何首烏（かしゅう），威霊仙，天南星，丁香，烏薬，五倍子などが加えられている．その後，この流れは「大観本草」（1108）や「政和本草」（1116）などの証類本草に引き継がれた．

明の時代，李時珍によって「本草綱目」（1590～1596）が刊行された．それまで刊行されてい

た証類本草その他からの生薬を記載するとともに，李時珍が加えたもの376種の計1894種の生薬が記載されている．全生薬を16項目に大別し，それぞれの生薬に名前，産地，形態，採取方法，製法（修治），性能（気味），薬効，薬能論，処方例と適応症状を記載している．本書は利用に便利な編集形式であったこともあり，後の中国と日本で大流行し，特に江戸時代の日本の本草学に大きな影響を与えた．しかし，引用文に誤りもあり，この書に対する批判もあった．

清代に入り，「本草綱目」の誤りを正す目的で編集されたといわれている「本草綱目拾遺」が刊行（1871年）された．本書には民間薬なども取り入れられているのが特徴である．

（5） 現代中国における医学・生薬の歴史

1840年に始まったアヘン戦争後，欧米の中国への侵攻が激しくなり，次第に中国に西洋医学が広く伝わるようになった．1911年の中華民国成立後，中国政府は伝統的な中国医学を廃止する方針を進めたが，中医の反対運動で実現しなかった．1949年の中華人民共和国成立を迎え，毛沢東は紅軍の医療を担った中医学を高く評価し中西医合作を進めたが，中西医合作派と中医廃止派が対立した．1950年に開催された第1回全国衛生会議において中医と西医は一致団結する基本方針が確認され，個々に中国伝統の生薬を用いる医療体系が維持されることとなった．1980年政府は，1）西洋医学派（中医を除き西洋医学での治療を進める），2）中医派（現代中国の生薬を中心に治療を進める），3）中西医合作派（中医学を西洋医学で検証し，西洋医学と併用して治療を進める）3派の併存を認めた．したがって，現在中国では西洋医学を中心とする医学部，中医学を専門とする中医学部に分かれた教育が行われている．日本との違いは，医師免許自体は西洋医学系と中医学系の二本立てであることである．西洋医学部を卒業すると医師免許受験資格が与えられ，中医学部を卒業すると中医師免許資格が与えられる．どちらかの医学を学んだ後に，学ばなかったもう一つの医学の講義を3年間受ければ，いわゆる中西結合医の称号をもらうことができる．このような流れの中，生薬に関する書物も充実してきている．第二次世界大戦後，1953年「中華人民国薬典」が出版された．この時は生薬69品目しか収載されていなかったが，1963年版では446品目に増加し，生薬成分製剤も197種が収載されている．その後「中药志」，「薬材学」など多くの書物が編纂され，中国における現代の生薬を用いた医療体系を発展させている．世界的に統合医療に向かう現代において，中国における中西医合作の動きはますます重要になると考えられる．

1.6 日本における生薬のあゆみ

（1） 古代日本の生薬

我が国にも古代から固有の民間薬があったことは「日本書紀」や「古事記」にも見られる．「古事記」に書かれている大国主命（おおくにぬしのみこと）が因幡国の白兎の皮膚のただれを蒲黄（ほおう）で治したことが書かれている．小学生唱歌の大国さまに「大きな袋を肩にかけ　大こくさまが来かかると　ここに因幡の白兎　皮を剥かれて赤はだか　大こくさまは憐れがり　きれいな水に身を洗い　ガマの穂わ

たにくるまれよ　よくよく教えてやりました」と唱われている．蒲黄については10世紀初頭深根輔仁が書いた「本草和名」に「和名加末乃波奈」と書かれており，中国の「神農本草経」には61位に収められている．蒲黄はガマの雄花の花穂の花粉で，現代漢方でも収斂，止血，利尿剤として使われている．小学唱歌のガマの穂わたは花穂（雄花）ではなく，その下の棒状の部分である雌花（中国ではこれを穂棒という）を意味しており，これは外傷出血にも用いられており，白兎の症状にはこちらが合いそうである．このように古事記，日本書紀には日本で用いられたであろう生薬の記述はあるが，当時の記録は多くなく不明な点が多い．中国，朝鮮との交流と共に，そこで使われている生薬等が日本に伝来してくることになる．大和朝廷が国を統一したころから朝鮮医学が我が国に伝来するようになった．459年の雄略天皇の時代，高麗の医師徳来が来日し大坂の地に住み着いた．これが「難波薬師」の始まりである．

（2）飛鳥，奈良，平安時代の生薬

552年，仏教が百済から伝来すると共に，日本の医療も大陸の影響を大きく受けるようになった．593年には聖徳太子が大坂の四天王寺境内に施薬院を設置すると共に，医療制度の確立を行った．598年には勅命を出し，薬草採集を奨励した．

701年「大宝律令」が制定され，その中に後の医療制度の基礎となる「医疾令」が作られた．制度として宮内庁に典薬寮を置き，ここに医師，医博士，薬園師などの職員，学校として大学と国学を置き，生徒として医生，針生，按摩生，薬園生等に分け，薬園生は本草を読み，生薬の性状および採集方法を学ぶとされていた．しかし，このような制度は確立されたが実際には活動しなかったともいわれている．

奈良時代になると，各地に産する産物の調査をした「風土記」が残されており，それには各地の生薬に関する情報も記載されている．756年，光明皇太后が聖武天皇の愛用品と共に東大寺に納めた薬物が現在正倉院に残されており，その生薬は60種類ある．これら生薬は，戦後，生薬学関係者により2度調査された．今日でも医療の現場で使用されている大黄，人参，遠志，桂心，厚朴，胡椒などがある，これら生薬の中には中国に産するものばかりでなく，南方の生薬も含まれており，当時の中国の交易圏の広がりが窺い知れる．また，鉱物薬も多く含まれていることから，中国の仙丹術の影響も窺われる．

平安時代に入って，808年日本最初の公定薬局方ともいわれる「大同類聚方」100巻が，安部真直，出雲広貞らにより編集された．これは諸国に命じて各地に伝来されている生薬を報告させたものであるが，残念ながら元本は消失し，現在見られる流布本は後世の偽本とも言われている．

984年，医書として丹波康頼が隋，唐時代の中国医書を参考にして「医心方」30巻を著した．これは現存しており，中国で既になくなった医書の引用も多く，それらを知る意味でも貴重な文献である．しかし本書は秘本とされ，戦国時代，京都の半井家に下賜され，それ以来秘蔵されたが，幕末になり筆写本の「医心方」が公開された．

（3）鎌倉，室町，戦国時代の生薬

鎌倉～室町時代になると，製剤技術が発達し，丸剤，丹剤などが盛んに用いられるようにな

り，東大寺の「奇応丸」，西大寺の「豊心丹」などが創製され広まった．また，室町時代にドクダミ，センブリ，梅干などが使用されるようになった．富山の薬売りで有名な「反魂丹」は宋代の「儒門事親」で諸風疾証の病を治すと書かれている「妙功十一丸」の処方であり，これを改変したものである．また，鎌倉時代は戦争に明け暮れていたので，戦いによる傷の治療をする金創医学が発展し，気付け薬，矢尻の抜き薬，膏薬類が発達した．南禅寺の僧有隣は「福田方」12巻を貞治年間（1362～1368）に著し，中国の金・元医学思想を我が国に最初に伝えた．本書には中国の宋代以降発展した生薬の修治について書かれてあり，威霊仙（いれいせん），延胡索，烏薬，柿蔕，天南星，肉豆蔻などが記されている．

　戦国時代にはヨーロッパとの交流が盛んになり，キリスト教と共にポルトガル医学（南蛮医学）も伝来した．1570年には宣教師フランシスコ・カブラル Francisco Cabral が織田信長の許可を得て伊吹山に薬草園を開いて，ヨーロッパの薬草を栽培した．安土・桃山時代になると朱印船貿易が盛んになり，東南アジア（フィリピン，タイ，カンボジア，マレーシア）から生薬の輸入が盛んになり，大阪の道修町，東京の本町に薬問屋の数が多くなってきた．

（4）　江戸時代の生薬

　1607年林道春（林羅山とも称される，幕府の御用学者）は李時珍の著書「本草綱目」を長崎で入手し，徳川家康に献上した．徳川家康は駿府（静岡県）に御薬園を設置した．「本草綱目」は江戸時代の我が国の本草学に大きな影響を与えた．しかし，本草綱目に書かれている生薬は元々日本にはないことや，中国から輸入する生薬の値段の高さなどもあって，我が国での生薬の自給自足の必要性が認識されるようになり，採薬と栽培とが奨励され，各地に薬草園が開設された．1638年，幕府は麻布と大塚に南北薬草園を開設したが，その後，1684年麻布の南薬園を小石川白山御殿に移し，名前を小石川薬園とした．これは今日，東京大学理学部附属植物園として残っている．このような背景のもと，江戸時代には日本の本草研究が非常に隆盛となり，書物も数多く発刊された．これらに関しては，生薬の薬能，薬性について書いた漢方医学的書物と博物学・物産学的書物に大別される．前者の代表的書物として，吉益東洞の「薬徴」（1784），香川修庵の「一本堂薬選」（1729～1734）がある．博物学・物産学的書物に関しては貝原益軒の「大和本草」（1709，内容が分かりやすく，広く庶民に普及した），小野蘭山の「本草綱目啓蒙」（1803～1806，博物学的本草学を集大成したもの）がある．

（5）　江戸の医学（後世派，古方派，折衷派，蘭学）

　明との交易が盛んになると共に，その当時中国において支配的であった李朱医学（後世派）が我が国に導入されることになり，丹，丸，散，膏，等の剤形や，薬研（やげん），薬臼，片手盤などの製剤用具も用いられるようになった．李朱医学の治療面における本格的導入は，12年間明へ留学し1498年帰国した田代三喜による．その後，田代三喜に師事した曲直瀬道三（まなせどうさん）（1507～1595）が京都に医学校「啓廸院（てき）」を開いて普及させた．この李朱医学はその後，室町，安土桃山，江戸時代にかけて発展し，「後世派」漢方として我が国の漢方医学隆盛の基礎となっている．

　「後世派」の李朱医学の難しい理論を排し，京都を中心とした「傷寒論」を重視して「古方」を唱える医学が提唱されるようになってきた．これらを「古方派」と称する．この「古方派」に

は吉益東洞（1702～1773，臨床医学を重視，彼の診断法，治療法，薬の効き方の考えはその後，流派に関係なく我が国の漢方医学に大きな影響を与えた）と山脇東洋（1705～1762，実験医学の立場から，病理，解剖，生理を重視）の流れがあった．また一方，京都を中心とした古方派に対して，江戸では古方と後世両派の考えを併せ用いる折衷派も台頭してきた．また，蘭学を取り入れた人達も現れ，その代表的な医師は華岡青洲（1760～1835）で，麻酔薬通仙散（曼陀羅華，草烏頭，白芷，当帰，川芎，天南星）を創製し，これを用いて世界外科学史上，画期的業績である乳癌の手術に成功（1805）した．

　江戸時代後半になり，前野良沢（1723～1803），杉田玄白（1733～1817）らにより，オランダの解剖書「ターヘル・アナトミア」の日本語訳「解体新書」（1744）が出版され，オランダ医学（蘭学）がますます盛んになった．1823年オランダより派遣されたシーボルト（1796～1866）は，長崎に医学塾「鳴滝塾」を開き，後の我が国の医学，薬学の進展に大いに貢献する伊藤圭介，高野長英，伊藤玄朴，高良斎など多くの人材を育成した．また，1857年幕府により招聘されたオランダの医師ポンペ Pompe van Meerdervoot は系統的医学教育を行い，その後の日本医学の指導的役割を果たしていく松本良順，長与専斎などの人材を養成した．その後，欧米を視察した長与専斎の建議により東京医学校に製薬学科が設置され，日本における大学での薬学教育が開始された．

（6）明治以降

　1869年来日した理化学，製薬学の専門家ゲールツ Anton Johannes Geerts は，日本の薬学教育の創始者ともいわれている．

　明治になると，明治政府によってドイツ医学が正式に採用され，1875年医師国家試験に洋式科目採用が決められ，我が国では西欧医学制へと進むこととなった．それ以降，日本の漢方医学は自然消滅への道を進むこととなるが，その伝統は消えることなく現代に受け継がれ，1976年漢方薬が健康保険で使用可能となって見直しが進み，漢方医学が医学の現場で用いられるようになった．また2004年に出された「医学教育モデルコアカリキュラム」に『和漢薬を解説できる』という到達目標が示され，医学教育に東洋医学が正式に取り入られた．

2 生薬の基原

　生薬の基原は，基原植物あるいは基原動物とその用部で定義される．例えば，甘草ではその基原は *Glycyrrhiza uralensis* Fischer 又は *G. glabra* Linné の根又はストロンであり，マオウ（麻黄）では *Ephedra sinica* Stapf, *E. intermedia* Schrenk et C.A. Meyer 又は *E. equisetina* Bunge の地上茎である．基原植物を規定する分類については，薬用植物編 第3章（植物の系統と分類）で述べた．

　植物性の生薬の用部としては，全草も含め，根，茎，葉，花，果実，種子など植物体のあらゆる部分が用いられる（表2.1）．さらに葉や茎のエキスを乾燥させたもの（アセンヤク（阿仙薬），葉の液汁を乾燥させたもの（アロエ），樹脂（アンソッコウ（安息香），ロジン）もある．動物性生薬についても体の各部や分泌物が用部となっている（表2.2）．

　植物の根，茎，葉などの器官の形態については薬用植物編 第2章（薬用植物の組織と器官）で既に解説されているので，ここでは，生薬としてよく用いられる根や地下茎を中心に用部について特記すべき事項や用部のラテン語表記について記述する．

2.1 生薬として主に用いられる部位

　〔根〕根には主根が永く残り側根が分枝する樹枝状根と，主根がすぐに成長を止め不定根が主となる繊維状根（いわゆるひげ根）がある．ニンジン（人参）やキキョウ（桔梗）は樹枝状根で，リュウタン（竜胆）やサイシン（細辛）は繊維状根である．サツマイモのように，繊維状根を構成する不定根の一部が肥大して養分を蓄えたものを塊根という．ダイコンやカブのように主根に養分を貯めこんで肥大したものは多肉根というが，多肉根も塊根として扱われることがある．塊根が用部となる生薬にはカシュウ（何首烏），カロコン（栝楼根），ブシ（附子）がある．バクモンドウ（麦門冬）やテンモンドウ（天門冬）は不定根が紡錘状に肥大したもので紡錘根と呼ばれるが，これも塊根の一種である．"日本薬局方"では塊根のラテンの表記は Radix としているが，バクモンドウやテンモンドウでは Tuber となっている．ちなみに，塊根の英語表記は tuberous root である．

　〔地下茎〕地下茎は形態学的に多様で，根茎，塊茎，球茎，鱗茎などがある．根茎は地下にあり根のように見える茎のこと．通常，先端が地上に出て地上茎となる．地下では側枝が地中に残り根茎となる．このタイプのものは，生薬ではショウキョウ（生姜），オウレン（黄連），ショウマ（升麻）など多い．根茎には，先端は地中を進み側枝が地上に出るものもある（タケの仲間）．また，茎は一切地上に出ず，葉だけを地上に出すものもある．シダ植物で一般にみられ，生薬と

してはカンジュウ（貫衆），メンマ（綿馬）がある．

山薬の用部は根茎とされることがあるが，形態学的には根と茎の中間的な性質をもつ担根体と呼ばれる特殊な器官である．

塊茎は，地下にある肥大した茎で養分を蓄えている．肥大した部分の下部に細い茎があり，肥大した部分から芽が多数出る場合を塊茎といい，下部に細い茎がなく芽が一つしか出ない場合を球茎として区別する．この定義からすると，サトイモ科の生薬のハンゲ（半夏）やテンナンショウ（天南星），ケシ科のエンゴサク（延胡索）は球茎となる．ただしサトイモ科のクワイでは，細い茎があり芽が一つだけという塊茎と球茎の中間的なものもあるので，塊茎と球茎を区別しない見解もある．"日本薬局方"ではハンゲ，テンナンショウ，エンゴサクを球茎とせず塊茎としている．塊茎が用部の生薬は，他にサンキライ（山帰来），タクシャ（沢瀉），テンマ（天麻）がある．

鱗茎は，短い茎に肉厚になった鱗片状の葉がつまってついているもので，チューリップなど園芸で球根と呼ばれるものの多くは鱗茎である．生薬ではバイモ（貝母）がある．ビャクゴウ（百合）は鱗茎を構成する一枚一枚の肉質の鱗片葉（鱗茎葉という）である．"日本薬局方"では，バイモもビャクゴウもラテン語表記は Bulbus をあてている．

ストロン（走出枝ともいわれる）は，地表あるいは地中の浅いところを水平に伸びる茎で，先端部で新たな株を立ち上げ地中に根をはる．この方法により栄養繁殖を行う．カンゾウ（甘草）は根を使用するがストロンも用いることができる．

生薬の中には根茎と根の両方を使用するものがあるが，"日本薬局方"では根を主に使う場合は用部のラテン語表記を Radix，根茎を主に使う場合は Rhizoma にしている．ハマボウフウ（浜防風）のように構造上根茎と根を分かちがたく同等に使用する場合は，Radix cum Rhizoma としている（cum は英語の with と同じ意味）．

〔その他の用部〕樹皮や根皮は，茎や根の形成層より外側の部分で，十分に肥大した茎や根では最外層には周皮と呼ばれる部分があり，コルク層，コルク形成層，コルク皮層からなっている．オウバク（黄柏）やケイヒ（桂皮）などの樹皮生薬では周皮を取り除く．

チョウトウコウ（釣藤鈎）の用部である鈎の部分は，茎の変形したものである．鈎は茎の節ごとに双，単を繰り返してつく．

アマチャ（甘茶）やソヨウ（蘇葉）は，葉だけではなく葉の付いた若い枝先も使用するので，用部のラテン語表記は Folium または Herba となっている．

花序を使用するものとしては，シソ科のカゴソウ（夏枯草），ケイガイ（荊芥），キク科のインチンコウ（茵陳蒿），キクカ（菊花）がある．カゴソウ，ケイガイの用部は穂状花序であり，用部のラテン語表記は Spica，インチンコウ，キクカは頭状花序（頭花）であるが，用部のラテン語表記は Flos をあてている．

サフランはアヤメ科の植物で，アヤメ科は雌しべの柱頭が3裂している．サフランの用部はその柱頭である．

果実には真果と偽果がある．真果は雌蕊の子房の部分だけが果実になるもの，偽果は子房中位や子房下位の植物において花床やがくなど子房以外の部分も果実の一部となっているものである．サンザシ（山査子），サンシュユ（山茱萸）は偽果である．エイジツ（営実）の用部は「偽果または果実」となっているが，これは花床やがくなどを含む果実全体（偽果）を使用するもの

と，花床やがくなどを取り除いた子房由来の部分だけを使用するものがあるということである．後者は「営実仁」という．サンショウ（山椒）は成熟した果皮が主な用部であるのでラテン語表記は Pericarpium（果皮）とするが，"日本薬局方"では 20％以内の種子も認めているので，Fructus（果実）とする見解を採っている．ゴボウシ（牛蒡子）は種子のように見えるが，これはキク科に特徴的な痩果である．ウイキョウ（茴香）やジャショウシ（蛇床子）も種子のように見えるが，これらはセリ科を特徴づける双懸果である．

表 2.1　植物性生薬の用部による分類

部　位	用部のラテン語表記	生薬名
根	Radix	烏薬　黄耆　黄芩　遠志　葛根　栝楼根　甘草（ストロンも含む）　桔梗　苦参　牛膝　コロンボ　柴胡　芍薬　地黄　紫根　セネガ　前胡　当帰　人参　白芷　ベラドンナコン　防風　木香
根皮	Cortex	桑白皮　地骨皮　牡丹皮
塊根（紡錘根を含む）	Radix	栝楼根　何首烏　附子　天門冬　麦門冬 ＊日局では，麦門冬と天門冬は Tuber とされる
根および根茎（根が主）	Radix	威霊仙　吉草根　ゲンチアナ　細辛　吐根　防風　竜胆
根および根茎	Radix cum Rhizoma	浜防風
根茎および根（根茎が主）	Rhizoma	羌活　ロートコン
根茎	Rhizoma	鬱金　黄精　黄連　莪蒁　香附子　山薬（担根体）　刺五加　生姜　乾姜　升麻　川芎　川骨　蒼朮　白朮　大黄　竹節人参　知母　独活　茅根　良姜
茎および根茎	Caulis et Rhizoma	防已
茎	Caulis	木通
塊茎	Tuber	山帰来　沢瀉　天麻 ＊日局では山帰来と沢瀉は Rhizoma とされる
球茎	Cormus ＊日局では Tuber とされる	天南星　半夏　延胡索
鱗茎	Bulbus	貝母 百合（鱗茎葉）
樹皮	Cortex	アカメガシワ　黄柏　桂皮　コンズランゴ　杜仲
材	Lignum	蘇木　苦木
全草	Herba	車前草　センブリ
草本の地上部	Herba	淫羊藿　ゲンノショウコ　十薬　薄荷　麻黄　益母草
全藻		マクリ
鈎と枝	Uncis cum Ramulus	釣藤鈎
葉および枝先	Folium または Herba	蘇葉　甘茶
葉と茎	Folium cum Caulis	忍冬
葉	Folium	ウワウルシ　センナ　枇杷葉
花序	Flos	茵陳蒿　菊花　（頭状花序）
	Spica	夏枯草　荊芥　（穂状花序）

表 2.1 つづき

部 位	用部のラテン語表記	生薬名
蕾	Flos	丁子　辛夷
花	Flos	紅花
雌しべの柱頭		サフラン
果実	Fructus	茴香　営実（偽果または果実）　キササゲ　枸杞子　五味子　枳実　呉茱萸　牛蒡子　五味子　山査子（偽果）　山梔子　山椒　山茱萸（偽果の果肉）　蒺藜子　蛇床子　小豆蔲　大棗　トウガラシ　麻子仁　益智　連翹
果皮	Pericarpium	陳皮　橙皮
種子	Semen	栝楼仁　杏仁　決明子　牽牛子　山棗仁　車前子　縮砂　冬瓜子　桃仁　檳榔子　扁豆　ホミカ　薏苡仁　蓮肉
菌核		茯苓　猪苓
樹脂	Resina	安息香　ロジン
分泌物		アヘン　アラビアゴム　トラガント
エキス，液汁，粘液		阿仙薬　アロエ　寒天

表 2.2　主な動物性生薬

生薬名	基原動物	用 部	用 途
ゴオウ 牛黄（局）	ウシ *Bos taurus* L. var. *domesticus* Gmelin	胆嚢の中の結石	解熱，鎮痙，強心，解毒
センソ 蟾酥（局）	シナヒキガエル *Bufo bufo gargarizans* Cantor *Bufo melanostictus* Schneider	毒腺の分泌物	強心，鎮痛，解毒
ボレイ 牡蠣（局）	カキ *Ostrea gigas* Thunb.	貝殻	鎮静，収斂
ミツロウ（局） サラシミツロウ（局）	ヨーロッパミツバチ *Apis mellifera* L. トウヨウミツバチ *A. indica* Radoszkowski	巣から集めた蝋を精製したもの，サラシミツロウはミツロウを漂白したもの	解毒，消腫
ユウタン 熊胆（局）	ヒグマ *Ursus arctos* L. その他近縁動物	胆汁を乾燥したもの	鎮痙，強心，解毒，苦味健胃
リュウコツ 竜骨（局）	大型哺乳動物	化石化した骨	鎮静
ジリュウ 地竜	ミミズの仲間 *Pheretima aspergillum* Perrier その他近縁動物	内部を除いたもの	解熱
ジャコウ 麝香	ジャコウジカ *Moschus moschiferus* L.	ジャコウ腺分泌物	興奮，強心，鎮痙，鎮静
センタイ 蝉退	スジアカクマゼミ *Cryptotympana pustulata* Fabricius その他近縁動物	幼虫のぬけがら	止痒，鎮痙，透疹
ロクジョウ 鹿茸	シカ *Cervus nippon* Temminck アカジカ *C. elaphus* L.	雄の幼角	強壮，強精

3 生薬の成分

　生薬が様々な生物活性を示すのは多様な成分が含有されるからである．また，生薬はそのままで医薬品として用いられるほか，その含有成分が医薬品として，また医薬品の製造原料として，さらに香粧品，食品工業，農薬など多方面に利用されている．生薬の成分には，動植物に普遍的に含有されるアミノ酸，糖質，脂質，核酸，タンパク質などの成分と，糖質の代謝産物やアミノ酸から生産されるアルカロイド，テルペノイド，フラボノイドなど多様な構造の成分とがあり，前者を一次代謝産物，後者を二次代謝産物と区別する．二次代謝産物は動植物の属する科，属，種によって特異的なものも多く，これらが生薬それぞれの有効成分となっていることから，含有される二次代謝産物の化学構造を理解することが必要である．

　生薬成分の分類にはいくつかの方法があり，生合成経路による分類と化学構造による分類とがよく用いられている．生合成ルートによる分類は生薬成分を大きく分類するもので，それらをさらに細分化した化学構造による分類を理解する必要がある．一方，化学構造の特徴，違いを理解するためには生合成ルートによる分類を学習する必要があり，どちらの理解も重要である．本節では，化学構造による分類を主とし，それに生合成的解説を加える形で，生薬成分を概説する．次いで，化合物の性質に基づいて総称されてきた精油，サポニン，タンニンなどの化合物群についても述べる．

3.1 フェニルプロパノイド系化合物

　芳香環（C_6）に n-プロピル基（C_3）が結合した構造（C_6-C_3）を基本骨格とする化合物群をいう．フェニルアラニンやチロシンを前駆物質として生合成される．C_6-C_3 単位のみの化合物は狭義のフェニルプロパノイド，C_3 部分が C_6 のフェノール性水酸基とラクトン環を形成した化合物をクマリン，C_6-C_3 単位が 2〜4 個縮合した化合物をリグナン，さらに重合した高分子化合物をリグニンという．また，C_3 部分の酸化的側鎖短縮により生成する C_6-C_1 化合物などもフェニルプロパノイドとして扱われる．

（1） C_6-C_3 単位のみのフェニルプロパノイド

　C_3 部分の末端がカルボン酸の化合物が最初に生合成されるが，さらにそれらが還元されアルデヒド，アルコール，オレフィンになった化合物等がある．C_3 部分がアルデヒド，オレフィンの構造を有するシンナムアルデヒド（ケイヒアルデヒド）cinnamaldehyde〔ケイヒ（クスノキ科）〕，オイゲノール eugenol〔チョウジ（フトモモ科）〕，アネトール anethole〔ウイキョウ（セ

cinnamaldehyde   eugenol   anethole

cinnamic acid

p-coumaric acid　　R = H
caffeic acid　　　　R = OH
ferulic acid　　　　R = OCH₃

coniferyl alcohol　R = H
synapyl alcohol　　R = OCH₃

chlorogenic acid   rosmarinic acid

リ科）〕は精油（2.2.6(1) 精油の項を参照）として含有される化合物である．

　カルボン酸類には，ケイヒ酸 cinnamic acid，p-クマル酸 p-coumaric acid，カフェ酸 caffeic acid，フェルラ酸 ferulic acid などがあり，特にカフェ酸は果物に広く分布するクロロゲン酸 chlorogenic acid や，シソ科植物に広く分布するロズマリン酸 rosmarinic acid 〔ソヨウ（シソ科）〕などのカフェタンニンの構成酸である．アルコール類の，コニフェリルアルコール coniferyl alcohol，シナピルアルコール synapyl alcohol は，後述のリグナン，リグニンの構成単位となる化合物である．

（2） C_6-C_1 化合物

　バニリン vanillin 〔バニラ（ラン科）〕，安息香酸 benzoic acid 〔アンソッコウ（エゴノキ科）〕，没食子酸 gallic acid などがある．没食子酸はタンニン酸〔ゴバイシ（ウルシ科），モッショクシ（ブナ科）〕の構成酸であるが，デヒドロシキミ酸から直接生合成される C_6-C_1 化合物である．

vanillin   benzoic acid   gallic acid

（3） クマリン

　クマリンは高等植物界に広く分布する化合物で，特にセリ科，ミカン科，マメ科，キク科などに多く見られる化合物である．紫外線照射により青色〜青紫色または黄白色〜橙色の蛍光を発する性質が化合物の検出に利用される．天然には，クマリン骨格のみからなる単純クマリン類と

scopletin

osthol

psoralen

visnadin

dicoumarol

してスコポレチン scopoletin〔ロートコン（ナス科）〕，プレニル基が結合したプレニルクマリン類としてオストール osthol〔ジャショウシ（セリ科）〕，プレニル基の酸化，閉環により生じるフラノクマリン（またはフロクマリン）類としてプソラレン psoralen〔ボウフウ（セリ科）〕，ピラノクマリン類としてビスナジン visnadin〔アンミ（セリ科）〕，2 量体構造を有するビクマリン類としてジクマロール dicoumarol〔発酵したムラサキウマゴヤシなど（マメ科）〕などが存在する．

（4） リグナン

C_6-C_3 単位が一電子酸化により生じるラジカルの非局在化が起こり，共鳴構造体同士が縮合した化合物をリグナンという．側鎖の β 位にラジカルが安定化した共鳴構造体同士が縮合した構造のものをリグナンと呼び，それ以外の縮合体をネオリグナンと呼ぶ．

代表的なリグナンは，ポドフィロトキシン podophyllotoxin〔ポドフィルム（メギ科）〕，セサミン sesamin，セサモリン sesamolin〔ゴマ油（ゴマ科）〕，ゴミシン A gomisin A〔ゴミシ（マツブサ科）〕などがある．またネオリグナンの例として，マグノロール magnolol〔コウボク（モクレン科）〕，リソスペルマ酸 B lithospermic acid B〔タンジン（シソ科）〕などがある．

podophyllotoxin

sesamin

sesamolin

gomisin A　　　　magnolol　　　　lithospermic acid B

3.2 キノン類

キノン類は天然に分布する色素で，動植物および微生物代謝産物である．化学構造により，ベンゾキノン，ナフトキノン，アントラキノンに分類される．酢酸（C_2）ユニットに由来するβ-ポリケトメチレンを前駆物質するキノン類が多い．

（1）ベンゾキノン

植物，動物に分布するベンゾキノン類としては，ユビキノン類，プラストキノン類，トコフェロール tocopherol などがある．

（2）ナフトキノン

ビタミン K，シコニン shikonin〔シコン（ムラサキ科）〕などがある．

shikonin

（3）アントラキノン

アントラキノン類には，ポリケチド由来のものとシキミ酸を前駆物質とするものとが存在し，前者はタデ科〔ダイオウ，カシュウ〕，マメ科〔センナ，ケツメイシ〕，ユリ科〔アロエ〕，クロウメモドキ科に，後者はアカネ科，ノウゼンカズラ科に分布する．ポリケチド由来のアントラキノンは，C_{14}（$C_2 \times 7$）のポリケチド中間体から生合成され，レイン rhein，アロエエモジン aloe-emodin〔ダイオウ（タデ科），センナ（マメ科）〕などがある．一方，シキミ酸を前駆物質とするアントラキノンとしてはアリザリン alizarin〔アカネ根（アカネ科）〕が代表的な化合物である．また，アントロンを基本構造とするバルバロイン barbaloin〔アロエ（ユリ科）〕および

ビアントロンを基本構造とするセンノシド sennoside A, B〔ダイオウ（タデ科），センナ（マメ科）〕もアントラキノンと同じ C_{14} のポリケチドを前駆物質として生合成される化合物である．

aloe-emodin　　R = CH$_2$OH
rhein　　　　　R = COOH

alizarin

barbaloin

sennoside A　　10-10′ : *threo*
sennoside B　　10-10′ : *erythro*

3.3　フラボノイド

　フラボノイド flavonoids は，2個のベンゼン環（C_6；A, B環）が C_3 を介して結合した C_6-C_3-C_6 の基本構造を持った化合物である．高等植物に広く分布する化合物で，結晶性で黄色を呈するものが多い．ラテン語で "*flavus*" は黄色を意味する．B環の C_6 と C_3 はシキミ酸経路により，またA環の C_6 は酢酸-マロン酸経路により生合成される．したがって，A環の 5, 7 位，B環の 4′ 位に酸素官能基を有することが多い．C環の構造により，フラボン，フラボノール，フラバノン，フラバノノールの基本構造がある．また，B環が3位に転位したイソフラボンが代表的なフラボン類の基本構造である．アントシアニジン類，カテキン類（フラバン-3-オール類）も類似の基本構造を有し同じ経路により生合成されることから，広義の分類では，これらも含むことがある．それぞれの基本構造を有する代表的な生薬成分には以下のような化合物がある．

　フラボン：バイカリン baicalin〔オウゴン（シソ科）〕
　フラボノール：ムルチフロリン A multiflorin A〔エイジツ（バラ科）〕
　フラバノン：ヘスペリジン hesperidin〔チンピ，キジツ（ミカン科）〕，ナリンギン naringin
　　　　　　　〔トウヒ（ミカン科）〕
　イソフラボン：ダイゼイン daidzein〔カッコン（マメ科）〕
　フラバン-3-オール：カテキン （+）-catechin〔アセンヤク（アカネ科）〕

baicalin

multiflorin A

	R_1	R_2	R_3
hesperidin	-Glc-^{6}Rha	OH	CH_3
naringin	-Glc-^{2}Rha	H	H

daidzein

(+)-catechin

3.4　テルペノイド・ステロイド

　テルペノイドは，イソプレン単位（C_5）が複数個縮合して生成する化合物群を指す総称であり，構成するイソプレン単位の個数によりモノテルペン（C_{10}），セスキテルペン（C_{15}），ジテルペン（C_{20}），セスタテルペン（C_{25}），トリテルペン（C_{30}）およびテトラテルペン（カロテノイド）（C_{40}）に分類される．これらの化合物はイソプレン単位が頭と尾（head-to-tail）で規則的な縮合をしており，この規則的な縮合はイソプレン則といわれる．また，ステロイドは，トリテルペンのラノステロール lanosterol またはシクロアルテノール cycloartenol の C4 位の 2 個のメチル基と 14 位のメチル基が脱離することにより生成する化合物群である．ステロイドは生合成的にトリテルペノイドと深く関わっており，ステロイドを含めてイソプレノイドと総称する．低分子で揮発性のモノテルペンやセスキテルペンは，植物の芳香性成分である精油（2.2.6(1)精油の項を参照）として含有されている．また，イソプレン単位がさらに高度に重合した高分子化合物は，天然ゴムとして存在している．

head　　tail
isoprene

（1）　モノテルペン

　イソプレンが 2 個縮合したゲラニル 2 リン酸を前駆物質として生合成される C_{10} の化合物．芳香を有する精油類として含有される化合物が多く，メントール（－）-menthol〔ハッカ（シソ科）〕，リモネン（+）-limonene〔チンピ（ミカン科）〕，カンフル（+）-camphor〔ショウノウ

〔クスノキ科〕〕がその例である．またペオニフロリン paeoniflorin〔シャクヤク（ボタン科）〕のように配糖体として存在する成分もある．イリドイド，さらにその環開裂により生成するセコイリドイドもモノテルペンの1種であるが，これらはゲラニオールを前駆物質として生合成される．配糖体として存在するものが多く，イリドイド配糖体の例としてゲニポシド geniposide〔サンシシ（アカネ科）〕がある．またセコイリドイド配糖体のゲンチオピクロシド gentiopicroside〔ゲンチアナ，リュウタン（リンドウ科）〕，スウェルチアマリン swertiamarin〔センブリ（リンドウ科）〕は生薬の苦味成分として含有されている．また，セコロガニン secologanin は，インドールアルカロイドの生合成に関与する化合物として重要である．

(−)-menthol　　(+)-limonene　　(+)-camphor　　paeoniflorin

geniposide　　gentiopicroside　　swertiamarin　　secologanin

（2）セスキテルペン

イソプレンが3個縮合したファルネシル2リン酸を前駆物質として生合成される C_{15} の化合物．ビサボレン (−)-α-bisabolene，ジンギベレン (−)-zingiberene〔ショウキョウ（ショウガ科）〕，アトラクチロン atractylon〔ビャクジュツ（キク科）〕，β-オイデスモール β-eudesmol〔ソウジュツ（キク科）〕は精油として生薬に含有される化合物である．また，α-サントニン α-santonin〔シナ（キク科）〕のように，ラクトン構造を有するセスキテルペンラクトンは生物活性を示すものが多い．

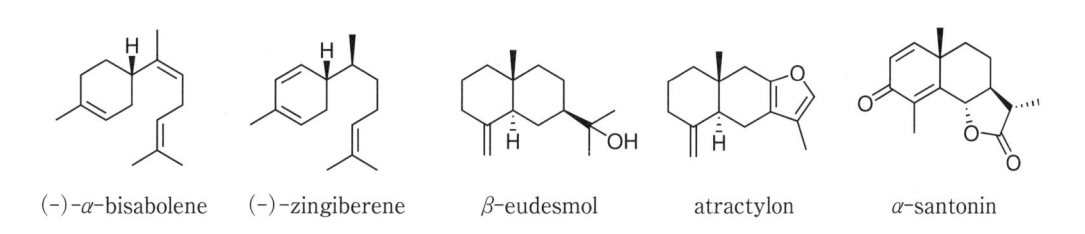

(−)-α-bisabolene　　(−)-zingiberene　　β-eudesmol　　atractylon　　α-santonin

（3）ジテルペン

イソプレンが4個縮合したゲラニルゲラニル2リン酸を前駆物質として生合成される C_{20} の化合物．甘味成分のステビオシド stevioside，植物成長ホルモンのジベレリン gibberellin A_1，抗

腫瘍剤のパクリタキセル paclitaxel（taxol®），発がんプロモーター作用を示す TPA（12-O-tetradecanoylphorbol-13-acetate）など，生物活性を示す多くの成分が知られる．

stevioside　　　　gibberellin A$_1$　　　　paclitaxel（taxol）

TPA（12-O-tetradecanoylphorbol-13-acetate）

（4）トリテルペン

イソプレンが6単位からなる化合物群で，ファルネシル2リン酸2分子が tail to tail で縮合して生成するスクワレンを前駆物質とし，その環化反応により種々の骨格の化合物が生成される．遊離型または配糖体（サポニン）として生薬に含有されている．遊離型のトリテルペンとしては，アリソール alisol〔タクシャ（オモダカ科）〕やエブリコ酸 ebricoic acid〔ブクリョウ（サルノコシカケ科）〕などがある．配糖体はサポニンの項参照．

alisol A　　　　ebricoic acid

（5）カロテノイド

イソプレン8単位からなる化合物群で，β-カロテンに代表される植物の色素成分である．カプサンチン capsanthin はトウガラシ（ナス科）の赤色色素として含有される．また，カロテノイド配糖体が光により分解されて生成するクロシン crocin は，サフラン（アヤメ科），サンシシ（アカネ科）に含有される黄色色素である．

crocin

(6) ステロイド

トリテルペンと同様，スクワレンを前駆物質として生合成される．ブクリョウ，チョレイ（サルノコシカケ科）に含有されるエルゴステロール ergosterol，ゴオウに含有されるコール酸 cholic acid なども各種植物にステロールとして含有されている．また，ユリ科，ヤマノイモ科植物に分布するステロイド配糖体はサポニン類である（ステロイド配糖体はサポニンの項参照）．また，ジギタリス，ケジギタリス（ゴマノハグサ科）に含有されるステロイド配糖体のジギトキシン digitoxin，ジゴキシン digoxin は強心作用を有し，強心配糖体とも呼ばれる．

ergosterol

cholic acid

digitoxin　R = H
digoxin　R = OH

3.5　アルカロイド

アルカロイドの名称は塩基性（alkali）が語源であり，はじめ塩基性植物成分につけられたが，動植物に含有される含窒素化合物を総称する名称となっている．アルカロイドを含む生薬は，アルカロイド含有生薬といわれることもある．アルカロイドの構造は多様であり，種々の構造の化合物が存在する．その分類には各種あり，基本構造による分類や生合成前駆物質となるアミノ酸によって分類する方法などがある．本節では，それらを基本構造によってその構造を分類し，その生合成を概説する．

(1) トロパンアルカロイド

トロパン環を分子中に有するアルカロイドで，脂肪族アミノ酸のオルニチンと2分子の酢酸ユニットからその基本構造は生合成される．ヒヨスチアミン（−）-hyoscyamine，スコポラミン scopolamine がその代表例であり，これらの成分はナス科植物のロートコン，ヒヨス，ダツラ，ベラドンナなどに含有される．ヒヨスチアミンは，トロパ酸部分が容易にラセミ化しラセミ体混

合物となる．これが医薬品として使用されるアトロピンである．コカイン cocaine〔コカ（コカノキ科）〕も同じ基本構造を有する医薬品である．

(−)-hyoscyamine　　　(−)-scopolamine　　　cocaine

（2）フェネチルアミンアルカロイド

C_6-C_2-N の基本構造を有するアルカロイドで，エフェドリン（−)-ephedrine〔マオウ（マオウ科）〕やシネフリン（−)-synephrine〔チンピ，キジツ（ミカン科）〕などの例がある．チロシンを前駆物質とするシネフリンの窒素原子はアミノ酸に由来する．一方，エフェドリンはフェニルアラニンを前駆物質とするが，その窒素原子はフェニルアラニンに由来せず，アミノ基転位反応により導入される窒素である．

(−)-ephedrine　　　(−)-synephrine

（3）イソキノリンアルカロイド

ベンジルイソキノリン骨格を基本構造とするものが多く，これらはチロシン 2 分子から生合成される．ベルベリン berberine〔オウバク（ミカン科），オウレン（キンポウゲ科）〕，モルヒネ morphine，コデイン codeine，ノスカピン noscapine，パパベリン papaverine〔アヘン（ケシ科）〕，ツボクラリン（+)-tubocurarine〔クラーレ（ツヅラフジ科）〕など，医薬品として利用されている化合物が多く存在する．また，エメチン emetine〔トコン（アカネ科）〕は，チロシンとセコロガニンから生合成されるイソキノリンアルカロイドである．

berberine　　　morphine R = H　　　noscapine　　　papaverine
　　　　　　　codeine   R = CH_3

(+)-tubocurarine　　　　　　　emetine

(4) インドールアルカロイド

　インドールアミノ酸のトリプトファンを前駆物質とするアルカロイドであり，種々の生物活性を示し，医薬品として使用されている化合物が多い．トリプトファンのみを前駆物質とするインドールアルカロイドとして，ブフォテニン bufotenine〔センソ（ヒキガエル科）〕，フィゾスチグミン physostigmine〔カラバルマメ（マメ科）〕などがある．また，アジマリン ajmarine，レセルピン reserpine〔ラウオルフィア（キョウチクトウ科）〕，ビンクリスチン vincristine，ビンブラスチン vinblastin〔ニチニチソウ（キョウチクトウ科）〕などは，トリプトファンとセコロガニンから生合成されるインドールアルカロイドで，テルペノイドインドールアルカロイドとも呼ばれる．エルゴタミン ergotamine，エルゴメトリン ergometrine〔バッカク（バッカクキン科）〕は，トリプトファンとイソプレンから生合成される．

bufotenine　　　　　　　physostigmine

ajmarine

reserpine

vincristine R = CHO
vinblastin   R = CH$_3$

ergotamine

ergometrine

(5) キノリンアルカロイド

キニーネ quinine, キニジン quinidine〔キナ（アカネ科）〕がその例である．前述のテルペノイドインドールアルカロイドと同様, トリプトファンとセコロガニンを前駆物質とする点, 生合成的に共通している．

quinine

quinidine

(6) テルペノイドアルカロイド

メバロン酸経路の代謝産物にアミノ基転位により窒素原子が導入されたアルカロイド類である．代表的なテルペノイドアルカロイドは, トリカブト（キンポウゲ科）に含有されるジテルペンアルカロイドのアコニチン aconitine である．

aconitine

3.6 生薬含有成分の性質による総称

(1) 精 油

揮発性の特異な香りを有する植物成分を精油 essential oil といい，低極性の油状物質であり，水蒸気蒸留により抽出することができる．芳香族系化合物（主にフェニルプロパノイド：シンナムアルデヒド，オイゲノール，アネトール），テルペノイド系化合物〔モノテルペン：(−)-メントール，(+)-リモネン，(+)-カンファー，セスキテルペン：(−)-ジンギベレン，β-オイデスモール，アトラクチロン〕が多い．その他，フタリド系化合物がトウキ（リグスチリド ligustilide），センキュウ（クニジリド cnidilide）（セリ科）に精油として含有される．生薬の芳香性健胃作用，抗炎症作用，抗菌作用に寄与している化合物群が多い．精油を含む生薬は精油含有生薬といわれることもある．

芳香を有するものは，食品，香粧品の香料や医薬品の矯味矯臭薬として利用される．また，殺菌作用を有するものも多く，食品，香粧品の保存料や日用品の抗菌加工成分として利用されるものもある．

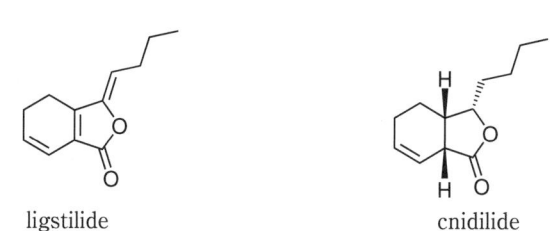

ligstilide

cnidilide

(2) サポニン

sapo はラテン語の石けんを意味する言葉で，水と振り混ぜると石けん様の持続性の泡を生じる性質（起泡性）を示す植物成分を総称してサポニンという．サポニンを多く含有する生薬は，サポニン含有生薬といわれることもある．サポニンはトリテルペンあるいはステロイドに複数の糖が結合した構造をしており，酸または酵素による加水分解により非糖部（アグリコンあるいはサポゲニン）と糖を生じる．生じるアグリコンの構造により，トリテルペノイドサポニンとステロイドサポニンに大別される．アグリコンのトリテルペンやステロイドは疎水性であり，糖部は

親水性であることから界面活性作用を有するため起泡性を示すほか,溶血性や魚毒作用を示す.トリテルペノイドサポニンは,特にウコギ科〔ニンジン(ギンセノシドRb_1),チクセツニンジン〕,マメ科〔カンゾウ(グリチルリチン酸),オウギ(アストラガロシド astragaloside I),カッコン(クズサポニン $kudzusaponin A_1$)〕,キキョウ科〔キキョウ(プラチコディン platycodin A)〕,ヒメハギ科〔オンジ(オンジサポニン onjisaponin E),セネガ〕など,双子葉植物に広く分布する.

一方,ステロイドサポニンは,ユリ科〔チモ(チモサポニン timosaponin A-I),バクモンドウ(オフィオポゴニン ophiopogonin A),サンキライ〕,ヤマノイモ科など,単子葉植物に多く見いだされる.サポニン含有生薬は鎮咳,去痰作用を目的に利用されるほか,抗炎症,抗潰瘍,抗アレルギー作用等を示す.

ginsenoside Rb_1

glycyrrhizic acid

platycodin A

ophiopogonin A

(3) タンニン

タンニンは植物ポリフェノールの一種で,古くは皮をなめす(鞣皮,tan)ために用いられてきた植物成分に与えられた名称である.タンパク質や金属イオン,アルカロイド等の塩基性物質と結合し,水に難溶〜不溶の沈殿を生じる.タンニンは種子植物から藻類にまで極めて広く分布しており,ブナ科〔モッショクシ〕,ウルシ科〔ゴバイシ〕,フウロソウ科〔ゲンノショウコ〕,フトモモ科〔チョウジ〕など多くの科の植物に含有される.タンニンは,鞣皮のほかに,染色,インキの製造,医薬品などに利用される.

その化学的性状から,糖または環状多価アルコールにフェノールカルボン酸がエステル結合した加水分解型タンニンとフラバン-3-オールが重合した縮合型タンニン(プロアントシアニジン)に大別される.加水分解型タンニンは,酸,酵素による加水分解により生成するフェノールカルボン酸が没食子酸のみのものをガロタンニン,エラグ酸 ellagic acid が生成するエラジタンニンに分類される.ガロタンニン含有生薬の代表例は,タンニン酸製造原料となるゴバイシ(ウルシ

科），エラジタンニン含有生薬の代表例は，ゲンノショウコ（ゲラニイン geraniin）（フウロソウ科）である．一方，プロアントシアニジンを含有する生薬には，ケイヒ（クスノキ科），ダイオウ（タデ科），マオウ（マオウ科）など多数の生薬に含有されており，その構成ユニットとなるフラバン-3-オール類は，アセンヤク（アカネ科）やチャ（ツバキ科）に多量に含有されている．

$l + m + n = 0〜7$

G: galloyl

G—G: *m*- or *p*-digalloyl
（デプシド結合した galloyl 基）

ゴバイシのガロタンニン

geraniin

ゲンノショウコのエラジタンニン

	R₁	R₂
(−)-epicatechin	H	H
(−)-epigallocatechin	H	OH
(−)-epicatechin 3-*O*-gallate	G	H
(−)-epigallocatechin 3-*O*-gallate	G	OH

チャのフラバン-3-オール類

rhatannin I R = ⋯O—G
rhatannin II R = ◂OH

ダイオウのプロアントシアニジン

4 生薬の薬理作用

4.1 生薬の薬理作用と薬効

4.1.1 はじめに

　生薬の薬理作用について考える時に注意しなくてはならないことは，それが「生薬としての薬効」をさすものか，生薬に含有される「成分の薬理作用」をさすものかを明確に区別する必要があるということである．生薬の薬効とは，基本的に伝承的解釈を意味し，その生薬に含有される成分の薬理作用と一致しないことも多い．これは，特に漢方医学での薬効の考え方が，西洋医学（現代の薬理学）とは大きく異なっていることに起因しており，両者の違いを理解しておくことが生薬の薬理作用を正確に理解することにつながる．本章では，これらの点を考慮し，伝承薬物としての生薬の薬効（漢方医学的解釈と民間薬としての役割）（4.1.2），現代医薬品としての生薬成分とその薬理作用（4.1.3）に分けて，生薬の薬理作用を解説する．

4.1.2 生薬の薬効別分類

　局方収載の代表的な生薬について，第十五改正日本薬局方解説書（廣川書店）附録5，6を参考に薬効別に分類した．このような分類でまとめることは，生薬配合医薬品の作用の理解や副作用などの予測に欠かせないものである．また，生薬は複数の成分を含有するためにその薬効が一つとは限らないこと．さらに，明確に薬効を証明できないものも多いことも知っておかなければならない．

1. 呼吸器官用薬
    1-1　鎮咳去痰薬：マオウ
    1-2　去痰薬：セネガ，オンジ，カンゾウ，キキョウ，キョウニン，シャゼンシ，シャゼンソウ，トコン
    1-3　その他，鎮咳去痰作用を示す生薬：バクモンドウ，ビワヨウ
2. 循環器用薬
    2-1　強心薬：ジギタリス，センソ
    2-2　血圧降下作用を示す生薬：チョウトウコウ，トチュウ
3. 消化器官用薬

 3-1 制酸薬：ボレイ
 3-2 健胃薬：アロエ，オウゴン，オウバク，オウレン，ガジュツ，キジツ，コウジン，コウボク，ゴシュユ，コロンボ，シュクシャ，ショウキョウ，ソウジュツ，ソヨウ，ダイオウ，チクセツニンジン，チンピ，トウガラシ，ニンジン，ビャクジュツ，モッコウ，ヤクチ

  （苦味健胃薬原料）ゲンチアナ，センブリ，ニガキ，ホミカ，ユウタン，リュウタン（ゲンチアナの代用として）

  （芳香性苦味健胃薬原料）サンショウ，トウヒ，コンズランゴ

  （芳香性健胃薬原料）ウイキョウ，ケイヒ，ショウズク，チョウジ油，ハッカ油

 3-3 消化薬：ユウタン
 3-4 整腸薬：アカメガシワ，アセンヤク，ケツメイシ，ゲンノショウコ
 3-5 止瀉薬：アセンヤク，オウバク，オウレン，クジン，ゲンノショウコ，コロンボ，センブリ
 3-6 鎮痛鎮痙薬：エンゴサク，カンゾウ，コウボク，シャクヤク，ベラドンナコン，ロートコン
 3-7 瀉下薬：アロエ，センナ，ダイオウ，エイジツ，ケンゴシ，ヒマシ油
 3-8 駆虫薬：マクリ，ビンロウジ，シナカ（成分：サントニン）

4．尿路・肛門用薬
 4-1 尿路消毒薬：ウワウルシ
 4-2 痔疾用薬：シコン

5．滋養強壮保健薬：コウジン，ジオウ，ニンジン，ハチミツ

6．皮膚粘膜用薬
 6-1 いぼ内服薬：ヨクイニン（内服）
 6-2 鎮痛，鎮痒，収れん，消炎薬：トウガラシ，ハッカ油（外用）
 6-3 局所刺激薬：トウガラシ（外用）
 6-4 局所収れん薬：オウバク（外用）

7．中枢神経系作用薬
 7-1 麻薬性鎮痛薬，麻薬性鎮咳薬，麻薬性止瀉薬：アヘン末
 7-2 非麻薬性の鎮痛作用を示す生薬：ボウイ，ブシ，ホミカ

8．平滑筋作用薬
 8-1 鎮痙薬：アヘン末，ベラドンナコン，ロートコン

9．解毒薬：トコンシロップ（催吐作用）

10．肝臓保護作用を示す生薬：サイコ，インチンコウ，ゴミシ，ウコン

11．利尿作用を示す生薬：シャゼンシ，シャゼンソウ，ボウコン，キササゲ，モクツウ，カゴソウ，レンセンソウ

4.1.3 現代医薬品としての生薬成分とその薬理作用

現代医学において，医薬品として使用される化合物の中には，生薬由来の成分が少なくない．本項では，本書各論に収載されている生薬の成分のうち，日本薬局方（以下，局方）に収載されている医薬品について列挙する．

（1） アトロピン atropine，スコポラミン scopolamine

ナス科植物を基原とするベラドンナコン，ロートコン（各論 p. 180）に含有されるトロパン型アルカロイド．アトロピン硫酸塩およびスコポラミン臭化水素酸塩として局方に収載．代表的な副交感神経遮断薬であり，その作用は，副交感神経のムスカリン受容体の働きを競合的に阻害することによる．胃腸の痙攣性疼痛や副交感神経性徐脈，副交感神経性房室伝導障害などに用いられている．また，原料生薬のエキス（ベラドンナエキス，ロートエキス）も医薬品成分として用いられており，いずれもムスカリン受容体の遮断による効果を期待したものである．ベラドンナコン，ロートコンは，漢方薬として用いられることはない．

atropine   scopolamine

（2） アヘンアルカロイド類

ケシの未熟果実から得られるアヘン（各論 p. 146）には，様々な医薬品として使用されるアルカロイドが含有される．それぞれについて，以下に列挙する．アヘンは，漢方薬としては用いられることはない．

1）コデイン codeine

モルヒネ型ベンジルイソキノリンアルカロイドで，コデインリン酸塩水和物，コデインリン酸塩散1％，コデインリン酸塩散10％として局方に収載．麻薬指定．作用は後述のモルヒネに準ずるが，鎮痛作用をはじめとするモルヒネ様作用は約 1/10 と弱く麻薬性も低いことから，鎮痛薬としてよりも中枢性の鎮咳薬として用いられることが多い．

2）ノスカピン noscapine

フタリドイソキノリン型アルカロイドで，ノスカピン塩酸塩水和物として局方に収載．非麻薬性．強力な中枢性鎮咳薬として用いられる．

3）パパベリン papaverine

ベンジルイソキノリン型アルカロイドで，パパベリン塩酸塩として局方に収載．非麻薬性で中枢作用は全く示さない．非特異的な平滑筋弛緩薬に分類され，血管拡張薬として使われている．

4）モルヒネ morphine

代表的アヘンアルカロイドで（アヘンに約10％程度含有），モルヒネ型と呼ばれる特徴的なベンジルイソキノリン骨格を有する．モルヒネ塩酸塩水和物として局方に収載．モルヒネは，中枢

のオピオイド受容体（特にμ受容体）を刺激することで，強力な鎮痛作用を示す（中枢性鎮痛薬）．一方で，情緒変調や精神混濁などを引き起こし，繰り返して使用することで身体的および精神的依存を生じることから麻薬指定されている．臨床では，末期癌患者の疼痛コントロールなど，強い痛みに対する鎮痛薬として用いられる．

morphine : R = H
codeine : R = CH₃

noscapine

papaverine

（3） エフェドリン ephedrine

マオウ科植物を基原とするマオウ（麻黄）（各論 p. 132）に含有されるアルカロイド．エフェドリン塩酸塩として局方に収載．交感神経興奮作用を有し，その作用は，主にアドレナリン作動性β受容体を刺激することによる．これとは別に，直接的な中枢興奮作用も有している．β受容体刺激作用に基づいた気管支拡張作用（喘息症状の緩和）や中枢興奮作用に基づいた発汗解熱作用を期待して，多くのかぜ薬に配合されている．マオウは，漢方薬にも汎用される生薬で，その薬効は漢方医学においても「発汗，解熱，咳，喘息に用いる．」とあり，現代の薬理学的解釈と漢方医学での薬効解釈がよく一致する好例である．

(−)-ephedrine

（4） カイニン酸 kainic acid

海草の一種，紅藻を基原とするマクリ（各論 p. 131）に含有されるアミノ酸の一種．回虫の運動を麻痺させる作用があることから，下剤と共に服用して駆虫薬として用いられている．また，カイニン酸は，グルタミン酸受容体の一種であるカイニン酸受容体の代表的リガンドで，カイニン酸受容体に結合することで神経興奮作用を示す．この作用を有することから，神経薬理学分野で研究にもよく用いられている．後述するサントニンと合剤のカイニン酸・サントニン散も局方収載医薬品である．

α-kainic acid

（5） サントニン santonin

シナ花（各論 p. 187）に含有されるオイデスマン eudesmane 型セスキテルペノイド．日本では，ミブ（壬生）ヨモギが製造原料植物となっている．サントニンは，回虫駆除薬として用いられる．シナ花，ミブヨモギは，漢方薬として用いられることはない．

α-santonin

（6） ベルベリン berberine

オウレン（各論 p. 139）やオウバク（各論 p. 157）に含有される四級アルカロイド．ベルベリン塩化物水和物として局方に収載．極めて強い苦味を有することから，苦味健胃整腸薬として用いられる．他に抗菌，抗炎症，止瀉，緩下作用なども有していることが報告されており，これらの作用は，苦味健胃整腸薬としての用途に合致する．一方，オウレンは，漢方では「血」にこもった熱を取り去る「清熱薬」としてよく用いられるが，この概念には上述のベルベリンの薬理作用で説明可能な部分と不可能な部分があり，解釈が難しい．

berberine

（7） メントール menthol

ハッカ（各論 p. 178）に含まれる環状モノテルペン．*l*-メントールとして局方に収載．皮膚や粘膜に対して冷感作用や弱い麻酔作用があることから，制痒作用，鎮痛作用を期待して多くの塗布剤に配合されている．また，芳香性健胃作用を期待して多くの胃腸薬に配合されている．一方，ハッカは，漢方薬としても解熱，発汗などの作用を目的に，いくつかの処方に配合されている．

(−)-menthol

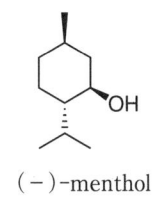

4.1.4 伝承薬物としての生薬の薬効

(1) 漢方医学における生薬の薬効

　漢方における生薬の薬効についての考え方は，西洋医学とは大きく異なっている．例えば，漢方では，病態を説明する時に「気，血，水」という独特の概念が用いられており，この三要素の体内循環が滞ることや，絶対量が過不足することが病態と定義することがある（「血」，「水」については，直接的に「血液」や「体内の水分」を表すものではない）．したがって，生薬の薬効を表現する際にも，これら三要素の体内循環を活発にしたり，絶対量を増減させる生薬という形で表現される．以下に，それぞれの要素の異常を改善する生薬という形で，数種の生薬の漢方医学的薬効を簡単に例示する．漢方では，基本的に生薬を単独で処方することはないので，ここに示す薬効は，あくまで分類と解釈したほうがよい．また，漢方医学における生薬の分類には「気，血，水」以外の概念も導入され，それらを含めて総合的に考えて使われていることも理解しておく必要がある．

［漢方生薬の薬効分類］
1. **発汗・解表薬**：発汗させることにより，表の邪を取り除く作用がある．急性熱病による悪寒，発熱，頭痛や蕁麻疹などの治療に用いられる．
　　主な生薬：ケイヒ，ショウキョウ，マオウ，カッコン，サイシン，ソヨウなど．
　　漢方処方：葛根湯，麻黄湯，小青竜湯，香蘇散
2. **排膿薬**：皮膚組織などの膿や，肺などの膿汁（痰）などの排泄を促進する．
　　主な生薬：キキョウ，ケイガイ，レンギョウ，ジュウヤクなど．
　　漢方処方：桔梗湯，荊芥連翹湯，十味敗毒湯
3. **駆瘀血薬**：微小循環障害と考えられる瘀血を改善する．月経異常や各種炎症などの治療に用いられる．
　　主な生薬：ボタンピ，トウニン，ダイオウ，センキュウ，コウカ，シャクヤク，トウキなど．
　　漢方処方：桃核承気湯，桂枝茯苓丸，当帰芍薬散
4. **補血薬**：血の不足を補う．貧血，低血圧，皮膚のかさつき，倦怠感などの治療に用いられる．
　　主な生薬：ジオウ，トウキ，シャクヤク，ガイヨウ，カシュウ，タンジン，アキョウなど．

漢方処方：四物湯，芎帰膠艾湯，十全大補湯

5. **補気薬**：気を産生する胃腸系を強め，気の不足を補う．元気がなく疲れやすいなど，食欲不振や倦怠感，免疫力低下の改善に用いられる．

　　主な生薬：ニンジン，オウギ，タイソウ，カンゾウ，サンヤクなど．

　　漢方処方：補中益気湯，四君子湯，小建中湯，黄耆建中湯

6. **行気薬**：気鬱を改善する．喉の違和感，頭重，抑うつの改善に用いられる．

　　主な生薬：コウボク，ハンゲ，コウブシ，キジツ，チンピ，モッコウなど．

　　漢方処方：半夏厚朴湯，香蘇散，女神散

7. **鎮静薬**：気逆を改善し，精神安定をはかる．冷え，のぼせ，動悸，頭痛，不安や焦燥感の改善に用いられる．

　　主な生薬：ケイシ，オウレン，ハンゲ，リュウコツ，ボレイ，ゴシュユ，サンソウニン，オンジなど．

　　漢方処方：桂枝甘草湯，苓桂甘棗湯，柴胡加竜骨牡蛎湯，酸棗仁湯，甘麦大棗湯

8. **利水薬**：水毒を取り除き，体液の偏在を改善する．浮腫，めまい，悪心，水様性下痢などの治療に用いられる．

　　主な生薬：ブクリョウ，ビャクジュツ，ソウジュツ，タクシャ，ブシ，ボウイ，マオウなど．

　　漢方処方：五苓散，猪苓湯，防已黄耆湯，真武湯，小青竜湯

9. **瀉下薬**

　　主な生薬：ダイオウ，ボウショウ，マシニンなど．

　　漢方処方：大黄甘草湯，桃核承気湯，麻子仁丸

10. **清熱薬**：熱性の疾患において，身体を冷やし，炎症などをおさえる．

　　主な生薬：セッコウ，チモ，サンシシ，オウレン，オウゴン，オウバク，クジン，リュウタンなど．

　　漢方処方：麻杏甘石湯，白虎加人参湯，黄連解毒湯

11. **温補薬**：陰の状態で，身体が冷えて，機能不全に陥ったものを改善する．

　　主な生薬：ブシ，カンキョウ，サンショウ，ゴシュユなど．

　　漢方処方：八味地黄丸，真武湯，牛車腎気丸，麻黄附子細辛湯，呉茱萸湯

（2）民間薬としての生薬の薬効

　漢方のような医学体系として明記されているものではないが，古来より伝承的に用いられる生薬も存在し，それらは一般的に民間薬として分類される．漢方薬が原則として2種類以上の生薬の組合せで構成され，それぞれの生薬の加工法や用量・用法が定められているのに対して，民間薬に分類される生薬は単独で用いられることが多く，用量・用法が定められていないものが多い．また，適用も，漢方のような複雑な診断のもとに行われるものではなく，便秘，腹痛などのように具体的かつ単純である．以下に，民間薬として用いられる代表的な生薬とその薬効について略記する．

アロエ：便秘
ウワウルシ：尿路感染，膀胱炎
熊笹：口内炎，口臭
ゲンノショウコ：腹痛，下痢
センナ：便秘
センブリ：腹痛，胃潰瘍

タラ木皮：高血糖
ドクダミ：便秘，腹痛
南天：咳止め
桃の葉（浴用）：かゆみ止め，あせも
ハトムギ：健胃薬，イボ取り
ヨモギ（塗布）：かゆみ止め

4.2 腸内細菌による代謝

　センナはインド，ヨーロッパなどで，ダイオウは中国，日本などで瀉下剤として古くから広く使われてきた重要な薬用植物である．センナの活性成分が，センノシドAなどセンノシド類と総称されるアントラキノン誘導体であることは早くから明らかにされていた．一方，ダイオウには種々のアントラキノン類やその配糖体の存在が知られていたが，最も重要な活性成分の本体が何かは，なかなか解明されなかった．綿密な研究の結果，その活性成分がセンナと同様のセンノシド類であることが明らかにされたのは，1974年であった．センナとダイオウが使用されてきた地域や経緯，また基原植物の科など全く異なっているのに活性成分が同じであったのは，とても興味深いことである．

　センノシド類は，動物実験でも経口投与で瀉下活性を示す．しかし静脈内投与では活性を示さない．また，あらかじめ抗生物質を投与した動物や無菌動物でも瀉下作用が現れない．このことは，センノシド類が活性本体ではなく，その代謝産物が真の活性本体であることを示唆しており，センノシド類はプロドラッグとして機能していると考えられる．そして真の活性成分は，センノシド類が腸内細菌によって代謝されて生じるレインアンスロンであることが明らかにされた．

　すなわち，センノシド類からグルコースが加水分解により脱離し，さらに2量体のアンスロンの炭素-炭素（C-C）結合が開裂してレインアンスロンが生成し，これが真の活性本体である．センノシド類のような分子量のかなり大きい配糖体は，胃などの消化管上部では吸収されない．胃酸により一部の糖が加水分解により脱離したとしても，きわめてわずかと考えられるし，炭素−

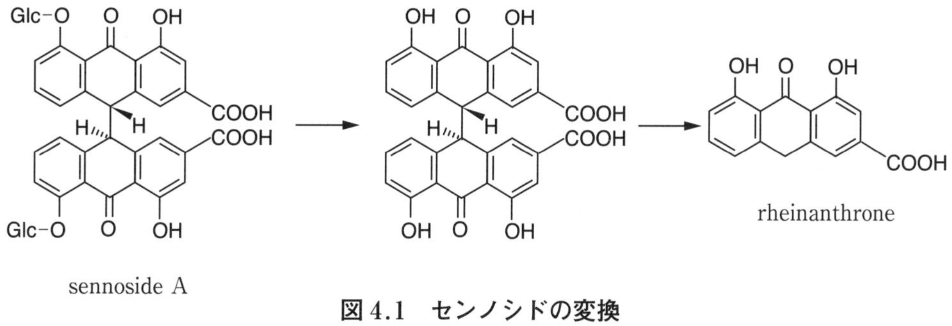

図4.1　センノシドの変換

炭素結合の開裂を伴う活性成分のレインアンスロンは生成しない．結局，センノシド類の大部分は消化管下部に運ばれ，そこで存在する嫌気性菌類によって代謝されてレインアンスロンに変換され，このレインアンスロンが瀉下活性を示す．レインアンスロンを直接経口投与すればよいのではないかと考えられるが，これは不安定な化合物であるので，経口投与では消化管下部に運ばれる前に，分解，吸収されてしまい活性を示さない．つまりセンノシド類のもつビアンスロン配糖体の構造が，効率よく作用点（大腸）に到達して真の活性物質に変わるという，プロドラッグとして極めて都合のよい構造を有していたことになる．

これらセンノシド類の変換には，ビフィズス菌やペプトストレプトコッカス *Peptostreptococcus* など種々の腸内細菌の共働作用が必要なことが明らかにされている．センノシド類のレインアンスロンへの変換においては，C-C 結合の開裂を伴っている点は重要である．通常の配糖体の加水分解は腸内細菌以外の働きによっても起こりうるが，C-C 結合の開裂は通常は起こりにくい反応で，他には知られていない．またダイオウやセンナはセンノシド類以外にも種々のアントラキノン配糖体を含むことが知られているが，これらも腸内細菌によりアンスロンに変換

表 4.1 腸内細菌により代謝され，真の活性成分になる例

生薬	プロドラッグ	活性成分	作用
アロエ	バルバロイン	アロエエモジンアンスロン	瀉下
亜麻子	セコイソラリシレジノール配糖体	エンテロジオール エンテロラクトン	女性ホルモン様作用
芍薬	ペオニフロリン	ペオニメタボリン	鎮痙
甘草	グリチルリチン酸	グリチルレチン酸	抗炎症
山梔子	ゲニポシド	ゲニピン	利胆
黄芩	バイカリン	バイカレイン	抗アレルギー
人参	ギンセノシド Rb_1	プロトパナキサジオール 20-O-グルコシド	抗腫瘍
紫根	シコニン	シコメタボリン A〜E	肉芽増殖
柴胡	サイコサポニン	サイコサポゲニン	抗炎症

barbaloin ⟹ aloe-emodin anthrone

secoisolariciresinol diglucoside ⟹ enterodiol ⟹ enterolactone

されることが明らかにされた．このように，植物中の配糖体が腸内細菌により代謝され，真の活性成分になる例は，近年の研究の進展に伴い明らかにされている．その例を表4.1に示す．

paeoniflorin ⇒ paeonimetabolin I
$R_1 = H, R_2 = Me$
$R_1 = Me, R_2 = H$

glycyrrhizic acid ⇒ glycyrrhetinic acid

geniposide ⇒ genipin

baicalin ⇒ baicalein

ginsenoside Rb_1 ⇒ (20S)-protopanaxadiol 20-O-glucoside shikonin ⇒ shikometabolin A

saikosaponin a ⇒ saikosapogenin

5　生薬の修治

5.1　修治は何故するのか

　我々の祖先は，自然界から偶然に見いだした薬を病気の治療に用いていたが，常に薬になる動植物が手に入るとは限らない．一方で，病気はいつ起こるとも限らない．そのためには，薬になる動植物をいつでも使用できるように確保しておく必要がある．その最も簡単な方法は，カビや虫が発生しないよう，また腐敗しないよう乾燥して生薬の形で保存することである．

　通常，生薬は生産地あるいは採集地で非薬用部分の除去や，輸送，貯蔵など流通保管中での変質を避けるために，乾燥や湯通しなどの簡単な加工処理が行われる（このような生産地などでの加工処理を，中国では制法と呼んでいる）．

　これらの生薬をさらに二次的加工処理を行うことがある．この加工処理をわが国では修治（中国では炮製，炮炙などという）と称し，漢方専門病院や薬局などの医療現場で治療上の必要性から施される．

　修治は，古くは「神農本草経」，「黄帝内経」などに記載され，「傷寒論」，「金匱要略」（例：桂枝の「去皮」，甘草の「炙」や麻黄の「去節」など），さらには「本草綱目」などいろいろな書物に修治の例が数多く記されている．さらには，このような修治に関する知見を整理し集大成した中国の専門書に「雷公炮炙論」，「炮炙大法」などがある．これらには，今日での制法（調製，加工）にあたる手法も記載されているが，多くが現代の修治の基礎となっている．

　近年の中国では「雷公炮炙論」を再評価する一方，「中国薬典（薬局方）」や「中薬炮製学（中薬学部統一教材）」などを編纂して，各地方のまちまちな修治法に基準設定がはかられている．

　わが国では曲直瀬道三の「炮炙撮要」，稲生若水の「炮炙全書」などの修治に関する専門書が著されているが，現代では生薬を特別な修治を施さずに使用することが多い．

5.2　修治の目的

　広義の修治の主な目的としては，以下に示す①～⑥の項目が挙げられる．

①　毒性や副作用の緩和
　大戟，甘遂，烏頭，附子などの毒性の強い生薬，あるいは半夏などの刺激性を有する生薬に適用される．麻黄の節の除去など副作用を抑える目的にも修治が行われる．

② 薬味・薬性の改変

薬物の性質を変えて緩和にする．同じ基原の薬用植物が異なる制法（調製，加工）あるいは修治を施され，薬性・薬能が異なる生薬が調製され，漢方では異なった用い方をする．

例　a) 地黄：生地黄（鮮地黄，乾地黄）（体を冷やす薬），熟地黄（体を温める薬）．
　　b) 何首烏（かしゅう）：本来の通便作用を薬能の改変で強壮作用にする．

③ 必要な作用の増強・改変

酒，塩，酢，蜜，油などを用いて生薬を修治して，作用の増強を計る．生薬を「炙（あぶ）る」という処理は薬物の血行促進作用を強める，塩炙（えんしゃ）（塩を加えて炙ること）は強精や体を潤す作用を強める，酢炙（酢を加えて炙る）は鎮痛，姜炙（きょうしゃ）（生姜を加えて炙る）は鎮吐・鎮咳，蜜炙は気力増加・鎮咳，油炙は強精の作用を付加ないし強めるとされる．出血を止める生薬では炒炭（焦げる程度まで炒る），下痢を止める生薬は炒め，それらの作用を増強する．

例　a) 炙甘草（しゃかんぞう）（皮付き甘草を炒る），密炙甘草（蜂蜜をまぶし炒る）などの甘草は補中益気に使用．皮付き甘草（甘草）：清熱解毒に使用．
　　b) 竜骨・牡蛎（ぼれい）・明礬（みょうばん）：収斂作用の増強．

④ 貯蔵

保管における害虫，カビ発生の防止．

⑤ 粉砕

溶解性の向上による薬効発現の効率化．

⑥ 洗浄

非薬用部の除去，不用部分の除去．

5.3　修治の方法

修治の基本操作は，次の3つの方法に大別される．

（1）一般的調製法

生薬中の雑物や非薬用部分を取り除いたり，使用に便利なように切削したりする．この方法は，ほぼすべての生薬に施される基本的な操作である．具体的には，一定の形態の片にする切断，薬研や臼による粉末化，すのこ，篩（ふるい）を用いて生薬中の泥土などの雑物を除く，などがある．

例えば，ボタンピの木本部の除去（心抜き），麻黄の節の除去，桃仁（とうにん）の種皮の除去，厚朴（こうぼく）のあら皮の除去などがこれにあたる．

（2）水を用いた処理

水洗，水浸により泥砂や夾雑物を除く．また，薬物に水分を染み込ませて柔らかくし，処理しやすくする．場合により，薬物を流水に入れて晒（さら）すか，多量の水を取り替えて晒す．

(3) 火による処理

蒸し焼きにする．瓦の上や鍋の中に置き，焦げないように，とろ火で乾燥させる（水蛭，虻虫の修治など）．鍋に入れ，かき混ぜながら炒る．また炒る程度も，水分を飛ばす程度から，ほとんど炭化させるまでがある．

さらに，炙は酒や酢，塩水，蜂蜜，生姜汁，油脂など液体の補料を用いて加熱等により薬物に浸透あるいは付着させる方法で，代表的なものに，甘草に蜂蜜を加えて炒って製する炙甘草がある．

5.4 主な生薬の修治

以上述べてきたように，作用の増強や改変のために用いられる修治技術は多種多様な方法があり，なぜ必要かなどの化学的説明が困難な場合もある．しかし，修治による成分の化学的変化についての検証は徐々に行われている．

(1) 人参と紅参

人参には，オタネニンジンの新鮮根をそのまま天日乾燥した生干人参，周皮や細根を除いて乾燥した白参（曲参，直参），軽く湯通しした後，天日乾燥した御種人参（湯通人参），蒸した後，加熱乾燥した紅参がある．

日本で生産される人参はほとんど紅参に調製され，輸出される．日本国内での消費はごくわずかである．紅参および御種人参（湯通人参）はオタネニンジンの根を腐らせずに早く乾燥させるため，あるいは虫害から守るために，周皮をつけたまま蒸すあるいは湯通しするという修治であり，本来は薬効を考えた加工ではない．日本では第15改正日本薬局方に，白参，生干人参，御種人参（湯通人参）はニンジン（Ginseng Radix）として，紅参はコウジン（Ginseng Radix Rubra）として収載されている．

白参と紅参について，修治による成分の変化は詳しく検討されている．白参にはマロニル基が結合したマロニルギンセノシド類 malonyl-ginsenosides 4種 Rb_1，Rb_2，Rc，Rd が存在し，紅参には修治により脱マロニル化およびサポニン糖部の部分加水分解が起こり，生成した新たなサポニン，ギンセノシド Rh_1，Rg_3，Rs などが存在する（図5.1）．また，紅参は特有成分として，ポリアセチレン化合物のパナキシトリオール panaxytriol を含むが，この化合物は，白参に含まれるパナキシノール panaxynol が修治により化学的変化を受け生成したと考えられる．

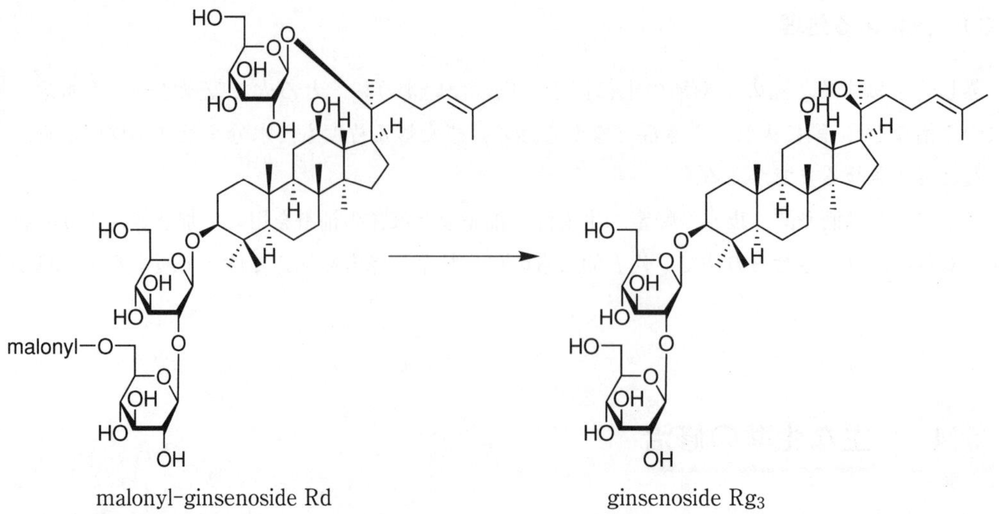

malonyl-ginsenoside Rd → ginsenoside Rg$_3$

malonyl : -COCH$_2$CHOOH

図 5.1　白参のマロニルギンセノシド類の修治による変化

（2）地黄と熟地黄

　第 15 改正日本薬局方には，地黄はアカヤジオウあるいはジオウの根またはそれを蒸したものとされている．中国ではジオウの新鮮な根を生地黄または鮮地黄と称し，冷暗所あるいは冷凍庫に保存し，身体を冷やす薬として止血，涼血に利用する．長期保存が難しく，日本では生地黄はほとんど使用せず，修治を行ったジオウを用いる．乾地黄は，新鮮なジオウの根を大小に分け，大きいものは加熱乾燥により 8 分通り乾燥し天日乾燥する．小さいものはそのまま天日乾燥する．その後，一か所に集め積み上げて圧縮状態とし，自然乾燥にて調製される．熟地黄は，新鮮な地黄または乾地黄を黄酒（もち粟から作る蒸留酒）に漬けたのち蒸し，天日乾燥し，また，黄酒に漬け，蒸したのち乾燥する．これを数回繰り返し調製する．生地黄，乾地黄，熟地黄へと修治が行われるに従い，苦みがなくなり甘みが増してくる．また，色も褐色から黒色となる．

　それぞれ使用目的が異なり，乾地黄は生地黄に近い薬効を有し，止血，涼血，清熱などに，熟地黄は身体を温める薬として，補血，強壮などに利用される．

　乾地黄と熟地黄の成分的変動は明らかになっている．修治によって，熟地黄ではイリドイド化合物のカタルポール catalpol，レーマグルチン A～D rehmaglutin A～D などが消失あるいは含量が著しく減少している．またフェノール配糖体のアクテオシド acteoside は変化せずそのまま残るが，糖類については，乾地黄に比べ熟地黄の方がオリゴ糖含量は低く，単糖類の含量が高いとされている．

（3）生姜と乾姜

　ショウガの根茎を原料とする生薬で，修治方法の違いにより生姜と乾姜になる．また，日本と中国では，修治により調製された生薬の呼び名が異なり，注意が必要である．

「神農本草経」の中品に乾薑（乾燥した根茎）が，「名医別録」には生姜（新鮮根茎）が，また「本草綱目」には生姜，乾生姜，乾姜が記載されている．中国医学ではショウガの新鮮根茎を生姜，乾燥した根茎を乾姜と称し，外皮がきつね色で内部が黄色を呈するまで火で炒めた炮姜，蒸し焼きにした煨姜（わいきょう），新鮮根茎の絞り汁の沈殿物を乾燥した鮮姜粉，強火で外面が焦げた黒色で内面が焦げた黄色になるまで炒めた炮姜炭（ほうきょたん）なども知られている．

現在，日本市場には薬用として生姜，乾生姜，乾姜があり，ほとんど中国などからの輸入である．

日本では，ショウガの新鮮な根茎いわゆる，ひねショウガを「鮮姜」とし，第15改正日本薬局方では，ショウガのコルク皮を剝いだ後そのまま乾燥したもの（生姜），石灰をまぶし乾燥したもの（乾生姜）をともにショウキョウとして収載している．さらに湯通しまたは蒸して乾燥したもの（乾姜）は，別にカンキョウとして収載している．

本来，漢方でいう生姜は中国での生姜（日本のひねショウガ，鮮姜）である．しかし，日本で生薬として一般に用いられる生姜は中国での乾生姜（干姜）にあたり，コルク皮を剝ぎそのままか，石灰をまぶして速やかに乾燥または蒸して乾燥したものである．したがって，漢方処方で生姜と記載されている場合，日本では乾生姜を代用として用いることができるが，分量を1/3～1/4に減量しなければならない．

このように日本と中国では，修治されたショウガに関する名称が異なるので注意が必要である．日本の一般用漢方処方のほとんどが生姜（ひねショウガをそのまま乾燥したもの）を使用し，乾姜（ひねショウガを蒸して乾燥の修治を行ったもの）を使用する処方は「人参湯」と「乾姜人参半夏丸」の2処方のみである．一方，中国では新鮮根茎（生姜）と乾燥した根茎（乾姜）は異なる薬物と考え，使用には明確な区分がある．

日本での生姜，乾生姜は，発汗作用，健胃作用，鎮吐作用があるとされる．乾姜は強壮作用，健胃作用があるとされる．

生姜および乾姜の成分上の相違については，精油成分の[6]-ジンゲロール [6]-gingerol が蒸すことにより [6]-ショウガオール [6]-shogaol に変化することが知られている．また，6-ジンゲスルホン酸 6-gingesulfonic acid やショウガスルホン酸 A shogasulfonic acid A などのスルホ

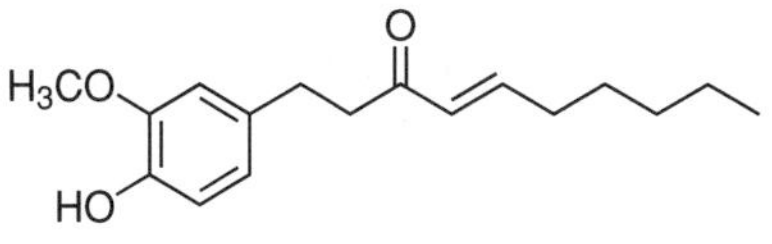

[6]-shogaol

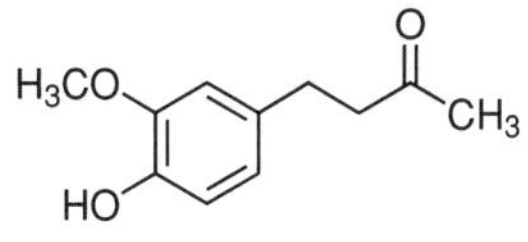

zingerone

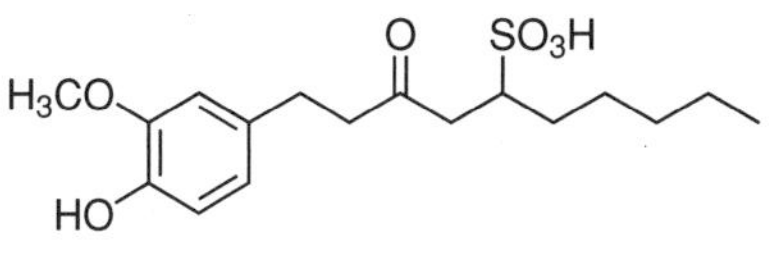

6-gingesulfonic acid

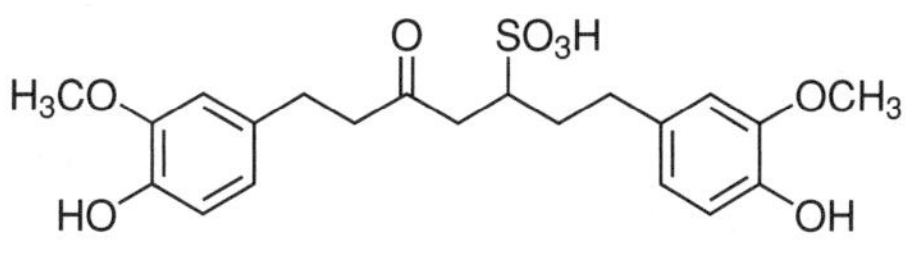

shogasulfonic acid A

図5.2　乾姜の特有成分

ン化誘導体が，乾燥や漂白などの修治の過程でできる二次的産物として生姜および乾姜の両方から見いだされている．

（4） 附子と加工附子

附子はカラトリカブト（ハナトリカブト）の塊根で，アコニチンを主体とするアルカロイドを含み，古来より毒薬や矢毒に使われてきた．猛毒性であるが，漢方では減毒して薬として用いる．主として水分の代謝を盛んにし，水分の偏在を除く．利尿，強心，鎮痛作用があり，悪寒，身体，および四肢関節の麻痺，疼痛，虚弱体質者の腰痛，下痢，麻痺，弛緩などに用いられてきた重要な生薬である．本来トリカブトの塊根の母根（茎が出ているもの）を烏頭，子根（母根のまわりについているもの）を附子というが，現在，生薬としては栽培品の子根に何らかの減毒加工（修治）を施したものを附子と呼んでいる．

中国では，そのまま乾燥したものに，干附子，川附子，川烏頭，塩附子（外皮を付けたまま，ニガリ水および塩水に浸けて半乾燥したもの）などがある．これらは減毒されていない．また，加工の方法により減毒したものを次のように区別している．

1. 中国名「炮附子」：外皮を剥ぎ，縦割りしてニガリ水に浸けて乾燥したもの．
2. 「順黒片」「熟附片」：外皮を付けたまま，ニガリ水に浸けたのち煮て，厚く縦切りし，着色液で染め，蒸して乾燥したもの．
3. 「白附片」：ニガリ水と煮て透明にし，皮を去り．薄く縦割りし，蒸して乾燥後，硫黄でさらしたもの．

日本市場で炮附子といわれるものは，中国の加工ブシで，香港から輸入されているが，日本の薬局方の規定に合致しない．

現在，日本で流通している附子のほとんどは，加工附子で，その加工技術は1960年代に日本で考案されたものである．日本では，次の3種類の方法で減毒するよう規定されている．

1) 高圧蒸気処理，2) 食塩，岩塩，または塩化カルシウムの水溶液に浸した後，加熱または高圧蒸気処理，3) 食塩の水溶液につけた後，石灰を塗布する．オートクレーブを用いて，加圧加熱処理をすることにより，毒性の強いブシジエステル類は主にモノエステル型になり，毒性は1/150以下に低減される（図5.3）．

このとき，附子の持つ強心成分はほとんど溶出されないので，強心作用はそのまま残る．

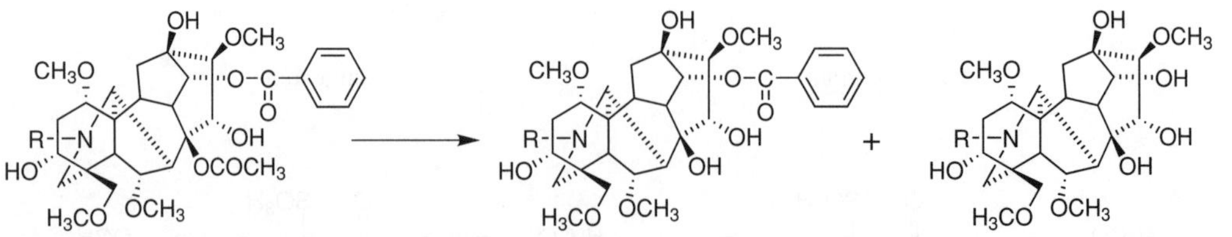

aconitine   R = C_2H_5 benzoyl aconine   R = C_2H_5 aconine   R = C_2H_5
mesaconitine R = CH_3 benzoyl mesaconine R = CH_3 mesaconine R = CH_3

図5.3　ブシジエステル類の修治による減毒化

6 生薬の品質評価

　機器分析法が発達していなかった時代には，生薬の品質は，大きさ，形，色，匂いなど人間の五感に依存する方法で判断されていた．ルーペや顕微鏡によって行う外部形態や内部形態の検査は，現在でも極めて有効な生薬の鑑別，評価法であり，偽和物や偽物の鑑別などにも重要である．また，見た目のよい生薬が疾病の治療によい生薬であるとは限らない．生薬の善し悪しはどれだけ治療に有効かによって決まり，**生物学的評価**が望ましいであろう．しかしこの評価を正しく行うことは難しく，動物を使った薬理学的実験が可能の場合も，多大の労力と費用を要する．そこでそれぞれの生薬に特徴的な成分についての化学的な定性分析，定量試験（**理化学的評価法**）が局方にも多く採用されるようになった．一般に生薬の指標成分の含有量が多ければよい生薬であると思われがちである．しかし生薬は合成化学薬品とは異なり，多数の化合物からなる混合物で，その薬効は成分間の相互作用も含め，有効な多数の成分が一定の割合で共存していることにより現れるものと理解される．したがって生薬の評価において，指標成分が一定量以上含まれることは必要条件ではあるが，多ければ多いほどよい生薬ということにはならない．現実にも生薬の評価は形態学的評価や理化学的評価を総合して行われており，多くの場合，色，形，匂いなどを基準になされてきた経験的な結果と，理化学的評価の結果とが一致することが多い．

6.1 局方の生薬試験法

　従来，生薬は局方の第二部に収載されてきたが，第十五改正日本薬局方では，生薬は「**医薬品各条生薬等**」としてまとめて記載されるようになった．その中には，生薬，生薬末，流エキス，苦味チンキ，散など複数の生薬や，それ以外のものを含む製剤や漢方処方も収載されている．

　生薬総則は局方では通則の次に置かれ，収載生薬名，形態（全形，切断，粉末生薬），乾燥法（通例60℃以下），基原動植物（生薬の基原は適否の判定基準になる），性状（生薬の場合，味，におい，鏡検の数値などは適否の基準になる），賦形剤（特に定める場合を除いて禁止），くん蒸剤（揮散しやすく，生薬の投与量において無害なこと），保存容器（通常は密閉容器）などが示されている．

　生薬試験法は生薬総則に規定された生薬に適用する試験法で**試料の採取**，**分析用試料の調製**，**鏡検**（特に粉末生薬では特徴的な組織を観察し，偽和物などを鑑別する重要な手段である），**純度試験**（異物とDDT，BHC），**乾燥減量**（生薬の水分量の分析，通常105℃で5時間乾燥），**灰分**（上限値があり，これを超えると局方不適），**酸不溶性灰分**（多いと土砂などを含み局方不適），**エキス含量**，**精油含量**（精油定量法にて測定，芳香成分を多く含む生薬について規定）が

ある.

6.2 生薬の確認試験

確認試験は,局方の通則に従い医薬品中に含有されている主成分などを,その特性に基づいて確認するのに必要な試験である.生薬は複雑な組成を有する混合物であるという特性から,合成医薬品の場合とは異なった点がある.すなわち,合成医薬品でしばしば行われる,スペクトル分析（UVやIRなど）を用いる試験はまれである.また化学的反応による確認（呈色反応など）においては,夾雑物による妨害を避けるため,反応の前に目標とする物質を精製する前処理操作を必要とする場合が多い.

アルカロイド,フラボノイド,サポニンなどは,それぞれの化合物群を検出できる一般的な呈色試薬,試験法があり以前は確認試験に多く用いられてきた.しかしこの方法では,生薬の特定までは困難である.そのため一般的な呈色試薬を用いる確認試験法も残ってはいるものの,薄層クロマトグラフィー（TLC）を用いる試験法が増えてきた.多くの生薬で特有の化合物（できれば主たる薬効成分）を標準品として用い,生薬の抽出物とともにTLCを用いて展開し,そのスポットのR_f値や色調（ドラーゲンドルフ試液,塩化鉄(Ⅲ)試液など一般的な呈色試薬を使用する場合を含む）を比較して同定する方法が一般的になっている.純粋な標準品が得にくい場合などでは,標準品を使用せずスポットのR_f値と色調で判断する場合もある.また第十五改正日本薬局方よりHPLCを用いる確認試験も収載されている（シゴカ）.

一方,化合物に選択的,特異的な呈色反応を用いる特色ある試験法もある.さらに水を加えると,ゲル化する,生薬が膨潤する,加熱により昇華物が生成する,蛍光を発する,特有のにおいを持つなど,特徴的な性状の変化を観察する試験も収載されている.以下に主だった試験法をあげる.

（1） ドラーゲンドルフ試薬 Dragendorff's reagent（ヨウ化カリウムビスマス）

アルカロイド（三級,四級塩基）の一般的な確認反応.橙赤色の沈殿や呈色を示す（エンゴサク,クジン,ゴシュユ,センコツ,チョウトウコウ,ボウイ）.またTLCで展開したスポットの呈色試薬（噴霧試薬）としても用いられる（ウヤク,コウボク,ジコッピ,シンイ,バイモ,ベラドンナコン,ロートコン）.

（2） マグネシウム-塩酸反応

フラボノイドの還元にもとづく一般的な確認反応.リボン状のマグネシウムと濃塩酸を加えると,フラボンは黄〜橙色,フラボノールやフラバノンは赤紫〜紫色を呈す.カルコンやイソフラボンなどは呈色しない（エイジツ,キジツ,ジュウヤク,チンピ,レンギョウ）.

（3） 塩化鉄（Ⅲ）試液

フェノール性水酸基を持つ化合物の一般的な確認試験．濃青色から黒青色を呈する．タンニン（ウワウルシ，ゲンノショウコ，シャクヤク，チモ），フラボノイド（オウゴン）のほか，フィロズルシン（アマチャ），オイゲノール（チョウジ）の試験にも用いられる．また，TLC の呈色試薬として用いられる場合も多い（キクカ，シャゼンソウなど）．

（4） リーベルマン・ブルヒャード反応 Liebermann-Burchard's reaction（リーベルマン反応）

トリテルペノイド，ステロイドおよびその配糖体（サポニン）の確認試験．無水酢酸に溶解し，濃硫酸を静かに積層させ，2つの溶液の境界面の呈色を観測する．一般にステロイドは赤〜紫色で速やかに汚緑色に変化し，トリテルペノイドでは赤〜紫色から青色，緑色を経て分解する（イレイセン，オウセイ，オンジ，キキョウ，コウジン，ゴオウ，サンヤク，ソウハクヒ，チモ，チョレイ，ブクリョウ，ボウコン，ユウタン，レンギョウ）．

（5） 起泡試験

起泡試験は性状の変化を見るもので，呈色反応ではないがサポニンの試験法として広く用いられる．サポニンは洗剤と類似の界面活性作用を有しているため，サポニンを多く含む生薬に水を加え激しく振り混ぜると持続性の泡を呈する（イレイセン，オンジ，キキョウ，ゴシツ，サイコ，セネガ，チモ，モクツウ）．非配糖体（ゲニンという）のトリテルペン，ステロイドは本試験では陰性である．

（6） その他の呈色試薬

4-ジメチルアミノベンズアルデヒド（エールリッヒ試薬 Ehrlich's reagent）：インドールアルカロイド類の呈色試薬（ゴシュユ）．
アルカリによる呈色：アントラキノン，ナフトキノンなどのキノン類の確認（センナ，ケツメイシ，シコン）．
ヨウ素試液：デンプンを含む生薬の確認試験に用いられる（サンヤク，トラガント，ブクリョウ，ニンジン，ヨクイニンなど）が，アルカロイドの呈色試薬として用いられる場合もある（ビンロウジ）．
カルシウム塩の定性反応：生薬中のカルシウム塩の確認のために行う（動物性生薬のボレイ，鉱物性生薬のセッコウ，リュウコツ）．

（7） 特異的な呈色反応を利用する方法

特異的な呈色，沈殿反応などが規定されている重要な確認試験に次のようなものがある．
ビタリー・フリーマン反応 Vitali-Freeman's reaction：ロートコン，ベラドンナコンはトロパンアルカロイド（アトロピン，スコポラミン）を含むが，これらの酸部分であるトロパ酸を発煙硝酸でニトロ化し赤紫色に呈色させる．

過酸化水素水-塩酸：オウレン，オウバクはいずれもイソキノリンアルカロイドのベルベリンを含み，ベルベリンは過酸化水素水-塩酸により特異的に赤紫色に呈する．

サラシ粉による呈色：トコンはイソキノリンアルカロイドのエメチンを含み，塩酸で抽出後，サラシ粉を加えると赤色を呈する．

ホミカの確認試験：ホミカはインドールアルカロイドを含む．ストリキニーネの二クロム酸塩は温度による溶解度の差が大きく冷却すると沈殿する．またブルシンは硝酸により特異的に赤色を呈する．

塩酸ヒドロキシルアンモニウム-塩化鉄(Ⅲ)による呈色：アヘン末に含まれるメコン酸は薬効成分ではないがアヘンの特異的成分である．メコン酸を塩酸ヒドロキシルアンモニウム-塩化鉄(Ⅲ)で赤褐色に呈色をさせる．

バニリン・塩酸試液による呈色：ビャクジュツをエタノールで抽出しバニリン・塩酸試液を加えると，持続的な赤～赤紫色を呈する．これは精油成分のアトラクチロンの呈色であるが，類似生薬のソウジュツはアトラクチロンの含有量が少ないため持続的な呈色を示さない．

ボードウィン反応 Baudouin's reaction：ゴマ油の確認反応．白糖および塩酸を加え振りまぜると淡紅色になり放置すると赤変する．この反応はゴマ油中のセサモールおよびセサモリンが塩酸により加水分解され生成したセサモールと白糖から生成したフルフラールが反応して呈色する．

その他，アセンヤク（**ゼラチン試液**でタンニン類，**バニリン・塩酸試液**でカテキン類を確認），ケイガイ（**2,4-ジニトロフェニルヒドラジン**でケトン類），ゴオウ（ビリルビン），サフラン（クロシンなど赤色色素），シャゼンシ（**フェーリング液**で還元糖），ヨクイニン（横断面に**ヨウ素試液**を加え内乳と胚盤の呈色を見る），アロエ，モッコウなどに特異的な呈色反応による確認試験が記載されている．

(8) 物理的な性状の特徴や変化を見る確認試験

サポニンの起泡試験が代表的であるが，それ以外にも幾つかの方法が利用されている．

特異なにおいによる確認：ヒマシ油，ボレイなどは特異なにおいを発する．なお確認試験に規定はないが，ウイキョウ末（アネトール），ケイヒ末（ケイヒアルデヒド），ショウキョウ（ジンゲロール）など精油含有生薬，キョウニンおよびトウニン（青酸配糖体のアミグダリンの加水分解で生じるベンズアルデヒド）などは匂いより生薬を推定できる場合が多い．

粘性の差による確認：オウレン，オウバクはいずれも薬効成分としてベルベリンを含み，粉末では区別しにくい．しかしオウバクは粘液質を含むため，水を加えてかき混ぜるとゲル状になる（オウバクの確認試験）．一方オウレンは粘液質を含まないため，水を加えてかき混ぜてもゲル状にならない（オウレン末の純度試験）．同様に粘液質の存在を確認する生薬としてカンテン，シャゼンシ，トラガントなどがある．またコンズランゴは水で抽出すると冷時は澄明であるが，加熱すると混濁する（コンズランギン）．

昇華による確認：ケツメイシは昇華性の成分を含む（アントラキノン誘導体）ので注意深く昇華物を集めて確認（アルカリによるキノンの呈色）できる．類似の方法で昇華物を確認する生薬として，他にゲンチアナ，アンソッコウがある．

（9） スペクトル測定や色，蛍光を観測する方法

UV スペクトルによる確認：複雑な混合物の生薬では，スペクトルを測定する確認試験は少ないが，セネガ，ボタンピ末について UV スペクトルを測定する確認試験が規定されている．セネガはサポニン（セネギン類）を含むが，セネギン類は分子内にフェニルプロパノイド系の酸部を含むため，やや長波長側の紫外線を吸収する．紫外可視吸光測定法で 317 nm 付近の極大吸収を確認する．

吸収スペクトルは測定しないが，**色の濃さを見る**方法としてサンシシがある．サンシシのカロチノイド系色素（クロシンなど）は橙黄色であるが，抽出液の色が比較液よりうすくないことを確認する．またコウカについては，**毛管分析法**により黄色色素と紅色色素を分離してその色調を確認する．

ショッテレン反応 Schoutelen's reaction：アロエの確認反応．温水抽出液に四ホウ酸ナトリウム十水和物を加え，水で薄めると緑色の蛍光を発する．

蛍光の確認：ビャクシは蛍光を発するクマリン化合物を含むので，蛍光で確認する．一般にクマリン，スチルベン化合物は蛍光を発するものが多い．

（10） TLC による確認試験

現在では多くの重要な生薬の確認試験は TLC により行われる．可視部に吸収を持ち着色した化合物以外は，TLC 上のスポットを確認する方法の工夫が必要である．そのためには，TLC 展開後適当な試薬を噴霧し呈色させるのが一般的である．使用する呈色試薬としては，ドラーゲンドルフ試薬，塩化鉄（Ⅲ）試液，ヨウ素試液のほかバニリン・塩酸試液，ニンヒドリン試液，2,4-ジニトロフェニルヒドラジン試液などが用いられる．適当な呈色試薬がない場合，硫酸水溶液を噴霧後加熱し，有機物を炭化させて観測する方法が採用される．

紫外部に吸収を持つ化合物の場合は，蛍光剤入り TLC プレートを用いて展開し，紫外線（254 nm あるいは 365 nm）を照射する方法が用いられる．化合物が紫外線を吸収し，蛍光剤に光が当たらなくなり，プレートの蛍光が消失する（スポット部分のみが暗くなる）．また確認する成分が蛍光物質の場合は，紫外線照射し（この場合蛍光剤を含まない TLC プレートを使用する）スポットが発する蛍光を観察する．

局方に収載されている生薬で，TLC による確認試験が規定されている生薬の確認する成分および確認方法は，巻末の付表に記してある．重要な成分は多くが標準品と比較し確認される．純度の高い標準品の取得が困難な場合など，標準品が規定されていない場合もある．

6.3 生薬の純度試験

純度試験は，医薬品の異物，混在物，偽物の試験である．重金属など他の医薬品と同様な試験もあるが，天然物由来であるがゆえに，生薬に特徴的な試験法もある．**生薬の微生物限度試験法**

は生菌数試験（好気性細菌と真菌）と特定微生物試験（腸内細菌と他のグラム陰性菌，大腸菌，特に病原性のサルモネラ菌，黄色ブドウ球菌）がある．純度試験法と別に定められているが，異物や有害物を含まない安全な医薬品としての生薬を供給する試験として，純度試験と共通性がある．

生薬総論にある生薬中の異物は本来生薬に含まれない外来のもので，かび，昆虫または他の動物による汚損物または混在物などや，粉末生薬中で本来もとの生薬（全形生薬，切断生薬）には含まれない組織の破片，細胞，細胞内容物などとなっている．偽物は本物に類似したものを本物と称したニセ物で，高価な生薬などにおいて例が見られる．

異物は生薬の生産，流通，保管時に混入することがある．収穫時に洗浄など加工方法が不十分だと土砂が混入（特に地下部を使用する生薬）する．天然物の採集の場合，誤って類似した別の植物が混入することがあり，毒性の強い植物が混入していた例もあるので注意を要する．わらなどの異物が混入する場合，また乾燥法や保管が不適切でカビや虫などの異物が発生したり，生薬が腐敗することがある．これらの異物は，生薬（25〜500 g を均一にする）を薄く広げ，ルーペで拡大し観測された異物の重さを量る．以下に有害物質，異物，偽物の試験について述べる．

（1）　残留農薬

禁止されている農薬を使用した場合や，土壌や水が蓄積した農薬で汚染されている場合，栽培された植物体から残留農薬が検出されることがある．特に毒性の強い有機塩素系農薬（DDT, BHC）について，農薬が蓄積しやすい生薬（ニンジン，コウジン，センナなど）について電子捕獲型検出器（ECD）付きのガスクロマトグラフィー（GC）を用いる純度試験が局方に加えられている．残留農薬の試験法は今後大変重要になっていくものと考えられる．

（2）　有害金属

重金属で汚染された土壌や水で栽培，生育した植物が有害金属（特に水銀，鉛，ヒ素など）を多く含むことがある．また植物によっては土壌の特定元素を濃縮する場合がある．現在，いくつかの生薬（ニンジン，コウジン，ジオウ，リュウコツ，セッコウなど）について重金属試験法（鉛の値に換算），ヒ素試験法が局方の方法で実施されている．一般に根類生薬には金属が蓄積されやすいとされている．有害金属の試験は今後さらに重要性を増すと考えられ，機器分析を取り入れた分析法が採用される可能性がある．

（3）　薬用として使用できる部位以外の混入

収穫，加工時に部位の分別が不完全なため，本来薬用に使用しない部分が混入することがしばしば起きる．時には有害物質を含む部位が混入する場合もある．

センナの薬用部位は小葉である．活性成分センノシド sennoside 類を含まないとされる葉軸，果実を規定量以上含んではならない．

サイシンの薬用部位は根および根茎である．鑑別を容易にするために，地上部をつけた全草で流通し取引されることも多い．しかし，地上部は薬用でないうえ，微量ではあるが強い腎毒性を有するアリストロキア酸を含んでいる．したがって，生薬としての使用に際して地上部は完全に

除去しなければならない．

（4） 薬用不適の近縁種植物の混入

　中国と日本では生育する植物が異なるため，中国医学で使用する薬用植物が日本で入手できない場合に，代用生薬を開発，使用してきた歴史がある．これらの多くは近縁植物であるが，場合によっては，属や科が違う植物が使用された場合もある．このような経緯もあり，局方ではかつてその他同属植物，類縁植物として基原植物が規定されていた例が多数あった．現在では誤用や副作用を避けるため，薬用として使用できる種は，可能な限り個々に学名を記載する方針になっている．しかし，従来の経緯より以前使用が許可されていた植物が混入する場合がある．

　薬用のダイオウの基原植物は日本で産しないため，日本で栽培されていた和大黄や染料として使用される土大黄などが代用薬として用いられてきた経緯がある．これらは有効な瀉下成分のセンノシド類の含量が低く，スチルベン化合物のラポンチシン rhaponticin（腹痛を起こすとされる）を多く含む．ラポンチシンは薬用ダイオウにはほとんど含まれず，青紫色の強い蛍光を発する．したがって，TLC 上このスポットを認めれば薬用ダイオウでない．

　他にもハンゲ，オウギ，ショウマなどは日本で代用生薬として品質の劣る植物が使用されたり，形態の似た別の植物が間違って使用されたことがあるので，その区別が純度試験法として記載されている．

　日本薬局方のモクツウの基原植物はアケビまたはミツバアケビであるが，中国では全く別の *Aristorochia* 属（ウマノスズクサ科）に由来する植物も，関木通として使用されてきた．しかしこの植物は強い毒性を有するアリストロキア酸 aristolochic acid を含有し，副作用による薬害も生じたことから使用が禁止された．この経緯から純度試験には規定されていないが，混入を避けるため検鏡などで性状を観察する必要がある．

　他にもアリストロキア酸を含む植物が使われるおそれのある生薬として，ボウイとモッコウがある．ボウイの基原植物であるオオツヅラフジは中国でも使用される薬用植物であるが，中国では「青風藤」と称される別の生薬である．中国で使用されるボウイにはいくつかの基原植物があり，広防已は *Aristorochia* 属植物を基原とし，アリストロキア酸を含有するために使用が禁止された．他に *Aristorochia* 属植物が誤用されるおそれのある生薬としてモッコウがある．モッコウは *Saussurea lappa* Clarke（キク科）の根であるが，中国の青木香は *A. contorta* Bunge などが用いられる．

（5） 偽和物および高価な生薬への安価な生薬の意図的な添加

　粉末生薬では増量のため，デンプンなどの偽和物が加えられることがある．そのため検鏡でデンプン粒などしばしば使用される偽和物を鑑別する．また高価な生薬に区別しにくい安価な生薬を加えたり，全くの偽物が出回る場合もある．

　オウレン，オウバクはいずれもベルベリンを含むが，高価なオウレン末に安価なオウバク末を混ぜたものが流通する場合がある．また色調をよく見せるため，ウコン末を偽和物として加えた例がある．なおオウバク末は粘液細胞を含むため水を加えるとゲル状になる（オウバクの確認試験）が，オウレン末はゲル状にはならない（オウレン末の純度試験）．

マオウに形態の似ているトクサが偽和物として加えられたことがある．

サフランは高価な生薬であるためアニリン色素などによる偽物がある．

牛の胆石であるゴオウも大変高価で，デンプン，ショ糖などで増量し，色素で着色している場合がある．時には全くの偽物の場合もある．同様に動物基原のジャコウ（局方生薬ではない）も高価で，偽和物，偽物が多い．

ビャクジュツとソウジュツは両者とも局方生薬であり，同属異種のよく似た植物を基原とする．区別が難しいので間違って流通する可能性がある．ビャクジュツには主たる精油成分としてアトラクチロンを含むが，これはソウジュツには少ない．ビャクジュツの確認試験ではバニリン・塩酸試液で，アトラクチロンの赤色の呈色を確認する．ソウジュツでは同様の試験を純度試験として行い，持続的な呈色がないことを確認する．またソウジュツでは精油成分としてアトラクチロジン atractylodin を含むが，これはビャクジュツにはない．ビャクジュツの純度試験では，TLC でアトラクチロジンを含まないことを確認する．

6.4 定量法

生薬は多数の成分を含んでいるので，ごく一部の成分の含量のみで品質を判断するのは危険であるが，その生薬に含有され重要な薬効を持つことが判明している成分について，その量を測定することは品質評価の一助になる．現在，かなり多くの生薬について，主に液体クロマトグラフィー（HPLC）による成分定量法が定められている．また揮発性の精油を含む生薬については，局方にはあまり採用されていないが，ガスクロマトグラフィー（GC）による方法が適している．以下に局方で定量法（場合によって成分含量測定法）が規定される生薬と定量する成分名をあげる．

アルカロイド
エンゴサク（デヒドロコリダリン），オウレンおよびオウバク（ベルベリン），チョウトウコウ（リンコフィリン，ヒルスチン），トコン（エメチン，セファエリン），ホミカ（ストリキニーネ），マオウ（エフェドリン），ベラドンナコン（アトロピン），ロートコン（アトロピン，スコポラミン）

フラボノイド
オウゴン（バイカリン），カッコン（プエラリン）

サポニン
カンゾウ（グリチルリチン酸），コウジンおよびニンジン（ギンセノシド Rg_1，ギンセノシド Rb_1），サイコ（サイコサポニン a，サイコサポニン d）

キノン類
アロエ（バルバロイン），センナ（センノシド A，センノシド B），ダイオウ（センノシド A）

モノテルペン配糖体

サンシシ（ゲニポシド），シャクヤク（ペオニフロリン），センブリ（スウェルチアマリン）
フェノール性化合物
　　ウワウルシ（アルブチン），ボタンピ（ペオノール）
強心ステロイド
　　センソ（ブファリン，シノブファギン，レジブフォゲニン）
リグナン
　　コウボク（マグノロール）
辛味性酸アミド
　　トウガラシ（カプサイシン）

なお HPLC 法以外にブシおよびアヘン末について，アルカロイドの滴定による定量法が定められている．

7 生薬の臨床応用

7.1 漢方薬や生薬製剤の剤形

漢方薬の剤形としては，古典的には，煎剤（湯液），丸剤，散剤，外用剤がある．近年，医療用漢方製剤においては，エキス剤を用いた顆粒剤，細粒剤，カプセル剤，錠剤が用いられている．また，ここでは，生薬抽出製剤や家伝薬に使用される剤形についても学ぶ．

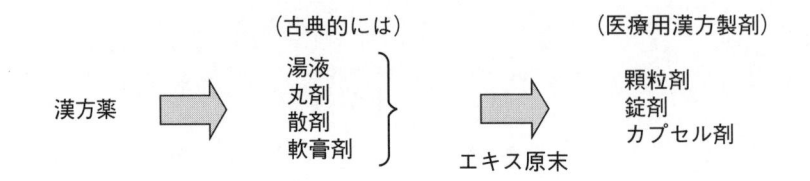

```
                  （古典的には）           （医療用漢方製剤）
                   湯液                    顆粒剤
   漢方薬  ⇒       丸剤      ⇒            錠剤
                   散剤                    カプセル剤
                   軟膏剤
                          エキス原末
```

7.1.1 漢方製剤，家伝薬，生薬配合製剤

顆粒剤：医薬品を粒状に製したもの．造粒された散剤とは，粒度の違いで区別される．粒状の形は造粒方法によって，円柱状，球状，涙滴状，不定形などがある．

錠剤：医薬品を一定の形状に圧縮して製するか，または溶媒で湿潤させた医薬品の練合物を一定の形状にするか若しくは一定の型に流し込んで成型して製したもの．医薬品の中で，最も製造されている剤形．錠剤はその形状から素錠（裸錠），糖衣錠，フィルムコーティング錠，有核錠，多層錠に分類されている．

丸剤：医薬品を球状として製したものである．現在の局方の各条には，丸剤に相当する医薬品は収載されていない．歴史的には非常に古い剤形であり，家伝薬で散見する剤形である．

散剤：医薬品を粉末または微粒状に製したものである．類似の剤形の顆粒剤とは，粒度の違いで区別される．

カプセル剤：医薬品を液状，懸濁状，半固形状，粉末状，顆粒状，若しくは成形物などの形でカプセルに充塡するか，またはカプセル基材で被包成型したもので，次の2種類がある．① 硬カプセル剤，② 軟カプセル剤．

軟膏剤：適切な稠度の全体を均質な半固形状に製した，皮膚に塗布する外用剤である．

シロップ剤：白糖の溶液または白糖，そのほかの糖類若しくは甘味剤を含む医薬品を比較的濃稠な溶液または懸濁液などとした液状の内用剤である．本剤には，医薬品の性質により，用時溶解または懸濁して用いる製剤もある．

7.1.2 生薬抽出製剤

浸剤・煎剤：いずれも生薬を，通例，精製水で浸出して製した液状の製剤である．有効成分を熱水で抽出した内服用の水剤である．腐敗しやすいので用時調製し，2日以内の投与が適当．パラベン類などの保存剤を用いることにより4日間程度保存可能．

チンキ剤：通例，生薬をエタノールまたはエタノールと精製水の混液で浸出して製した液状の製剤である．本剤は，浸出剤としてエタノールが用いられるため，水で浸出できない有効成分が浸出され，エタノールの殺菌性のため安定保存性に富むが，開封後のエタノールの揮発による成分の濃縮に注意を要する．

エキス剤：エキス剤は，生薬の浸出液を濃縮して製したものである．稠度によって，軟エキス剤と乾燥エキス剤の2種類がある．軟エキス剤は水あめ稠度の半固形状であり，乾燥エキス剤は固体となるまで乾燥したもので，砕くことができる固塊，粒状または粉末とする．現在は，数種類の生薬から浸出するエキス製剤が多くなってきている．重金属試験法に適合しなければならない（鉛として100 ppm以下）．

流エキス剤：流エキス剤は，生薬の浸出液で，通例，その1 mL中に生薬1 g中の可溶成分を含有する液状の製剤である．生薬1 gの代わりに本剤を1 mLとればよいので調剤に便利である．通例，溶剤または保存剤としてエタノールを含む．重金属試験法に適合しなければならない（鉛として30 ppm以下）．

7.2 漢方薬

7.2.1 漢方医学とは

わが国における生薬の臨床応用として最も重要なものは漢方薬である．漢方薬の起源は中国に遡れる．文字文化の発達していた中国では，今から約2000年前の漢代に，中国医学の基礎となる「黄帝内経」，本草と称する薬物学の基礎となる「神農本草経」が著され，これに薬物療法の基礎理論となる「傷寒雑病論」が張仲景によってまとめられた．この中国医学が5世紀～6世紀に日本に伝えられ，特に江戸時代に日本的に改良されて「漢方医学」と称されるようになり，この医学で用いられる薬物を「漢方薬」と呼んでいる（中国医学に用いられる薬物は「中薬」と呼ばれる）（5.3 生薬の歴史参照）．

その診断法・治療法も特徴がある．西洋医学では，様々な検査を行うことにより，病気に対する客観的データを得ることを重要視し，患者の病名を決定し，治療する．これに対し，漢方医学では，陰陽学説に基づき，患者の体質や特徴を重要視すると共に，心と身体を分離することなく総合的に病態を把握し（**心身一如**），疾病を身体全体の歪みと捉えて，そのバランスを整えることを目的とし治療する．また，その治療法の大部分が，**湯液治療**で占められていることも特徴のひとつである．

7.2.2 漢方医学における病態の把握

漢方医学では，患者の現す自他覚症状を漢方的なものさしで把握する．すなわち，「証」を決定する．現在，一般的に用いられている「証」の定義は，寺沢捷年先生が提唱している次の文章である．

「証とは，患者が現地点で現している症状を気血水，陰陽・虚実・寒熱・表裏，五臓，六病位などの基本概念をとおして認識し，さらに病態の特異性を示す症状をとらえた結果を総合して得られる診断であり，治療の指示である．」

このように，証は常に変化していることを理解しておかなければならない．

（方剤のResponderを予測）

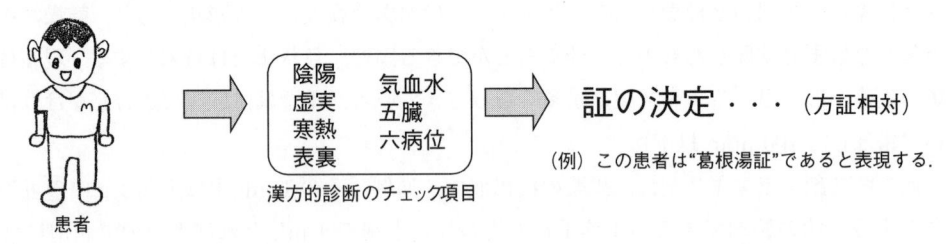

（1） 気血水による病態の把握

漢方医学では，人体は「気」，「血」，「水」という3つの要素が循環することによって維持されていると考えられている．

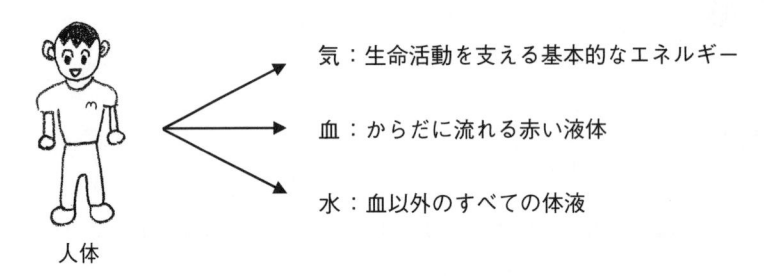

気：生命活動を支える基本的なエネルギー

血：からだに流れる赤い液体

水：血以外のすべての体液

気とは，生命活動を支える基本的なエネルギーである．日常で使用される元気や気合いの「気」である．このような気は，目には見えないが，生命の根本であるため，気が異常を起こすと，様々な病気の原因となる．これらの気のトラブルには，**気虚**，**気鬱**（気滞），**気逆**の3つがある．

気の異常	状態	自覚症状	代表的方剤
気虚	気の量が不足する．または機能が低下する．	全身の疲れ，気力の低下，易疲労感，眠気など．	補中益気湯，人参湯，建中湯類など．
気鬱	気の流れが滞る．	抑うつ傾向，不眠，のどの痞え感，腹部膨満感など．	香蘇散，半夏厚朴湯など．
気逆	気の流れが逆行する．	胃のむかつき，冷えのぼせ，発作性の頭痛など．	加味逍遙散，黄連解毒湯など．

血とは，からだに流れる赤い液体のことで，西洋医学でいう血液であるが，その生成や働きについて考え方が異なっている．すなわち，気の働きによって全身に送られる血は，身体に必要な栄養源をもたらし，骨や筋肉，皮膚，各臓器を形成している．これらの血のトラブルには，**血虚**と**瘀血**がある．

血の異常	状　態	自覚症状	代表的方剤
血虚	血の量が不足する．または機能が低下する．	目の疲れ・かすみ，こむらがえり，顔色不良など．	四物湯，当帰飲子，十全大補湯など．
瘀血	血の巡りが悪くなり，停滞する．	月経異常，目のくま，肌のくすみなど．	桂枝茯苓丸，桃核承気湯など．

水とは，血以外のすべての体液のことで，気の働きによって全身に送られ，身体の各部を潤す働きをする．この水の異常のことを**水滞（水毒）**という．

水の異常	状　態	自覚症状	代表的方剤
水滞（水毒）	身体の一定の部位に水が停滞する．	朝のこわばり，めまい，水様の鼻汁など．	五苓散，小青竜湯，防已黄耆湯など

（2） 陰陽学説による病態の把握

陰陽・虚実・寒熱・表裏を用いる．

陰陽	虚実・寒熱・表裏を総括して身体全体の反応を表現している．
虚実	病邪に対して，生体が戦っている力を表現しており，高反応の状態を実，低反応の状態を虚と表現している． また，慢性病に対しては，基本的な体力あるいは体格的虚実を重視する．
寒熱	主に患者の自覚症状で，寒気や冷えを感じるのであれば寒，熱っぽく感じるのであれば熱であると表現している．
表裏	体表付近を表，消化管付近を裏といい，疾病の位置や部位を表現している．

（3） 六病位（三陰三陽）による病態の把握

傷寒論では急性熱病に対して，その進行度から**六病位**という6つステージに分類している．すなわち，邪気に対して抵抗力があり，熱性のものは，**太陽病→陽明病→少陽病（三陽）**，抵抗力が衰えた寒性のものは，**太陰病→少陰病→厥陰病（三陰）**に大別される（陽明病期の位置については，議論の分かれるところであるが，ここでは太陽病期と少陽病期の間とした）．

	病位	自覚症状	代表的方剤
三陽	太陽病期	悪寒，発熱，頭痛，項背部のこわばりなど．	葛根湯，桂枝湯など．
	陽明病期	口渇，身体の深部の熱感など．	白虎加人参湯，承気湯類．
	少陽病期	悪心，嘔吐，食欲不振，往来寒熱など．	小柴胡湯，半夏瀉心湯など．
三陰	太陰病期	腹満，下痢，腹痛，食欲不振など．	小建中湯など．
	少陰病期	全身倦怠感，悪寒，下痢，手足の極端な冷えなど．	麻黄附子細辛湯など．
	厥陰病期	全身の冷え，下痢，口渇など．	四逆湯類など．

（4） 五臓による病態の把握

漢方医学では肝・心・脾・肺・腎を五臓と呼ぶ．これらは，形態学を重視するより，むしろ機能を重要視するものである．

	機能	機能低下による自覚症状	代表的な方剤
肝	血の貯蔵，気の流れの調節．	筋力低下，感情の不安定など．	加味逍遙散，柴胡剤など．
心	血の循環，精神・意識のコントロール．	動悸，胸の痛み，不眠，イライラなど．	瀉心湯類など．
脾	消化器のコントロール，水の生成，血の漏出を防ぐ．	食欲不振，全身疲労感，むくみなど．	参耆剤など．
肺	呼吸や気の運搬をコントロール，気の生成，水の輸送・排泄（汗として）．	呼吸不全，せき，たん，むくみ，肌あれなど．	小青竜湯など．
腎	水の代謝・調節，精気の貯蔵．	気力低下，腰痛，精力低下，排尿障害など．	八味地黄丸など．

7.2.3 漢方薬の主な出典

現在，わが国の漢方医学で繁用される処方は，一部はわが国で創始されたものもあるが，ほとんどは表7.1に示したように中国の古典に由来している．

7.2.4 漢方薬の名称から情報を得る

漢方処方には，その名称などに処方内容など特徴を示唆するものも少なくない．以下にその例をあげる．

① 主薬となる生薬名を表すもの

茵蔯蒿湯，葛根湯，甘草湯，桂枝湯，呉茱萸湯，酸棗仁湯，釣藤散，猪苓湯，人参湯，麦門冬

表6.1　漢方薬の主な出典

中　国

傷寒論（しょうかんろん）	**葛根湯*** 　桂枝湯*　 桔梗湯*　 呉茱萸湯*　 五苓散*　 柴胡桂枝湯*　 小建中湯*　 小柴胡湯*　 小青竜湯*　 半夏瀉心湯*　 白虎加人参湯*　 **苓桂朮甘湯***　 大柴胡湯*　 人参湯*　 桂麻各半湯　 柴胡加竜骨牡蛎湯　 **芍薬甘草湯**
金匱要略（きんきようりゃく）	黄耆建中湯　 甘麦大棗湯　 **桂枝茯苓丸**　 三黄瀉心湯　 **大黄甘草湯**　 麦門冬湯　 大黄牡丹皮湯　 酸棗仁湯　 大建中湯　 八味地黄丸　 **半夏厚朴湯**　 防已黄耆湯　 当帰芍薬散　 三物黄芩湯
備急千金方（千金方）（びきゅうせんきんほう・せんきんほう）	加味温胆湯
外台秘要（外台）（げだいひよう・げだい）	黄連解毒湯　 神秘湯
太平恵民和剤局方（和剤局方）（たいへいけいみんわざいきょくほう・わざいきょくほう）	安中散　 平胃散　 四物湯　 **加味逍遥散**　 十全大補湯　 人参養栄湯　 四君子湯
内外傷弁惑論（ないがいしょうべんわくろん）	**補中益気湯**
外科正宗（げかせいそう）	消風散　 辛夷清肺湯

＊ 傷寒論および金匱要略の両方に掲載されている処方.

日　本

勿誤薬室方函口訣（方函口訣）（ふつごやくしつほうかんくけつ・ほうかんくけつ）	安中散*　 乙字湯*　 **柴苓湯***　 十味敗毒湯*　 辛夷清肺湯*　 竹筎温胆湯*　 女神散*
一貫堂方（いっかんどうほう）	荊芥連翹湯　 柴胡清肝湯
本朝経験方（ほんちょうけいけんほう）	柴朴湯　 治頭瘡一方

＊ 原典は中国の医学書にある. 厚生労働省が一般用漢方処方として認定している210処方で用いられている処方内容は，浅田宗伯の勿誤薬室方函口訣と一致する.

太字は第15改正日本薬局方収載品.

湯，麻黄湯，麻子仁丸，薏苡仁湯など.

② **主薬となる複数の生薬名を表すもの**

　荊芥連翹湯，半夏厚朴湯，桂枝茯苓丸，柴胡桂枝乾姜湯，香蘇散（一文字で表現），芎帰膠艾湯，二朮湯など.

③ **構成生薬を全て表すもの**

　甘麦大棗湯，芍薬甘草湯，大黄甘草湯，麻黄附子細辛湯，麻杏甘石湯（一文字で表現），麻杏薏甘湯（一文字で表現），苓桂朮甘湯（一文字で表現）など.

④ **構成生薬の数を表すもの**

　五虎湯，五苓散，四物湯，十全大補湯，十味敗毒湯，八味地黄丸，六味丸，四君子湯，六君子湯など.

⑤ **方剤の働きを表すもの**

　安中散，温経湯，温清飲，帰脾湯，滋陰降火湯，消風散，平胃散，補中益気湯，抑肝散など.

⑥ **⑤に主薬となる複数の生薬名を表すもの**

　黄連解毒湯，柴胡清肝湯，辛夷清肺湯，人参養栄湯，芎帰調血飲，清心蓮子飲，半夏瀉心湯，

当帰建中湯など．

⑦ 合方を表すもの

　　胃苓湯，柴苓湯，柴朴湯，柴胡桂枝湯など．

⑧ ⑦に配合の割合を表すもの

　　桂麻各半湯，桂枝二越婢一湯など．

⑨ 加方したことを表すもの

　　桂枝加竜骨牡蛎湯，桂枝加芍薬湯，桂枝加朮附湯，白虎加人参湯，柴胡加竜骨牡蛎湯など．

⑩ その他

　(1) 中国の四神*を含むもの

　　　小青竜湯，白虎湯，真武湯など．

　(2) 大，小を含むもの

　　　大柴胡湯，小柴胡湯，大建中湯，小建中湯，大承気湯，小承気湯など．

7.3 生薬製剤について

　一般用医薬品には，生薬や生薬エキス，植物エキス等を配合している製剤が数多く見られ，漢方薬に使用されている生薬を用いた製品が沢山あるが，漢方薬とは区別される．

7.3.1 家庭薬・家伝薬（伝承薬）

表6.2

	来歴	主薬	効能・効果
陀羅尼助丸（だらにすけがん）	修験僧の常備薬として広まった．	黄柏	胃もたれ，整腸など．打撲（湿布）
六神丸（ろくしんがん）	明治時代に中国の処方が輸入され広まった．	蟾酥，麝香，牛黄	めまい，息切れ，気つけなど
実母散（じつぼさん）	江戸時代の人気の煎じ薬．	当帰，丁字，黄連など	婦人薬
奇応丸（きおうがん）	疳の強い子の常備薬として広まった．	麝香，人参，熊胆など	夜泣き，小児の神経症など
百草丸（ひゃくそうがん）	御嶽山修験僧が生んだ薬．	黄柏	胃もたれ，整腸など．打撲（湿布）
救命丸（きゅうめいがん）	江戸時代からの小児の専門薬．	人参，羚羊角など	小児下痢，夜泣きなど
中将湯（ちゅうじょうとう）	中将姫伝説による薬．	当帰，芍薬，川芎など	婦人薬

　これらは，日本の風土が生んだ薬であり，複数の生薬が配合されている家伝薬である．ある特

＊ 四神：地の神・方角の神で青竜（東），白虎（西），朱雀（南），玄武（北）と名づけられた東西南北の神を指す．

定の症状に適応させ，製剤化してある．このような家伝薬は漢方薬と区別されている．

7.3.2 生薬配合製剤

配合するそれぞれの生薬の薬効を西洋医学的に期待して製した製剤であり，漢方医学的根拠をもって配合したものでない．このような製剤も同じく漢方薬と区別する．

桔梗：鎮咳去痰作用を期待し，感冒や鎮咳去痰剤に配合される．
生姜：発汗・解熱の作用を期待して感冒薬に，また，芳香性健胃を期待して胃腸薬に配合される．
人参：滋養強壮を目的に滋養強壮剤に配合される．
黄柏：苦味健胃薬として胃腸薬に，また，外用薬としてハップ剤に配合される．
酸棗仁：精神安定作用，催眠作用を期待し，不眠治療薬に配合される．
センブリ：苦味健胃作用を期待して胃腸薬に配合される．
牡蛎：胃腸薬に用いられることが多い．また，カルシウム剤にも配合される．
ゲンノショウコ：整腸作用を期待し，整腸薬や胃腸薬に配合される．
大黄：瀉下作用を期待し，便秘治療薬に用いられる．
甘草：鎮咳去痰剤，胃腸薬，整腸剤，下痢止め，便秘治療薬などに配合される．
桂皮：発汗・解熱の作用を期待して感冒薬に，また，芳香性健胃を期待して胃腸薬に配合される．体を温め血行を改善する作用を期待し，月経痛の緩和等，婦人薬に用いられる．

7.4 西洋薬との併用

現代の医療の中に漢方薬が取り込まれるようになってきた．西洋薬と漢方薬・生薬のそれぞれの特性を活かした医療が展開されはじめている．併用による利点がある一方で，併用による薬物相互作用の問題もある．それらについて考えてみる．

7.4.1 併用による利点

西洋薬は症状をコントロールしやすい反面，長期連用による副作用などによってQOLが低下してしまうこともある．西洋薬を用いて症状をコントロールしつつ漢方薬で根本の体質改善を図って西洋薬の使用量を徐々に減らしていく，あるいは副作用を漢方薬で減弱させそれによってQOLを改善するなどの方策がとられている．

（1） ステロイド剤と漢方薬との併用

アトピー性皮膚炎ではステロイド抗炎症剤を長期にわたり使用することが多い．ステロイド剤には重篤な副作用が知られている．そこで漢方薬を併用することによりステロイド剤の使用量を

減らしたり，より弱いステロイド剤への切り替えなどにより副作用のリスクを減らす，という方法もとられている．

（2） がん治療における抗がん剤と漢方薬との併用

抗がん剤は副作用として吐きけ，食欲不振や気力の低下などの症状が出てくることが多い．これらに対して補中益気湯や十全大補湯のような補剤を併用することで，副作用の症状を軽減し，体力の回復を助けて QOL を改善することが期待できる．また化学療法や放射線療法による骨髄障害や下痢などに対しても補剤が用いられることがある．副作用の軽減ばかりでなく，漢方薬による免疫系の賦活化も期待される．

7.4.2 併用による注意点

1980 年代半ばまで「漢方薬には副作用がない」という「神話」が医療関係者の間でもまかり通っていた．しかしながら生薬といえども含有成分によっては他の薬物との相互作用が起きる可能性があり，注意を払う必要がある．ここにその例をあげる．

（1） マオウ含有処方と交感神経興奮作用を持つ医薬品との併用

マオウの薬効成分としては ephedrine 類が含有されている．ephedrine 類はカテコールアミン類似の構造を持っており交感神経興奮作用がある．このため，同様の作用を持つ他の ephedrine 含有製剤，カテコールアミン含有製剤，キサンチン系製剤，モノアミン酸化酵素阻害剤，甲状腺製剤などとの併用は交感神経興奮作用を増強する．その結果，不眠，発汗，頻脈，動悸，神経興奮などが現れやすくなる．これらの薬剤とマオウ含有漢方処方は併用注意である．

（2） カンゾウ含有処方と利尿薬との併用

カンゾウの主要な薬効成分であるグリチルリチンには尿細管でのカリウムイオン排泄を促進する作用がある．よって，ループ系利尿薬，チアジド系利尿薬との併用によって偽アルドステロン症や低カリウム血症を起こしやすくなる．これらの薬剤とカンゾウ含有の漢方処方は併用注意である．また，漢方薬の約 70% にはカンゾウが配合されているので，合法でない漢方薬どうしの併用は基本的には避けるべきで，また併用の場合も含有されるカンゾウの総量に注意すべきである．

（3） 小柴胡湯とインターフェロンとの併用

小柴胡湯の適応の中に慢性肝炎における肝機能の改善があるが，B 型肝炎に対してはインターフェロン製剤を用いることもある．小柴胡湯とインターフェロン α を併用すると重篤な間質性肺炎の発生確率を増加させ，またこれによる多くの死亡例が確認されている．このため，現在は併用禁忌とされているがこの発生の作用機序はいまだ解明されていない．

(4) 葛根湯と一般の感冒薬との併用

葛根湯は体温をいったん上昇させて抗病力を高めた後，発汗させ解熱効果を期待した薬剤である．一方，感冒薬には鎮痛解熱剤が配合されていることが多い．葛根湯と感冒薬とを併用した場合，解熱剤の体温降下作用が葛根湯の作用と相反し，葛根湯の効果を減弱させることになる．

(5) タンニンを多く含む生薬と鉄剤，酵素製剤

タンニンは金属やタンパク質と結合しやすい性質の化合物群である．タンニンを多く含む生薬（例：ゲンノショウコ）を鉄剤や酵素製剤と同時に服用すると，それらの効果を減弱させることになる．一般に植物生薬にはタンニンが含まれていることが多いので，鉄剤や酵素製剤と生薬とを同時に服用することは避けた方が無難である．

(6) セントジョンズワート（セイヨウオトギリソウ）と各種医薬品

セントジョンズワートは気分が落ち込みがちな人や不眠症の人への健康食品・サプリメント中に配合されている植物である．セントジョンズワートは薬物代謝酵素チトクロム P450 の分子種，特に CYP3A4 の誘導により多くの医薬品の代謝を促進し，医薬品の血中濃度を低下させることで効果を減弱してしまう．また他の CYP で代謝されるいくつかの医薬品に対しても作用を減弱することが報告されている．医薬品を服用する際には，セントジョンズワートの利用は基本的には避けるべきである．

(7) 抗生物質と漢方薬の併用

漢方薬に配合される生薬の成分には，経口投与後に腸内細菌により代謝されて活性型となるものが多い．したがって，抗生物質と併用することで，腸内細菌が死滅し，生薬の効果が期待できなくなる場合がある．

各論

真 菌 門

サルノコシカケ科 Polyporaceae

各地に分布．日本には 40 属，200 種．木材腐朽菌の仲間で，白腐れや褐色腐れを起こす．
　チョレイ（猪苓），ブクリョウ（茯苓）

チョレイ　　　Polyporus Sclerotium　　POLYPORUS　　猪苓　　　　　　　　　　〈口絵 47 参照〉

基　原	チョレイマイタケ *Polyporus umbellatus* Fries の菌核．
来　歴	神農本草経中品に収載される．猪の屎に似ているところからこの名がある．
産　地	中国（陝西，雲南，河南，山西，河北の各省）．
性　状	不整の塊状（長さ 5 〜 15 cm，径 3 〜 5 cm）．外面は黒褐色 〜 灰褐色，多数のくぼみとあらいしわがある．折りやすく，折面は柔らかくコルクようで，白色 〜 淡褐色．内部は白色のまだら模様がある．軟質で，においおよび味はない．
特徴成分	エルゴステロール ergosterol，多糖類を含む．

ergosterol

薬　理	水性エキスに利尿作用が認められるが，投与方法，動物により作用が異なる．多糖類に抗腫瘍作用が認められている．
適　用	漢方処方薬として利水を目的とする猪苓湯，五苓散，胃苓湯などの処方に配剤される．

ブクリョウ　　　Poria Sclerotium　　PORIA　　茯苓　　　　　　　　　　〈口絵 50 参照〉

基　原	マツホド *Poria cocos* Wolf の通例，外層をほとんど除いた菌核．日本産のものは，アカマツ，クロマツ，中国産のものは，アカマツや *Pinus massoniana* の伐採後 2

注）成分の光学活性については(+)，(−)に統一表記した．慣用的に *d*, *l*-で表記されている化合物は，それぞれ(+)，(−)-に対応する．

~3年の切り株の根付近に寄生する．

来　歴　神農本草経の上品に収載され，利水を目的とする漢方処方に配剤される．松の霊気が地中に伏して結した「伏霊」が語源という．

産　地　中国（湖北，雲南，広西の各省），日本（茨城，千葉，鹿児島，宮崎）．

性　状　塊状（径約 10～30 cm，重さ 0.1～0.2 kg）で，通例，その破片または切片からなる．白色またはわずかに淡赤色を帯びた白色で，外層が残存するものは暗褐色～暗赤褐色．きめがあらく，裂け目がある．質は堅いが，砕きやすい．ほとんどにおいがなく，味はないがやや粘液様．

特徴成分　ステロイド類としてエルゴステロール ergosterol，エブリコ酸 ebricoic acid，多糖類としてパキマン pachyman を含む．

ebricoic acid

薬　理　生理食塩液を負荷したマウスの経口投与により軽度の利尿作用が認められる．また，ラットにおけるストレス胃潰瘍予防効果，実験的腎炎におけるタンパク排泄抑制作用が認められる．

適　用　漢方処方薬として，利尿薬，尿路疾患薬，精神神経用薬，鎮暈薬，鎮痛薬，健胃消化薬，止瀉整腸薬，鎮吐薬とみなされる五苓散，猪苓湯，半夏厚朴湯，安中散，苓桂朮甘湯などの処方に配合される．

紅藻植物門

テングサ科 Gelidiaceae

テングサ類は寒天原藻の総称である．テングサ *Gelidium* 属はわが国には約 24 種が分布する．カンテン（寒天）

カンテン　　　Agar　AGAR　寒天

マクサ（テングサ）*Gelidium amansii* Lamouroux その他同属植物または紅藻類の粘液を凍結脱水したもの．多糖類のアガロース，アガロペクチンからなる粘液質．粘滑剤，緩下剤，菓子原

料などに用いられる.

フジマツモ科 Rhodomelaceae

およそ160属，900種があるイギス類の一科で，叉状分枝を繰り返す.
マクリ（海人草）

| マクリ | Digenea DIGENEA 海人草 | 〈口絵51参照〉 |

- **基　原**　マクリ *Digenea simplex* C. Agardh の全藻.
- **来　歴**　中国南部の民間薬として古くから使用されているが，本草綱目拾遺（1765）に鷓鴣菜(しゃこさい)として初めて記載された．日本でも古くから使われており，徳川末期からは良好な駆虫薬として頻用された.
- **産　地**　中国（東沙島，海南島），日本（沖縄，鹿児島，熊本）.
- **性　状**　丸いひも状（径2〜3 mm）で，暗赤紫色〜暗灰赤色または灰褐色．不規則な二また状に数回分枝し，短い毛のような小枝で覆われる．しばしば他の石灰藻類や海藻を付ける．海藻臭があり，わずかに塩辛く不快.
- **特徴成分**　駆虫成分のα-カイニン酸 α-kainic acid を 0.15〜0.2%含有．その異性体のα-アロカイニン酸 α-allokainic acid も微量含有する.

α-kainic acid　　　　　α-allokainic acid

- **薬　理**　メタノールエキスおよびカイニン酸に殺線虫活性が認められる.
- **適　用**　回虫駆除薬．漢方処方薬として三味鷓胡菜湯に配合される.
- **類似生薬**　マクリに付着して，トゲイギス，アカモ，タマモサヅキなどの海藻が認められ，トゲイギス，アカモは回虫に対しマクリと同程度の作用を示す．また，ハナヤナギ（徳之島地方ではドウモイと呼ばれ駆虫薬として使用される）からは，駆虫成分としてドウモイ酸 domoic acid が得られている.

裸子植物門 Gymnospermae

マツ科 Pinaceae

北半球に分布．およそ10属，220種．高木まれに匍匐性の低木，葉はらせん状配列．雌雄同株で，球果は木質，種子には通常上端に翼がある．

ロジン

ロジン　　Rosin　　RESINA PINI

マツ属 *Pinus* spp. の分泌物から精油を除いて得た樹脂．アビエチン酸 abietic acid を主とする樹脂酸の混合物で，絆創膏の粘着付与剤，硬膏の基剤に使われる．

マオウ科 Ephedraceae

北半球の温帯〜亜寒帯の乾燥地帯に分布．1属，40種．小低木，草状の茎はよく分枝，有節．葉は鱗片状で，対生または輪生．花は通常単性，雌雄異株．

マオウ（麻黄）

マオウ　　Ephedra Herb　　EPHEDRAE HERBA　　麻黄　　〈口絵1参照〉

- **基　原**　　*Ephedra sinica* Stapf, *E. intermedia* Schrenk et C.A. Meyer または *E. equisetina* Bunge の地上茎．
- **来　歴**　　神農本草経の中品に収載され，多くの漢方処方に配合される漢方の要薬である．マオウ属植物はユーラシアの他，アフリカやアメリカ大陸にも分布するが，東アジアの医学で最も繁用される．
- **産　地**　　中国（遼寧，山西，陝西，河北，内蒙古の各省）．
- **性　状**　　細い円柱状〜だ円柱状（径 0.1〜0.2 cm），有節（節間 3〜5 cm）で，淡緑色〜黄緑色．外面は多数の平行する縦みぞがある．節部には淡褐色〜褐色で，長さ 0.2〜0.4 cm の2枚の鱗片状の葉が，通例，対生し，その基部は合着して筒状．わずかに臭いがあり，味は渋くてわずかに苦く，やや麻痺性．
- **特徴成分**　　(−)-エフェドリン (−)-ephedrine を主アルカロイドとして含有し，(＋)-プソイドエフェドリン (＋)-pseudoephedrine の他，メチル体，デメチル体などのアルカロイドを 0.7% 以上含有する．

(−)-ephedrine　　　　　　　　R=H　　　　　(+)-pseudoephedrine　　　　　　R=H
(−)-N-methylephedrine　R=CH₃　　　　(+)-N-methylpseudoephedrine R=CH₃

薬　理　　水性エキスまたは総アルカロイドは，実験動物に対し血圧，心拍数上昇，気管支拡張作用，中枢興奮作用，抗浮腫作用を示す．一方，非アルカロイド画分血圧，心拍数低下を示す．エフェドリンは，アドレナリン類似の交感神経興奮作用，ドパミン様の中枢興奮作用，鎮咳作用，熱産生促進作用，体重減少作用を，プソイドエフェドリンは利尿作用を示す．エフェドリンとプソイドエフェドリンの気管支拡張作用は同程度である．また，エフェドリン類の抗炎症作用，含有グリカン類には血糖降下作用がある．

適　用　　鎮咳去痰作用，気管支拡張作用，解熱鎮痛作用が期待される麻黄湯，麻杏甘石湯，葛根湯，小青竜湯などの漢方処方に配合される．

被子植物門　Angiospermae

双子葉植物綱　Dicotyledoneae

子葉は通常2枚である．

古生花被植物亜綱　Archichlamydeae

（離弁花植物）
花の分化が低い植物群で，花被は多く離生している．

トチュウ科　Eucommiaceae

中国原産．1属，1種．落葉高木．葉は互生．雌雄異株．
トチュウ（杜仲）

トチュウ　　Eucommia Bark　EUCOMMIAE CORTEX　杜仲

トチュウ *Eucommia ulmoides* Oliver の樹皮．グッタペルカ，リグナンおよびその配糖体，モノテルペン配糖体を含み，強壮，強精，鎮痛を目的に使用される．

クワ科 Moraceae

主として熱帯に分布．およそ53属，1,400種．常緑または落葉の高木または低木．葉は互生，花は単性，雌雄同株または異株，放射相称．花は穂状，頭状，隠頭花序．
　ソウハクヒ（桑白皮）

ソウハクヒ　　Mulberry Bark　MORI CORTEX　桑白皮

マグワ *Morus alba* L. の根皮．トリテルペン：α-,β-アミリン α-,β-amyrin，フラボノイド：モルシン morusin，クワノン A～H kuwanon A～H を含み，消炎性利尿，鎮咳，去痰，緩下薬とする．

タデ科 Polygonaceae

主に北半球の温帯に分布．およそ40属，800種．草本まれに木本．葉は互生，単葉，葉柄の基部は葉鞘となって茎を巻く．花は多く両性，放射相称，穂状花序または総状花序．
アントラキノン配糖体を含むものが多い．
　カシュウ（何首烏），ダイオウ（大黄）

カシュウ　　Polygonum Root　POLYGONI MULTIFLORI RADIX　何首烏

ツルドクダミ *Polygonum multiflorum* Thunb.の塊根．アントラキノン：クリソファノール，エモジン，スチルベン配糖体を含み，瀉下，強精，強壮薬とする．

ダイオウ　　Rhubarb　RHEI RHIZOMA　大黄　　　　　　　　　〈口絵2参照〉

基　原	*Rheum palmatum* L., *R. tanguticum* Maxim., *R. officinale* Baillon, *R. coreanum* Nakai またはそれら種間雑種の，通例，根茎．
来　歴	神農本草経の下品に収載される．錦紋のある大黄が良品とされる． 江戸幕府の奨励によって栽培されたカラダイオウ *R. undulatum* L. は，錦紋がなく品質も劣る．
産　地	中国（四川，甘粛，青海，西蔵，雲南，貴州の各省）．日本（北海道，長野）．
性　状	卵形，長卵形または円柱形，長さ5～15 cm，径4～10 cmで，しばしば横切また

は縦割されている．皮層の大部分を除いたものは，外面は平滑で，黄褐色～淡褐色で，白色の細かい網目の模様が見られるものがあり，質は緻密で堅い．コルク層を付けているものは，外面は暗褐色または赤黒色で，粗いしわがあり，質は粗くてもろい．破砕面は繊維性でない．横切面は灰褐色，淡灰褐色または褐色で，黒褐色に白色および淡褐色の入り組んだ複雑な模様がある．この模様は形成層の付近でしばしば放射状を呈し，また髄では径 1～3 mm の褐色の小円の中心から放射状に走るつむじ様の組織（錦紋）から成り，環状に並ぶか，または不規則に散在．

特異臭があり，味はわずかに渋くて苦い．かめば細かい砂をかむようで，唾液を黄染する．

特徴成分 アントラキノンとして，クリソファノール chrysophanol，エモジン emodin，アロエエモジン aloe-emodin，レイン rhein，フィシオン physcion とそれらの配糖体，ビアントロンとして，センノシド A, B sennoside A, B，特有のタンニンとして，ラタンニン I, II rhatannin I, II，RG タンニン RG-tannin など．ナフタリン配糖体として，トラクリソン 8-グルコシド torachrysone 8-glucoside，フェニルブタノン配糖体として，リンドレイン lindleyin などを含有する．

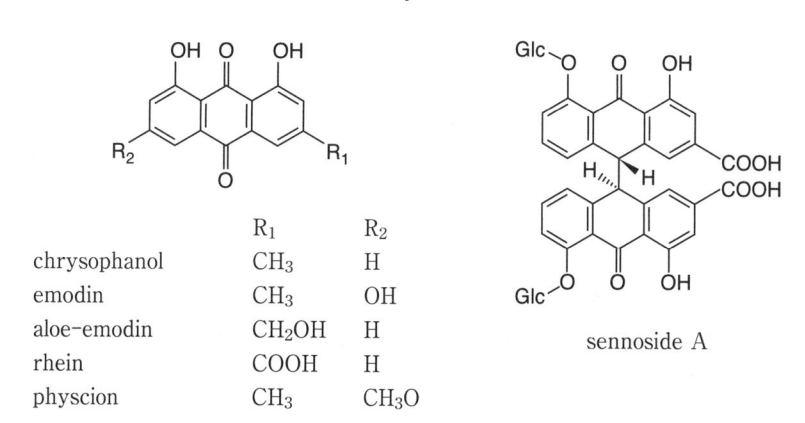

	R₁	R₂
chrysophanol	CH₃	H
emodin	CH₃	OH
aloe-emodin	CH₂OH	H
rhein	COOH	H
physcion	CH₃	CH₃O

sennoside A

薬　理 センノシド，レイノシドには瀉下作用，リンドレインには抗炎症作用，鎮痛作用，エピカテキンガレート，プロシアニジンガレートには抗腎不全作用，エモジン，レインには抗腫瘍活性，アロエ-エモジンには抗菌活性，ラタンニンには窒素代謝改善作用，RG タンニンには向精神作用がある．

適　用 瀉下，健胃，消炎，解毒を目的に，下剤，鎮痛解熱消炎薬，高血圧用薬とされる漢方処方の大黄甘草湯，麻子仁丸，潤腸湯，大柴胡湯，防風通聖散，乙字湯に配合される．

ヒユ科 Amaranthaceae

各地に分布．およそ 65 属，900 種．草本まれに木本．葉は互生まれに対生．花は両性，放射相称，単花被，がく片は 3～5．

ゴシツ（牛膝）

ゴシツ　　Achyranthes Root　　ACHYRANTHIS RADIX　　牛膝

ヒナタイノコズチ *Achyranthes fauriei* Leveillé et Vaniot または *A. bidentata* Blume の根．ステロイド：イノコステロン inokosterone，エクジステロン ecdysterone，サポニン：オレアノール酸の配糖体を含み，漢方で駆瘀血，通経，利尿薬とする．

モクレン科 Magnoliaceae

アジアとアメリカの熱帯〜温帯に分布．およそ 12 属，230 種．木本ときにつる性．葉は互生，単葉．花は両性あるいは単性，がく片は 3，花弁は 6 〜多数，放射相称．果実はさく果または集合果．

コウボク（厚朴），シンイ（辛夷）

コウボク　　Magnolia Bark　　MAGNOLIAE CORTEX　　厚朴　　〈口絵 3 参照〉

- **基　原**　ホオノキ *Magnolia obovata* Thunb., *M. officinalis* Rehder et Wilson または *M. officinalis* Rehder et Wilson var. *biloba* Rehder et Wilson の樹皮．
- **来　歴**　神農本草経の中品に収載される．朴は木皮のことで，ホオノキの皮が厚いことから厚朴となったという．葉は大きく強靱なことから，朴葉焼や朴葉味噌などに使われる．
- **産　地**　日本各地，中国．
- **性　状**　板状または半管状皮片（厚さ 2 〜 7 mm）．外面は灰白色〜灰褐色で，粗雑であるが，ときにコルク層が剝離され赤褐色を呈す．内面は淡褐色〜暗紫褐色．折面はきわめて繊維性で，淡赤褐色〜紫褐色．
- **特徴成分**　精油 1 % を含み，主成分は β-オイデスモール β-eudesmol, α-, β-ピネン α-, β-pinene などである．フェノール類としてマグノロール magnolol, ホウノキオール honokiol など．アルカロイドとしてマグノクラリン magnocurarine, マグノフロリン magnoflorine などを含む．

magnolol

magnocurarine

- **薬　理**　生薬のエーテルエキスに中枢抑制作用が認められており，鎮静，抗痙攣，脊髄反射抑制作用を示す．また，magnocurarine にクラーレ様の骨格筋弛緩作用が認められている．
- **適　用**　収れん，利尿，去痰を目的に家庭薬原料とされるほか，漢方では，胸腹部膨満感，

腹痛，咳などを目標に半夏厚朴湯，柴朴湯などに用いられる．

シンイ　　Magnolia Flower　MAGNOLIAE FLOS　辛夷

タムシバ *Magnolia salicifolia* Maxim., コブシ *M. kobus* DC., *M. biondii* Pampanini, *M. sprengeri* Pampanini, ハクモクレン *M. denudata* Desrousseaux の蕾．精油（タムシバ）にはカンファー，リモネン，アサロン asarone など，アルカロイド：コクラウリン coclaurine, リグナン：ファルゲシン fargesin, マグノリン magnolin を含む．漢方で消炎，鼻疾，頭痛などに用いられる．

マツブサ科 Schisandraceae

東南アジアから東アジア，北米に分布．およそ2属，30種．つる性木本で落葉または常緑．葉は互生．花は単性，花被はらせん状に着く．花床が発達して多数の液果をつける．
ゴミシ（五味子）

ゴミシ　　Schisandra Fruit　SCHISANDRAE FRUCTUS　五味子

チョウセンゴミシ *Schisandra chinensis* Baillon の果実．シトラールを主成分とする精油，リグナン：シザンドリン schizandrin, ゴミシン A～J gomisin A～J を含み，漢方で鎮咳，強壮，滋養薬とする．

クスノキ科 Lauraceae

熱帯，亜熱帯に多く分布．およそ45属，1,500種．木本性，常緑，葉は互生，単葉ときに3列．花は両性または単性，放射相称．
葉および樹皮に油細胞があり，芳香があるものが多い．
　局方品：ウヤク（烏薬），ケイヒ（桂皮）
　非局方品：*Cinnamomum* 各種（セイロンニッケイ，ニッケイ），ゲッケイジュ（月桂樹）

ウヤク　　Lindera Root　LINDERAE RADIX　烏薬

テンダイウヤク *Lindera strychnifolia* Fernandez-Villar の根．アルカロイド：ラウロリトシン laurolitsine, 精油：リンデロン linderone, リンデレン linderene, (−)-ボルネオールを含み，健胃，鎮痛薬とする．

ケイヒ　　Cinnamon Bark　　CINNAMOMI CORTEX　桂皮　　〈口絵4参照〉

基　原　*Cinnamomum cassia* Blume の樹皮または周皮の一部を除いたもの．

来　歴　神農本草経の上品に「菌桂」および「牡桂」の名で収載，傷寒論や金匱要略では「桂枝」と称され，多くの処方に用いられる生薬である．わが国では，正倉院種々薬帳にみられる「桂心(けいしん)」の名で扱われた．現在の漢方薬は桂枝と桂皮をあまり区別することはなく桂皮が使用される．香辛料として，または料理用のシナモンも同類ものが使用され，日本のニッケイは *C. sieboldii* Meisn. で，生薬はその根の皮に由来する．江戸中期から代用薬として使用された．現在ではその生産はない．

産　地　中国（広東，広西の各省），ベトナム．

性　状　半管状または巻き込んだ管状の皮片で，厚さ 0.1〜0.5 cm，長さ 5〜50 cm，径 1.5〜5 cm である．外面は暗赤褐色を呈し，内面は赤褐色を呈し，平滑である．破折しやすく，折面はやや繊維性で赤褐色を呈し淡褐色の薄層がある．特異な芳香があり，味は甘く，後にやや粘液性で，わずかに収れん性である．

特徴成分　精油としてケイヒアルデヒド（シンナムアルデヒド）cinnamaldehyde（主成分）などを含む．また，ジテルペン類のシンカシオール A cinncassiol A やタンニン類の (−)-エピカテキン (−)-epicatechin, シンナムタンニン A_2, B_1, C_1 cinnamtannin A_2, B_1, C_1 などを含む．ケイヒアルデヒドは辛味を有し，シンナムタンニン類の一部は甘味を有する．

cinnamaldehyde

薬　理　ウサギおよびマウスの実験的発熱に対して，水エキスおよびケイヒアルデヒドに顕著な解熱作用が認められている．また，初期感染時において，マクロファージの賦活作用が証明されている．精油には，腸管運動促進作用，心抑制作用，抗かび抗菌作用が認められている．さらに，水製エキスに抗アレルギー作用が認められている．

適　用　かぜ薬，鎮痛鎮痙薬，解熱鎮痛消炎薬，動悸抑制薬，婦人薬とみなされる桂枝湯，葛根湯，苓桂朮甘湯，桂枝茯苓丸などの漢方処方やその他の処方に高頻度で配合される．また，芳香性健胃薬として胃腸薬に配合される．

キンポウゲ科 Ranunculaceae

温帯，寒帯に広く分布．およそ63属，3,000種．草本まれに木本性．葉は互生ときに対生，形状は様々だが掌状脈の分裂葉が多い．花は両性，がく片は花弁状，花弁は多数，放射相称または左右相称．アルカロイド，強心配糖体などを含み，有毒植物が多い．

　イレイセン，オウレン（黄連），ショウマ，ブシ（附子）

イレイセン　　Clematis Root　　CLEMATIDIS RADIX　　威霊仙

サキシマボタンズル *Clematis chinensis* Osbeck, *C. manshurica* Ruprecht, *C. hexapetala* Pallas の根および根茎．アルカロイド：アネモニン anemonin，サポニン：ヘデラゲニン hederagenin，オレアノール酸の配糖体，フラボノイド：ケンフェロールを含み，鎮痛，利尿薬とする．

オウレン　　Coptis Rhizome　　COPTIDIS RHIZOMA　　黄連　　〈口絵5参照〉

基　原	*Coptis japonica* Makino, *C. chinensis* Franchet, *C. deltoidea* C. Y. Cheng et Hsiao または *C. teeta* Wallich の根をほとんど除いた根茎．基原植物のオウレンは，この変種であるセリバオウレン，キクバオウレン，コセリバオウレンを含む．
来　歴	神農本草経の上品に収載され，漢名は黄色の根茎が連なっていることを示す．「延喜式」には，佐渡，能登，加賀，越前，丹波，美作，安芸など12の諸国から，相当量の黄連が貢進されていた記録があり，古くから，わが国での重要な薬物資源であった．
産　地	日本（福井，鳥取，新潟，石川，兵庫，高知），中国（四川，湖北，雲南の各省），ネパール，インド，ミャンマー．
性　状	不整の円柱形で径 0.2～0.7 cm，長さ 2～4 cm まれに 10 cm．多少湾曲し，しばしば分枝する．外面は灰黄褐色を呈し，輪節があり，多数の根の基部を認める．弱いにおいがあり，味は極めて苦く，残留性で，唾液を黄色に染める．
特徴成分	アルカロイドとしてベルベリン berberine（主成分），パルマチン palmatine，コプチシン coptisine，ヤテオリジン jateorrhizine などを含有する（局方規格として，ベルベリンを 4.2％以上含む）．コプチシンは黄連特有成分であり，黄柏には含有されない．

berberine

薬　理	水性エキスに，抗胃潰瘍作用，肝障害改善作用．50％含水エタノールエキスには黄色ブドウ球菌，赤痢菌，コレラ菌などに対して抗菌作用を示す．また，ベルベリンは，抗菌，血圧降下，抗炎症，解熱などの作用を示す．
適　用	止瀉薬および苦味健胃薬として配合剤（胃腸薬）の原料とする．また，健胃消化薬，止瀉整腸薬，止血薬，精神神経用薬とみなされる三黄瀉心湯，黄連解毒湯，温清飲などの漢方処方に配合されている．

ショウマ　　Cimicifuga Rhizome　CIMICIFUGAE RHIZOMA　升麻

サラシナショウマ *Cimicifuga simplex* Wormskjord, *C. dahurica* Maxim., *C. foetida* L., *C. heracleifolia* Komarov の根茎．トリテルペノイド：シミゲノール cimigenol，クロモン：シミフギン cimifugin を含み，漢方で解毒，発汗，解熱に用いられる．

ブシ　　Processed Aconite Root　PROCESSI ACONITI RADIX　加工ブシ

〈口絵6参照〉

基　原　ハナトリカブト *Aconitum carmichaeli* Debeaux またはオクトリカブト *A. japonicum* Thunb. の塊根を次に示した加工法により製したもの．
(1) 高圧蒸気処理．
(2) 食塩，岩塩または塩化カルシウムの水溶液に浸せきした後，加熱または高圧蒸気処理．
(3) 食塩の水溶液に浸せきした後，石灰を塗布．

来　歴　神農本草経の下品に収載．毒性の強い生薬で，全草が有毒．オクトリカブトは日本各地に自生し，山菜のニリンソウとトリカブトの若芽がよく似ていることから，誤食による中毒事故がある．わが国では，高圧蒸気処理（減毒化）して乾燥した加工ブシが漢方製剤に使用される．
　烏頭は母根，附子は母根の周りに付いた子根を指す．しかし，市場では，減毒せずにそのまま乾燥したものを烏頭，減毒のために加工修治したものを附子と呼ぶ．

産　地　中国（四川省），日本（北海道）．

性　状　加工法により色や形が異なる．破砕していないものは，倒円錐～球形で，膨らんだ側根基部が不規則に突出する．加工していないものは，外面が淡褐色であるのに対して，加工修治したものは，半透明で光沢のある暗褐色や黒色，灰褐色のものがある．弱い特異なにおいがある．

特徴成分　ジテルペン型アルカロイドを含有する．このアルカロイドはアコニチン系（猛毒性）とアチシン系（低毒性）に分類される．アコニチン系として，アコニチン aconitine（主成分），メサコニチン mesaconitine（主成分），ジェサコニチン jesaconitine，ヒパコニチン hypaconitine などがある．また，加工修治すると，8位のアセチル基が脱離あるいは長鎖脂肪酸残基に置換される（リポアルカロイド類）．その他，ヒゲナミン higenamine など．

aconitine

薬　理　　水製エキスの致死量は 10 〜 30 mg/kg．アコニチン系アルカロイドは呼吸中枢麻痺，知覚・運動神経系の麻痺などの毒性を示す．また，中枢性鎮痛作用を示す．加工修治することにより，その毒性は 1/100 〜 1/300 になると言われている．リポアルカロイド類は抗炎症作用および鎮痛作用が認められている．ヒゲナミンは強心作用を示す．

適　用　　強心，鎮痛，新陳代謝の機能亢進を目的に漢方薬に処方される．身体を温め，手足の冷えなどを治す．高齢者や虚弱者には，ブシを配合する八味地黄丸や麻黄附子細辛湯，真武湯などが適合する場合も多い．

備　考　　コウブシ（香附子）CYPERI RHIZOMA は，カヤツリグサ科 Cyperaceae のハマスゲ Cyperus rotundus L. の根茎に由来するもので，附子とは全く異なる生薬である．

メギ科 Berberidaceae

北半球の温帯を中心に分布．およそ 13 属，650 種．草本または低木．葉は互生，節に葉の変形した針を持つものがある．花は 3 数性が多く，両性，放射相称．
　インヨウカク（淫羊藿）

インヨウカク　　　Epimedium Herb　EPIMEDIUM HERBA　淫羊藿

Epimedium pubescens Maxim., *E. brevicornum* Maxim., *E. wushanense* T.S. Ying, ホザキイカリソウ *E. sagittatum* Maxim., キバナイカリソウ *E. koreanum* Nakai, イカリソウ *E. grandiflorum* Morren var. *thunbergianum* Nakai, トキワイカリソウ *E. sempervirens* Nakai の地上部．フラボノイド：イカリイン icariin，アルカロイド：マグノフロリンを含み，強精薬とする．

アケビ科 Lardizabalaceae

東アジアと南米に分布．およそ 8 属，40 種．つる性木本が多い．葉は掌状複葉，互生．花は 3 数性，単性で雌雄同株．果実は大型の液果．
　モクツウ（木通）

モクツウ　　Akebia Stem　AKEBIAE CAULIS　木通

アケビ *Akebia quinata* Decne., ミツバアケビ *A. trifoliata* Koidzumi のつる性の茎．サポニン：アケボシド akeboside 類，ヘデラゲニン hederagenin，オレアノール酸の配糖体を含み，漢方で消炎利尿，通経に用いる．

ツヅラフジ科 Menispermaceae

主として熱帯に分布．およそ 65 属，350 種．つる性木本，ときに直立の低木．葉は互生，単葉あるいは掌状．花は単性，雌雄異株．
　コロンボ，ボウイ（防已）

コロンボ　　Calumba　CALUMBAE RADIX

Jateorrhiza columba Miers の根．アルカロイド：パルマチン，ヤテオリジン jateorrhizine，コロンバミン columbamine，苦味質：コロンビン columbin を含み，苦味健胃，止瀉薬に用いる．

ボウイ　　Sinomenium Stem and Rhizome　SINOMENI CAULIS ET RHIZOMA　防已

〈口絵 7 参照〉

基　原	オオツヅラフジ *Sinomenium acutum* Rehder et Wilson のつる性の茎および根茎．
来　歴	神農本草経の下品に収載されている．日本では江戸時代から防已としてオオツヅラフジを当てる．中国の防已は粉防已 *Stephania tetrandra* S. Moore である．
産　地	日本南部から中国にかけて自生．日本国内の市販のボウイは全て日本産で，四国を中心に関東以西の各県で産出する．
性　状	円形または楕円形の切片で厚さ 0.2～0.4 cm，径 1～4.5 cm．皮部は淡褐色～暗褐色，木部は灰褐色の道管部と暗褐色の放射組織とが交互に放射状に配列する．ほとんどにおいはなく，味は苦い．
特徴成分	イソキノリン型アルカロイド：シノメニン sinomenine，ジシノメニン disinomenine など．

sinomenine

| 薬　理 | 特徴成分のシノメニンには，動物実験において抗炎症作用，免疫抑制作用，持続性の鎮痛作用が確かめられている．水性エキスにおいても，ウサギ，ラットにおいて抗アレルギー作用が報告されている． |
| 適　応 | 水分代謝の促進と鎮痛を目的に，いわゆる水太り体質の肥満症やむくみ，関節痛に用いる防已黄耆湯，手足のむくみや冷えを伴う手足の疼痛・しびれ感・めまいなどに用いる防已茯苓湯などの漢方薬に配合される． |

スイレン科 Nymphaeaceae

熱帯から温帯にかけて分布．およそ7属，90種．水生植物で地下茎は土中，葉柄は長く，葉身は浮葉，沈水葉，抽出葉．花は単頂，両性．
　センコツ（川骨）

センコツ　　Nuphar Rhizome　　NUPHARIS RHIZOMA　　川骨

コウホネ *Nuphar japonicum* DC. の根茎．アルカロイド：ヌファリジン nupharidine，タンニン：ヌファリン A, B nupharin A, B を含み，漢方では強壮，止血，浄血などの婦人薬に用いる．

ドクダミ科 Saururaceae

東アジアと北アメリカに分布．5属，7種．葉は互生，単葉．花は両性，穂状花序に多数の小さい無花被花を付ける．
　ジュウヤク（十薬，重薬）

ジュウヤク　　Houttuynia Herb　　HOUTTUYNIAE HERBA　　十薬，重薬

〈口絵8参照〉

基　原	ドクダミ *Houttuynia cordata* Thunb. の花期の地上部．
来　歴	わが国で民間療法に古くから用いられてきた．ドクダミは「毒矯み」の意味で，毒下しに用いられてきたことに由来する．
産　地	各地に自生するが，新潟，徳島，大分，京都，島根，愛媛，茨城などで生産がある．近年は中国からの輸入品がある．
性　状	茎に互生した葉および花穂．茎は淡褐色で縦みぞと隆起する節がある．葉は広卵状心臓形で長さ2～8cm，幅3～6cm，淡緑色で先端は鋭く尖る．花は1～3cm，淡黄色で無花被の多数の小型の花がつき，その基部に淡黄色～淡黄褐色の総苞が4枚ある．
特徴成分	ケルシトリン quercitrin，イソケルシトリン isoquercitrin などのフラボノイド配糖体やベンズアミド誘導体が含まれる．生の植物の特有のにおいはデカノイルアセト

アルデヒド decanoylacetaldehyde などのアルデヒドだが，生薬ではほとんど無臭である．

quercitrin　　：R = Rha
isoquercitrin　：R = Glc

decanoylacetaldehyde

薬　理　水性エキスでマウスやラットに対して急性起炎性浮腫や急性熱傷浮腫の抑制などの抗炎症作用が報告されている．特徴成分ケルシトリンにおいても，動物実験で抗ウイルス作用や浮腫の抑制が報告されている．

用　途　ゲンノショウコ，センブリと並んで日本の三大民間薬の一つ．化膿性皮膚疾患の薬として外用剤や浴剤として用いる．生薬は便通，利尿目的や，慢性皮膚疾患など消炎を目的に広く用いられている．

ウマノスズクサ科 Aristolochiaceae

温帯から熱帯に分布．およそ7属，450種．常緑草本，つる性草本，木本もある．葉は心臓形，腎臓形．花は両性，放射相称または左右相称，3数性．
サイシン（細辛）

サイシン　　Asiasarum Root　ASIASARI RADIX　細辛

ウスバサイシン *Asiasarum sieboldii* F. Maekawa, ケイリンサイシン *A. heterotropoides* F. Maekawa var. *mandshuricum* F. Maekawa の根および根茎．精油成分：メチルオイゲノール methyleugenol, サフロール safrol, ユーカルボン eucarvone, 辛味成分，アルカロイド：ヒゲナミン higenamine, リグナン：(−)-アサリニン (−)-asarinin を含み，漢方では解熱，鎮咳，鎮痛薬とする．

ボタン科 Paeoniaceae

ユーラシアの温帯に分布．*Paeonia* 1属，50種．多年生草本または低木．葉は根生あるいは互生．花は茎頂に単生，放射総称．袋果．
シャクヤク（芍薬），ボタンピ（牡丹皮）

シャクヤク　　Peony Root　PAEONIAE RADIX　芍薬　　〈口絵9参照〉

基　原　シャクヤク *Paeonia lactiflora* Pallas の根．

来　歴　神農本草経の中品に収載される．薬能は「邪気，腹痛を治し，（中略），痛みを止め，小便を利し，気を益す」などと記されている．日本へは薬用の目的で栽培株が伝えられたが，花が美しいことから，観賞用に品種改良が行われてきた．

産　地　日本（奈良，北海道，岩手，青森，長野，和歌山），中国（内蒙古，浙江，安徽，四川の各省），韓国．

性　状　直径1～3 cmほどの円柱形で，外面は褐色～淡灰褐色を呈し，いぼ状の側根の跡や横長の皮目がある．外皮を剝いだものは外面が灰白色で粉を吹いたように見える．独特の少し酸っぱいような匂いがする．味ははじめ甘く，後に渋みとやや苦みがある．

特徴成分　ペオニフロリン paeoniflorin（安息香酸が結合した変形モノテルペン配糖体）（主成分）とその関連化合物，ペオニフロリゲノン paeoniflorigenone，オキシペオニフロリン oxypaeoniflorin，ペオニラクトン A, B paeonilactone A, B を含む．そのほかガロタンニン類，安息香酸などを含む．

paeoniflorin　　：R = H
oxypaeoniflorin：R = OH

paeonilactone A

薬　理　水抽出エキスはマウスの経口投与でカラゲニン足蹠（そくせき）浮腫を抑制，ラットの経口投与でアジュバント関節炎を抑制，雌ラットの経口投与で卵巣組織中のプロゲステロン量を増加し，血中テストステロン濃度を低下させる．50％メタノールエキスはマウス経口投与で塩化ピクリル塗布による遅延型アレルギー反応を抑制，鎮静作用，鎮痙作用，局所麻酔作用，抗炎症，抗菌作用を示す．また，ペオニフロリンは鎮静，鎮痛，抗炎症，抗ストレス潰瘍予防，血圧降下，血管拡張，平滑筋弛緩などの作用，抗凝血作用，受身皮膚アナフィラキシー抑制作用がある．芍薬は甘草と併用することにより，筋弛緩作用を示す．

適　用　鎮痙薬，婦人薬，風邪薬，皮膚疾患用薬，消炎排膿薬などの処方に配合される．葛根湯，芍薬甘草湯，当帰芍薬散，加味逍遙散，小青竜湯など，多くの漢方処方に配合される重要生薬である．

| ボタンピ | Moutan Bark　MOUTAN CORTEX　牡丹皮 | 〈口絵11参照〉 |

基　原	ボタン *Paeonia suffruticosa* Andrews（= *P. moutan* Sims）の根皮.
来　歴	神農本草経の下品に収載される．金匱要略(きんきようりゃく)には，根皮を用いるとされていることから，牡丹（去芯）と記されている
産　地	中国（山東，安徽，四川，甘粛の各省），韓国，日本（奈良，長野）.
性　状	直径 0.8〜1.5 cm ほどの管状〜半管状の肉厚の皮片で，厚さは 0.2〜0.5 cm. 外面は暗褐色〜紫褐色で，横に長い楕円状の側根の跡がある．内面は淡灰褐色〜帯赤褐色．しばしば内面および外面に白色の結晶が付着する．独特の匂いがする．味はわずかに辛くて苦い.
特徴成分	芳香族化合物のペオノール paeonol およびその配糖体ペオノシド paeonoside，ペオノリド paeonolide などを含む．モノテルペンとその関連化合物のペオニフロリン，オキシペオニフロリンなども含むが，含有量はシャクヤクより少ない.

paeonol　　　：R = H
paeonoside：R = Glc
paeonolide　：R = Glc-Ara

薬　理	水抽出エキスはラットの経口投与でアジュバント関節炎を抑制，血小板凝集抑制，マウスの皮下投与でヘキソバルビタール睡眠延長，酢酸ライジング抑制などの作用を示す．主成分のペオノールには抗菌作用，鎮静作用，鎮痛作用，解熱作用，抗けいれんなどの中枢抑制作用，抗炎症作用，胃液分泌抑制作用，抗血液凝固作用，子宮運動抑制作用が知られている.
適　用	漢方処方用薬で主に駆瘀血作用の漢方処方に配合される．婦人薬と見なされる温経湯，加味逍遙散，桂枝茯苓丸，牛車腎気丸，八味地黄丸などの漢方処方に用いる.

ケシ科 Papaveraceae

北半球の温帯〜亜寒帯に分布．およそ47属，700種．草本性．葉は互生，単葉で羽裂または複葉．花は両性，放射相称（ケシ亜科）または左右相称（エンゴサク亜科）．ケシ亜科では乳管を持つ.

アルカロイドを有するものが多い.

<u>アヘン</u>，アヘン末，エンゴサク

アヘン　　Opium　OPIUM　阿片　　　　　　　　　　〈口絵 45, 46 参照〉

基 原　ケシ *Papaver somniferum* L. の未熟果実から得られる乳液を凝固させたもの．

来 歴　古代ギリシャの本草書であるディオスコリデスの薬物誌には，ケシには催眠や鎮咳，消炎作用があると記述されている．またプリニウスの博物誌にも同様の記載があり，習慣性も指摘している．中国には 7〜8 世紀にインドから伝わったとされる．明代の本草綱目には阿芙蓉(あふよう)の名で収載されている．また，中国では果実を罌粟殻(おうぞくこく)といい鎮咳薬として用い，種子（罌粟）は下痢止めに用いる．日本には室町時代に伝わった．

産 地　西アジア，パキスタン，アフガニスタン，インド，東南アジア，中国，北朝鮮など．なお，ケシ *Papaver somniferum* L. とアツミゲシ *P. setigerum* DC. はあへん法の対象になっており，栽培やアヘン製造は当局の許可が必要である．ハカマオニゲシ *P. bracteatum* Lindl. も麻薬成分であるテバイン thebaine を含むため麻薬原料植物に指定されており，麻薬及び向精神薬取締法で栽培は禁止されている．

性 状　やや光沢のある黒褐色の塊で，乾燥すると塊片に砕ける．特異なにおいがあり，苦味がある．

特徴成分　イソキノリン系アルカロイドとして，モルヒネ morphine，コデイン codeine，テバイン thebaine，パパベリン papaverine，ノスカピン noscapine，ナルセイン narceine など 20 数種を含有する．その他，メコン酸 meconic acid，メコニン meconin，樹脂，ゴム質，粘液，糖などを含有する．

morphine : R = H
codeine　 : R = CH$_3$

papaverine

薬 理　モルヒネには鎮痛作用，鎮咳作用，止瀉作用，パパベリンには鎮痙作用，コデインには鎮咳作用，鎮痛作用，止瀉作用，ノスカピンには鎮咳作用がある．

適 用　鎮痛，鎮静，鎮痙薬として用いる．アヘン末〔アヘンを粉末にしたものあるいはアヘンの粉末にデンプンもしくは乳糖水和物を加えたもの〕，アヘン散〔アヘン末にデンプンまたは適当な賦形剤を混合したもの〕，アヘン・トコン散〔アヘン末にトコン末とデンプンまたは適当な賦形剤を混合したもの〕などの散剤や，チンキ剤（アヘンチンキ）として服用する．また，アヘンが含有する各種アルカロイド製剤の製造原料となる．

アヘン末　　Powdered Opium　OPIUM PULVERATUM　阿片末

ケシ *Papaver somniferum* L. の未熟果実から得たアヘンを均質な粉末としたもの，またはこれにデンプンもしくは乳糖水和物を加えたもの（モルヒネ 9.5～10.5％）．アルカロイド：モルヒネ morphine，コデイン codeine，パパベリン papaverine，ノスカピン noscapine，テバイン thebaine を含み，鎮痛，鎮静，鎮痙，止瀉薬とする．

エンゴサク　　Corydalis Tuber　CORYDALIS TUBER　延胡索

Corydalis turtschaninovii Besser forma *yanhusuo* T.H. Chou et C.C. Hsu の塊茎．アルカロイド：(+)-コリダリン (+)-corydaline，プロトピン protopine を含み，漢方で鎮痙，鎮痛薬とする．

ユキノシタ科 Saxifragaceae

北半球の温帯から寒帯に分布．およそ 110 属，1,200 種．草本または木本．形態的に多様．
　アマチャ（甘茶）

アマチャ　　Sweet Hydrangea Leaf　HYDRANGEAE DULCIS FOLIUM　甘茶

アマチャ *Hydrangea macrophylla* Seringe var. *thunbergii* Makino の葉および枝先．イソクマリン：(+)-フィロズルチン (+)-phyllodulcin を含み，矯味，甘味料として，口内清涼剤などに用いられる．

バラ科 Rosaceae

各地に分布．およそ 100 属，3,200 種．草本または木本性．葉は互生まれに対生，単葉または複葉．花弁は 5，放射相称．果実は多様．
　種子，果実には，多量の青酸配糖体を含むものがある．
　エイジツ（営実），キョウニン（杏仁），トウニン（桃仁），ビワヨウ（枇杷葉）

エイジツ　　Rose Fruit　ROSAE FRUCTUS　営実　　〈口絵 10 参照〉

基　原	ノイバラ *Rosa multiflora* Thunb. の偽果または果実．
来　歴	神農本草経の上品に収録されている．現在の日本では漢方用とすることはない．
産　地	中国，北朝鮮から年間約 20 トン程度輸入されている．
性　状	偽果は球形，楕円球形，偏球形で長さ 5～9.5 mm，径 3.5～8 mm．外面は赤色～暗褐色で滑らかでツヤがある．しばしば果柄をつけ，反対側に五角形のがくの

残基がある．内部には周壁に銀白色の毛が生え，5～10個の堅果がある．堅果は卵形で一端は鈍形，他端はやや尖っている．長さ約4mm，径約2mm．堅果の味は渋くて苦く，刺激性がある．

特徴成分 フラボノイドのケンフェロール kaempferol 配糖体ムルチフロリン A, B multiflorin A, B やケルセチン配糖体などを含む．

multiflorin A

薬　理 煎剤はヒト，イヌで瀉下活性を示す．瀉下活性を示すフラボノール配糖体のうちムルチフロリン A がマウスで最も作用が強い．

用　途 緩下剤．少量用いることで，緩下薬として家庭薬の下剤原料になる．

キョウニン　　　Apricot Kernel　　ARMENIACAE SEMEN　　杏仁　　〈口絵12参照〉

基　原 ホンアンズ *Prunus armeniaca* L. またはアンズ *P. armeniaca* L. var. *ansu* Maxim. の種子．

来　歴 神農本草経の下品に「杏核仁」の名前で収録されており，漢方の要薬である．中国では青酸配糖体を含み苦味があるものを苦杏仁として薬用にし，苦味のないものを甘杏仁あるいは甜杏仁として食用にする．

産　地 中国華北から内蒙古，甘粛にかけて栽培されている．日本産は少なく，中国，北朝鮮から輸入されている．

性　状 偏圧した左右やや不均等な卵形．長さ1.1～1.8cm，幅0.8～1.3cm，厚さ0.4～0.7cm．一端は鋭く尖り，他端は丸みを帯びている．トウニンと比べると丸みが強く，タマネギを扁平にした形に近くなる．種皮は褐色．合点から多数の維管束が種皮全体に縦走し，その部分が縦じわになる．温水に入れて軟化するとき，種皮と白色半透明の薄い胚乳は子葉から容易にはがれる．子葉は白色．においはほとんどなく，味は苦く油ようである．

特徴成分 青酸配糖体アミグダリン amygdalin, 脂肪油，タンパク質を含む．

amygdalin

薬　理 水エキスはモルモットにおいて気管平滑筋のヒスタミンによる収縮を抑制し，エフェドリンによる弛緩を増強することが報告されている．煎液とアミグダリンがマウ

スの咳を沈静化することも報告されている．煎液のマウス経口投与での半数致死量（LD_{50}）は 2.25 g/kg，アミグダリンでの致死量が 600 mg/kg とされている．無菌ラットでは致死量がはるかに上昇するので，毒性発現には腸内細菌の関与が示唆されている．

用途 鎮咳去痰薬あるいは鎮咳去痰を目的に麻黄湯，麻杏甘石湯などに配合される．杏仁油，杏仁水の原料．

トウニン　　Peach Kernel　PERSICAE SEMEN　桃仁　　〈口絵13参照〉

基原 モモ *Prunus persica* Batsch または *P. persica* Batsch var. *davidiana* Maxim. の種子．

来歴 神農本草経の下品に収録されており，瘀血の薬として扱われる．現在でも漢方薬では要薬である．類似のキョウニンとは別の目的で用いられる．

産地 中国各地，特に山東，山西，河北の各省で生産される．日本国内生産はほとんどなく，中国から 130 トンほど輸入される．

性状 偏圧した左右やや不均等な卵形．長さ 1.2〜2.0 cm，幅 0.6〜1.2 cm，厚さ 0.3〜0.7 cm．一端は鋭く尖り，他端は丸みを帯びている．キョウニンと比べるとやや細長く，ラグビーボールを扁平にした形に近くなる．種皮は赤褐色から淡褐色．合点から多数の維管束が種皮全体に縦走し，その部分が縦じわになる．温水に入れて軟化するとき，種皮と白色半透明の薄い胚乳は子葉から容易にはがれる．子葉は白色．においはほとんどなく，味は苦く油ようである．

特徴成分 青酸配糖体のアミグダリン，脂肪油，タンパク質を含む．

薬理 古来の治療例から消炎性駆瘀血薬と見なされていて，水性エキスはラットにおけるカラゲニン足蹠浮腫を抑制や，活性酸素の消去を示す．駆瘀血作用としては，血栓溶解作用などの報告もある．出血性疾患などによる貧血の強い人に用いてはならない．

用途 漢方で瘀血を除き血行を促進する目的で配合される．桂枝茯苓丸，桃核承気湯は駆瘀血目的で配合されている典型例である．そのほか潤腸湯，折衝飲，疎経活血湯，大黄牡丹皮湯などがある．

ビワヨウ　　Loquat Leaf　ERIOBOTRYAE FOLIUM　枇杷葉

ビワ *Eriobotrya japonica* Lindley の葉．トリテルペノイド：ウルソール酸，オレアノール酸，青酸配糖体：アミグダリン amygdalin，精油成分：(+)-ネロリドール (+)-nerolidol を含み，清涼健胃薬，消炎，浴湯料とする．

マメ科 Leguminosae

 各地に分布．およそ600属，13,000種．草本または木本性，ときにつる性．葉は互生，多く複葉で羽状あるいは3出複葉．花は両性で蝶状花あるいはほぼ放射相称．豆果をつける．
 アラビアゴム，オウギ（黄耆），カッコン（葛根），カンゾウ（甘草），クジン（苦参），ケツメイシ（決明子），センナ，ソボク（蘇木），トラガント，ヘンズ（扁豆）．

アラビアゴム　　　Acacia　GUMMI ARABICUM

 アラビアゴムノキ *Acacia senegal* Willdenow またはその他同属植物の幹および枝から得た分泌物．加水分解すれば，D-ガラクトース，L-アラビノース，L-ラムノースなどを生じる多糖類アラビック酸 arabic acid を含み，乳化，結合剤，のり料として用いられる．

オウギ　　　Astragalus Root　ASTRAGALI RADIX　黄耆

 キバナオウギ *Astragalus membranaceus* Bunge, *A. mongholicus* Bunge の根．フラボノイド：アストライソフラボン astraisoflavone，イソリクイリチゲニン isoliquiritigenin，トリテルペノイド配糖体：アストラガロシドⅠ～Ⅷ astragaloside Ⅰ～Ⅷを含み，漢方で強壮，止汗，強心，利尿，血圧降下の目的に使用される．

カッコン　　　Pueraria Root　PUERARIAE RADIX　葛根　　　〈口絵14参照〉

基　原	クズ *Pueraria lobata* Ohwi の周皮を除いた根．
来　歴	神農本草経の中品に収載される．日本では飛鳥時代以前から食用，薬用に利用されていた．漢方での重要生薬である．
産　地	日本（長野，群馬，新潟，滋賀，愛知），中国（四川，湖南，浙江の各省）．
性　状	5～8mm角に切断したサイコロ状のものを「角葛根」，厚さ5～10mmの板状に縦割りしたものを「板葛根」という．外面は繊維性で，淡灰黄色～灰白色を呈する．横断面をルーペ視すると，多数の大きな導管が認められる．放射組織はやや陥没している．匂いはなく，味はわずかに甘い．灰白色でデンプンに富んだものが良品とされる．
特徴成分	デンプン10～14％，イソフラボン誘導体のダイジン daidzin，ダイゼイン daidzein，プエラリン puerarin，ゲニステイン genistein など，サポニンとしてクズサポニン A_1, A_2 kudzusaponin A_1, A_2 を含む．ブテノシドとしてプエロシド A, B pueroside A, B などを含む．

daidzein ：$R^1 = R^2 = H$
daidzin　：$R^1 = Glc, R^2 = H$
puerarin ：$R^1 = H, R^2 = Glc$

薬理作用　水エキスまたはメタノールエキスは解熱作用,血圧降下作用およびマウスの摘出小腸で鎮痙作用を示す.この鎮痙作用はダイゼインの含量に比例し,同系の数種のイソフラボンにはないことが報告されている.水エキスは血流量増加作用がある.ダイゼインはパパベリン様鎮痙作用を示す.ダイゼイン,ダイジンはcAMPホスホジエステラーゼ阻害作用がある.プエラリンは血糖降下作用を示す.

適用　発汗,解熱,鎮痙の目的で葛根湯,桂皮加葛根湯,参蘇飲などに配合される.デンプン製造原料.

カンゾウ　　Glycyrrhiza, Licorice　GLYCYRRHIZAE RADIX　甘草　〈口絵15参照〉

基原　ウラルカンゾウ *Glycyrrhiza uralensis* Fischer またはスペインカンゾウ *G. glabra* L. の根およびストロンで,ときに周皮を除いたもの.

来歴　甘草は古代から洋の東西を問わず知られた薬草である.中国では神農本草経の上品に収載され,傷寒論では113処方中約80処方に用いると記載されるなど,多くの処方に使われる漢方医学の要薬である.奈良時代に遣唐使によってもたらされた甘草が正倉院に残されている.

産地　中国東北部,シベリア,モンゴル(ウラルカンゾウ),中央アジア,インド亜大陸西部,地中海沿岸部(スペインカンゾウ).

性状　ほぼ円柱形で,直径0.5〜3.0cm,長さ1m.外面は皮付きものでは暗褐色〜赤褐色で,しばしば皮目や芽を付ける.周皮を除いたもの(皮去りカンゾウ)は外面が淡黄色で繊維性である.横切面は,皮部と木部の境界が明らかで,放射状の構造を示し,しばしば放射状の裂け目が認められる.ストロンに基づくものでは髄を認めるが,根のものには認められない.わずかににおいがあり,かめば残留性の強い甘味がある.

特徴成分　トリテルペン配糖体:グリチルリチン酸 glycyrrhizic acid(別名グリチルリチン glycyrrhizin)を3〜6%含む(甘味の本体).その他フラボノイド配糖体:リクイリチン liquiritin,イソリクイリチン isoliquiritin,フラボノイド:リクイリチゲニン liquiritigenin,イソリクイリチゲニン isoliquiritigenin などを含有する.

glycyrrhizic acid

isoliquiritigein : R = H
isoliquiritin   : R = Glc

薬　理　エキスは消化性潰瘍抑制作用，副腎皮質ホルモン様作用を示す．主要成分のグリチルリチン酸には抗潰瘍作用，副腎皮質ホルモン様作用，抗炎症・抗アレルギー作用，抗ウイルス作用，インターフェロン誘導作用，発がんプロモーター阻害作用，エストロゲン様作用，コルチコイド様作用，実験的肝障害の予防及び改善作用，血小板活性化因子産生抑制作用など多くの作用が報告されている．フラボノイドは抗潰瘍作用，胃液分泌抑制作用を有する．グリチルリチン酸を含まない画分は抗潰瘍作用，胃液分泌抑制作用が報告されている．副作用として多量の使用で，浮腫，高血圧が認められる．

適　用　漢方では健胃，鎮痛，鎮痙，去痰などの目的で，風邪薬，解熱・鎮痛・消炎薬，鎮咳去痰薬，健胃消化薬，止瀉整腸薬などと見なされる処方に極めて高頻度に用いられる．

現在の繁用漢方処方の 212 処方中では，約 7 割の処方に用いられ，主だったものとして，葛根湯，安中散，芍薬甘草湯，大黄甘草湯，小青竜湯，桂枝湯，小柴胡湯，半夏瀉心湯，補中益気湯，十全大補湯などがあげられる．また，グリチルリチン製造原料，食品甘味料（醤油，菓子など）としても大量消費される．

同類生薬　中国産以外のものは多くグリチルリチン酸抽出用として輸入されている．

新疆甘草 *Glycyrrhiza inflata* Bat. は中国新疆ウイグル自治区に分布する．わが国の局方の規定外である．

クジン　　　Sophora Root　　SOPHORAE RADIX　　苦参

クララ *Sophora flavescens* Aiton の根または周皮を除いた根．アルカロイド：マトリン matrine，オキシマトリン oxymatrine を含み，消炎止瀉，苦味健胃に利用される．

ケツメイシ　　　Cassia Seed　　CASSIAE SEMEN　　決明子

エビスグサ *Cassia obtusifolia* L. または *C. tora* L. の種子．アントラキノン：エモジン，オブツシフォリン obtusifolin，ナフタレン：トラクリソン torachrysone，トララクトン toralactone を含み，整腸，緩下，利尿薬とする．

センナ　　Senna Leaf　　SENNAE FOLIUM　　〈口絵16参照〉

基　原　チンネベリー・センナ *Cassia angustifolia* Vahl またはアレキサンドリア・センナ *C. acutifolia* Delile の小葉．

来　歴　世界最古の医学文書エーベルス・パピルス（紀元前1552年）に，ヒマシやアロエなどの下剤とともに収載されている．11世紀頃アラビアの医者により，ヨーロッパへ紹介された．欧米で広く用いられている緩下剤である．日本の薬局方でも初版から現在に至るまで収載されてきた．

産　地　チンネベリー・センナ：南インド，アレキサンドリア・センナ：エジプト，スーダン．日本に輸入されるものは前者が多く，後者はあまりない．

性　状　チンネベリー・センナはひ針形〜長ひ針形で長さ1.5〜5 cm，幅0.5〜1.5 cm，淡黄緑色，全縁で先端は尖り，葉脚は非相称．下面はわずかに毛がある．匂いはわずかにあり，味は苦い．アレキサンドリア・センナはチンネベリー・センナより小型で，小葉はひ針形から尖った卵形で長さ1.5〜3 cm，幅0.5〜1.0 cmで葉質はやや堅い．

特徴成分　ビスアントロン（ジアントロン）配糖体としてセンノシドA〜D，G sennoside A〜D，Gを含有する．アントラキノン類のクリソファノール chrysophanol，アロエ-エモジン aloe-emodin，レイン rhein およびそれらの配糖体も含有する．

chrysophanol : R = CH$_3$
rhein : R = COOH
aloe-emodin : R = CH$_2$OH

sennoside A : 10-10′ スレオ
sennoside B : 10-10′ エリスロ

薬　理　瀉下作用を示す．センノシドA，Bが代表的有効成分である．水エキスは経口投与すると有効であるが，静脈内投与では無効である．これはセンノシドA，Bが腸内細菌によってレインアンスロンに代謝され，これが結腸における水と電解質の輸送に影響をして瀉下作用を発現することによる．エキスおよびレインはラットの空腸，回腸，結腸における水分，Na$^+$，Cl$^-$の吸収を抑制する．また，瀉下作用はセンノシドCやアロエ-エモジン，ジアンスロン配糖体により増強されることが報告されている．

適　用　緩下薬．本生薬を含む下剤製剤は妊娠子宮収縮作用，骨盤内臓器の充血作用を起こすので妊婦の服用は注意が必要である．

ソボク　　Sappan Wood　SAPPAN LIGNUM　蘇木

スオウ *Caesalpinia sappan* L. の心材．色素：ブラジリン brasilin，精油成分：(+)-α-フェランドレン (+)-α-phellandrene を含み，漢方で駆瘀血薬として用いられ，染料とされる．

トラガント　　Tragacanth　TRAGACANTHA

Astragalus gummifera Labllardière またはその他同属植物の幹から得た分泌物．加水分解すれば D-ガラクツロン酸，D-ガラクトース，D-キシロース，L-フルクトースなどを生じる糖類トラガント酸 tragacanthic acid を含み，結合剤，崩壊剤，懸濁化剤とする．

ヘンズ　　Dolichos Seed　DOLICHI SEMEN　扁豆

フジマメ *Dolichos lablab* L. の種子．デンプン，タンパク質を含み，解毒，健胃に用いる．

フウロソウ科 Geraniaceae

温帯～亜熱帯に分布．およそ5属，700種．草本性でまれに低木．葉は互生あるいは対生，多く掌状～羽状複葉．花は両性，花弁は5枚，放射相称あるいは左右相称．果実は長い嘴状で熟すと開裂．

ゲンノショウコ

ゲンノショウコ　　Geranium Herb　GEARANII HERBA　〈口絵17参照〉

基　原	ゲンノショウコ *Geranium thunbergii* Sieb. et Zucc. の地上部．
来　歴	日本では古くから民間療法で止瀉薬として用いられてきた．ドクダミ，センブリと並んで三大民間薬の一つ．比較的即効性があるので，「現の証拠」といわれるようになったという．
産　地	徳島，富山，滋賀など各県で栽培・野生品が年間約50トン程度生産される．需要が年間約220トンなので，中国，韓国から輸入する．
性　状	茎および対生する葉からなる．茎は細長く緑褐色．葉は掌状に3～5裂し，長さ2～4cm，灰黄緑色～灰褐色．裂片は長だ円形～倒卵形で上部の辺縁に鈍きょ歯がある．葉柄は長い．茎と葉には軟毛がある．わずかににおいがあり，味は渋い．輸入品の中には，葉が互生し葉身が深裂するものがあるが，それは適合しない．
特徴成分	タンニンが葉の約20%，全草の約5%含まれ，有効成分とされている．6～8月に最大量となり，冬は少ない．タンニンの中でも，ゲラニイン geraniin が代表成分とされている．

geraniin

薬理 ウサギへの胃内投与実験では，小腸：量に関係なく蠕動運動の抑制，盲腸：少量では逆蠕動運動，多量では正の蠕動運動，結腸：少量では効果なし，多量で瀉下的に作用，というように複雑な結果を与えた．ラットの摘出小腸での実験では，腸管収縮を抑制，マウスでは大腸の蠕動運動を抑制し，いずれでも止瀉的な効果の実験結果が得られている．

用途 濃く煎じたものは止瀉薬，薄く煎じたものは整腸薬である．

ハマビシ科 Zygophyllaceae

熱帯，暖帯の乾燥地，海岸に多く生える．およそ25属，250種．低木ときに草本．葉は互生，羽状複葉．花は両性，放射相称または左右相称．

シツリシ（蒺藜子）

シツリシ　　　Tribulus Fruit　TRIBULI FRUCTUS　蒺藜子

ハマビシ *Tribulus terrestris* L. の果実．アルカロイド：ハルミン harmine，フラボノイド：ケンフェロールとその 3-glycoside，タンニン，樹脂，精油，脂肪油，サポニンを含み，利尿，消炎，浄血，強壮，眼疾薬とする．

トウダイグサ科 Euphorbiaceae

温帯から熱帯に分布．およそ300属，7,000種．草本または木本．茎は多肉化するものが多い．花は単性，放射相称，雌雄異株または同株．

連合乳管が発達するものが多い．

アカメガシワ

アカメガシワ　　Mallotus Bark　MALLOTI CORTEX

アカメガシワ *Mallotus japonicus* Mueller Agroviensis の樹皮．苦味物質：ベルゲニン bergenin，フラボノイド：ルチン，タンニン：ゲラニイン geraniin，マロータス酸 mallotusnic acid を含み，胃腸薬とする．

ミカン科 Rutaceae

熱帯～温帯に分布．およそ120属，1,000種．木本まれに草本性．葉は互生，単葉あるいは複葉．花は両性，花弁は多く5枚，放射相称．液果が多い．破生分泌組織がある．

オウバク（黄柏），キジツ（枳実），ゴシュユ（呉茱萸），サンショウ（山椒），チンピ（陳皮），トウヒ（橙皮）

オウバク　　Phellodendron Bark　PHELLODENDRI CORTEX　黄柏　〈口絵18参照〉

基　原	キハダ *Phellodendron amurense* Rupr．または *P. chinense* Schneid．の周皮を除いた樹皮．
来　歴	神農本草経の中品に檗木の名で収載される．漢方だけでなく，古くから日本の代表的な民間薬としても用いられてきた．奈良大峰山に伝わる「陀羅尼助」は，黄柏のエキスを煮詰め乾燥したもので，僧侶が長い陀羅尼を唱える際に眠気を払うために服用したことに由来するという．
産　地	中国，北朝鮮，日本（北海道，長野，岐阜，群馬，鳥取）．
性　状	板状または巻き込んだ半管状の皮片（厚さ2～4mm）．外面は灰黄褐色～灰褐色で，多数の皮目の跡がある．内面は黄色～暗黄褐色で細かい縦線があるが，平滑．折面は鮮黄色で繊維性．
特徴成分	ベンジルイソキノリンアルカロイド（1～3％）として，ベルベリン berberine（主成分），パルマチン palmatine，フェロデンドリン phellodendrine などを含む．

berberine

薬　理	ベルベリンは，きわめて強い苦味を有する．またベルベリンには，抗潰瘍作用や抗菌作用，抗炎症作用などが認められている．これらの作用は，苦味健胃整腸薬としてのオウバクの適用に合致するものである．
適　用	苦味健胃整腸薬，止瀉薬として民間薬に，また，黄連解毒湯，温清飲などに配合される．粉末は練り薬として打撲に外用する．

キジツ　　Immature Orange　AURANTII FRUCTUS IMMATURUS　枳実

〈口絵19参照〉

基　原　ダイダイ *Citrus aurantium* L. var. *daidai* Makino, *C. aurantium* L. またはナツミカン *C. natsudaidai* Hayata の未熟果実をそのまま，もしくは半分に横切したもの．

来　歴　枳実は神農本草経の中品に収載される．また枳殻は宋の開宝本草に初出する．両者の違いは種々議論があるが，現在の市場品は共に *Citrus* 属植物の未熟果実である．

産　地　日本（和歌山，広島など温暖各地），中国．

性　状　ほぼ球形（径 1～2 cm），または半球形（径 1.5～4.5 cm）．外面は濃緑褐色～褐色でつやがなく，油室による多数のくぼんだ小点がある．横切面は果皮の厚さ約 0.4 cm．表皮近くは黄褐色，その他は淡灰褐色．中心部は放射状の小室（8～16個）に分かれ，各室は褐色を呈してくぼみ，しばしば未熟の種子を含む．

特徴成分　精油 0.3～0.5％を含む．精油中には（+)-リモネン（+)-limonene, リナロール linalool, シトラール citral など，フラボノイド：ヘスペリジン hesperidin, ナリンギン naringin など，アルカロイド：シネフリン synephrine がある．

limonene

hesperidin

薬　理　エキスに抗アレルギー作用，リモネンには鎮静作用，中枢抑制作用，腸管運動促進作用，フラボノイドに抗炎症作用，血小板凝集抑制作用が認められている．

適　用　芳香性健胃薬．漢方では，胸腹部のつかえ，膨満感を目標に荊芥連翹湯，大柴胡湯，排膿散及湯など配合されている．

ゴシュユ　　Evodia Fruit　EVODIAE FRUCTUS　呉茱萸

ゴシュユ *Evodia rutaecarpa* Benth., *E. officinalis* Dode の果実．アルカロイド：エボジアミン evodiamine, ルタエカルピン rutaecarpine, ヒゲナミン, シネフリン synephrine, トリテルペノイド：リモニン limonin を含み，漢方で苦味・芳香健胃薬，利尿薬とする．

サンショウ　　Zanthoxylum Fruit　ZANTHOXYLI FRUCTUS　山椒

サンショウ *Zanthoxylum piperitum* DC. の成熟果皮．辛味性酸アミド：サンショオール I sanshool I, サンショウアミド sanshoamide, 精油成分：β-フェランドレン, シトロネラール, リモネン, タンニンを含み，芳香・辛味性健胃薬，苦味チンキ原料とする．

チンピ　　Citrus Unshiu Peel　　AURANTII NOBILIS PERICARPIUM　　陳皮

〈口絵 20 参照〉

基　原	ウンシュウミカン *Citrus unshiu* Markovich, または *C. reticulata* Blanco の成熟果皮.
来　歴	神農本草経の上品に橘皮(きっぴ)として収載され, 柑橘類の皮とされている. 橘皮は陳(ふる)いものが良質とされたことから, 陳皮と呼ばれるようになった.
産　地	日本 (和歌山, 静岡など各地), 中国中南部.
性　状	不定形の果皮片 (厚さ約 2 mm). 外面は黄赤色～暗黄褐色で, 油室による多数の小さなくぼみがある. 内面は白色～淡灰黄褐色. 質は軽くてもろい. 特異の芳香, 苦味で, わずかに刺激性.
特徴成分	精油 0.3 %, (＋)-リモネン (約 90 %), リナロール, テルピネオール terpineol など. フラボノイド：ヘスペリジン, ナリンギンなど, アルカロイド：シネフリンが含まれる.
薬　理	エキスに胃酸分泌促進作用, リパーゼ作用亢進などの消化器系に対する作用が認められている.
適　用	芳香性健胃薬. 漢方では健胃, 鎮嘔, 鎮咳を目標に, 胃苓湯, 茯苓飲, 補中益気湯などに配合される.

トウヒ　　Bitter Orange Peel　　AURANTII PERICARPIUM　　橙皮

〈口絵 19 参照〉

基　原	*Citrus aurantium* L. またはダイダイ *C. aurantium* L. var. *daidai* Makino の成熟果皮.
来　歴	開宝本草に収載され,「腸, 胃の悪気を散じ, 食を消し, 酒毒を解する」とある.
産　地	日本 (山口, 愛媛).
性　状	通例, ほぼ球面を四分した形であるが, ひずんだものまたは平たくなったものがある (長さ 4～8 cm, 幅 2.5～4.5 cm, 厚さ 0.5～0.8 cm). 外面は灰黄赤色～暗黄褐色で, 油室による多数の小さなくぼみがある. 内面は白色～淡灰黄褐色で, 維管束の跡がくぼんで不規則な網目を現す. 質は軽くてもろい. 特異の芳香, 苦味で, やや粘液性で, わずかに刺激性.
特徴成分	精油約 1.5 %を含み, 主成分は (＋)-リモネンである. また, フラボノイドとしてヘスペリジン, ナリンギンなどを含む.

naringin

適用 芳香性苦味健胃薬として苦味チンキに配合される．

ニガキ科 Simaroubaceae

熱帯，亜熱帯に分布．およそ30属，200種．木本性．葉は互生，羽状複葉．花は放射相称，両性または単性花．ミカン科に近縁．苦味質を含むものが多い．

ニガキ（苦木）

ニガキ　　Picrasma Wood　PICRASMAE LIGNUM　苦木

ニガキ *Picrasma quassioides* Bennet の樹皮を除いた木部．ジテルペノイド：ニガキラクトン A～N nigakilactone A～N，カッシン quassin，アルカロイド：ニガキノン nigakinone を含み，苦味健胃薬とする．

ヒメハギ科 Polygalaceae

温帯から熱帯に分布．およそ13属，800種．草本または低木．葉は単葉で互生，輪生．花は両性，左右相称．サポニンを含むものが多い．

オンジ（遠志），セネガ

オンジ　　Polygala Root　POLYGALAE RADIX　遠志

イトヒメハギ *Polygala tenuifolia* Willdenow の根．サポニン：オンジサポニン A～G onjisaponin A～G を含み，去痰薬，漢方では強壮，鎮静に用いる．

セネガ　　Senega　SENEGAE RADIX

セネガ *Polygala senega* L.，ヒロハセネガ *P. senega* L. var. *latifolia* Torrey et Gray の根．サポニン：セネギン II～IV senegin II～IV，精油成分：サリチル酸メチル methylsalicylate を含み，去痰薬とする．

クロウメモドキ科 Rhamnaceae

熱帯～温帯に分布．およそ58属，900種．木本でつる性のものもある．葉は互生まれに対生，単葉．花は両性ときに単性，花弁は4～5枚，放射相称．オキシアントラキノンを含むものが多い（特に *Rhamunus* 属）．

サンソウニン（酸棗仁），タイソウ（大棗）

サンソウニン　　　Jujube Seed　ZIZYPHI SEMEN　酸棗仁

サネブトナツメ *Zizyphus jujuba* Miller var. *spinosa* Hu ex H. F. Chou の種子．トリテルペン：ベツリン，ベツリン酸，サポニン：ジュジュボシド A, B jujuboside A, B を含み，鎮静，不眠症，健忘症に用いられる．

タイソウ　　　Jujube　ZIZYPHI FRUCTUS　大棗　〈口絵21参照〉

- **基　原**　ナツメ *Zizyphus jujuba* Miller var. *inermis* Rehder の果実．
- **来　歴**　神農本草経の上品に収載，多くの漢方薬に処方されるが，君薬として治療の主薬になることはほとんどなく，使薬として処方の調和を目的とすることが多い．中国では，「棗，桃，李，杏，栗」の5種類の果実を「五果」と称して，重要な果樹とする．
- **産　地**　中国（河南，山東，河北，山西の各省），朝鮮半島．
- **性　状**　長さ2～3cm，径1～2cmのだ円球形又は広卵形で，外面はつやのある赤褐色であらいしわがあるか，暗灰赤色で細いしわがある．両端はややくぼみ，外果皮は薄く革質で，中果皮は厚く暗灰褐色で海綿のようで柔らかく，粘着性である．内果皮は極めて堅く紡錘形で2室に分かれる．弱い特異な匂いがあり，味は甘い．
- **特徴成分**　トリテルペン系サポニンであるジジフスサポニンⅠ～Ⅲ zizyphus saponin Ⅰ～Ⅲ，トリテルペン類のオレアノール酸 oleanolic acid，ベツリン酸 betulinic acid などを含有する．また，果糖，ブドウ糖，ショ糖や中性多糖類，酸性多糖類を含む．さらに高含量のサイクリック AMP を含有する．

zizyphus saponin I

- **薬　理**　多糖類分画に NK 細胞活性増強作用，エタノールエキスに降圧作用や静穏作用，

ジジフスサポニンには抗アレルギー作用が認められている．その他，抗消化性潰瘍作用やアルドースリダクターゼ阻害作用などが知られている．

適　用　滋養強壮を目的とする漢方処方に生姜と同時に配合されることが多い．かぜ薬，鎮痛鎮痙薬，健胃消化薬，止瀉整腸薬，精神神経用薬とみなされる桂枝湯，桂枝加芍薬湯，半夏瀉心湯，甘麦大棗湯などに配合される．

ウリ科 Cucurbitaceae

熱帯から温帯に分布．およそ100属，850種．多くつる性草本，まれに木本．茎は両立維管束．葉身は掌状脈．苦味のあるトリテルペンを持つものが多い．

カロコン（栝楼根），トウガシ（冬瓜子）

カロコン　　　Trichosanthes Root　TRICHOSANTHIS RADIX　栝楼根

シナカラスウリ *Trichosanthes kirilowii* Maxim., キカラスウリ *T. kirilowii* Maxim. var. *japonicum* Kitamura, オオカラスウリ *T. bracteata* Voigt の周皮を除いた根．シトルリン citrulline, γ-アミノ酪酸，タンパク質，デンプンを含み，漢方では止瀉，解熱，利尿，鎮咳，催乳薬とする．

トウガシ　　　Benincasa Seed　BENINCASAE SEMEN　冬瓜子

トウガン *Benincasa cerifera* Savi，または *B. cerifera* Savi. forma *emarginata* K. Kimura et Sugiyama の種子．サポニン，脂肪油，タンパク質を含み，鎮咳，去痰，排膿，消炎性利尿薬とする．

フトモモ科 Myrtaceae

オーストラリア～熱帯アジア，熱帯アメリカに分布．およそ100属，3,000種．常緑の木本性．葉は対生まれに互生，単葉．花はほぼ両性，花弁は4，5枚，放射相称．精油成分を含むものが多い．

チョウジ（丁子）

チョウジ　　　Clove　CARYOPHYLLI FLOS　丁香，丁子　　　〈口絵22参照〉

基　原　チョウジ *Syzygium aromaticum* Merrill et Perry（ = *Eugenia caryophyllata* Thunb.）のつぼみ．

来　歴　インドネシアのモルッカ諸島原産であるが，現在はアフリカ東岸諸島で多く栽培されている．中国では宗代の開宝本草に収載されている．日本へは奈良時代以前に渡来し，正倉院薬物の中に納められている．

産　地	アフリカ東岸（ザンジバル島，マダガスカル島），マレーシア西海岸（アンボイナ島，ペナン島）．
性　状	長さ1～1.8 cmで一端が球状にふくらんだ棍棒状を呈し，棒状の部分は花床でその先に厚いがく片4枚および膜質花弁4枚が重なりあい球状を形成している．外面は暗褐色～暗赤色．独特の匂いを有し，味は辛くて，後に舌を麻痺させる．
特徴成分	精油15～20％を含み，主成分はフェニルプロパノイドのオイゲノール eugenol（37～63％）で，ほかにアセチルオイゲノール acetyleugenol，キャビコール chavicol，セスキテルペノイドのフムレン humulene，β-カリオフィレン β-caryophyllene など．その他，タンニンのオイゲニイン eugeniin，トリテルペノイドの 2α-ヒドロキシオレアノール酸 2α-hydroxyoleanolic acid，脂肪油，ロウなどを含む．

eugenol

β-caryophyllene

薬理作用	水エキスとエタノールエキスは子宮収縮作用を示す．オイゲノールは鎮静作用，鎮痙作用，局所麻酔作用，抗炎症作用，抗菌作用を示す．またオイゲニインは抗ウイルス作用を示す．
適　用	芳香性健胃薬，チョウジ油原料，香辛料として用いられる．漢方では吃逆（きつぎゃく），嘔吐を鎮める目的に女神散，柿蔕湯などの処方に配合される．

ミズキ科 Cornaceae

多く北半球に分布．およそ12属，115種．木本．落葉または常緑．葉は単葉で互生または対生，側脈が明瞭なものが多い．花は小型で放射相称，両性または単性，単性の場合は雌雄異株．円錐花序または総状花序．
　サンシュユ（山茱萸）

サンシュユ　　Cornus Fruit　CORNI FRUCTUS　山茱萸

サンシュユ *Cornus officinalis* Seib. et Zucc. の偽果の果肉．イリドイド配糖体：モロニシド morroniside, ロガニン loganin, 有機酸として没食子酸，リンゴ酸，酒石酸を含み，漢方で強壮，収斂，止血薬とする．

ウコギ科 Araliaceae

熱帯，温帯に多く分布．およそ55属，700種．主として木本，ときに草本またはつる性．葉

は互生，対生，仮輪生，単葉～掌状，羽状複葉．花は両性または単性，放射相称，散形～総状～頭状花序．本科植物には油道がある．サポニン及び関連化合物の配糖体を含むものが多い．
シゴカ（刺五加），チクセツニンジン（竹節人参），<u>ニンジン（人参）・コウジン（紅参）</u>

シゴカ　　Eleutherococcus Senticosus Rhizome　ELEUTHEROCOCCI SENTICOSI RHIZOMA　刺五加

エゾウコギ *Eleutherococcus senticosus* Maxim. の根茎．サポニン：エレウテロシド A, I, K, L, M eleutheroside A, I, K, L, M，リグナン：エレウテロシド D, E eleutheroside D, E，(−)-セサミン (−)-sesamin，クマリン：イソフラキシジン isoflaxidin とその配糖体を含み，強壮，抗疲労に用いる．

チクセツニンジン　　Panax Japonicus Rhizome　PANACIS JAPONICI RHIZOMA　竹節人参

トチバニンジン *Panax japonicus* C.A. Meyer の根茎．サポニン：チクセツサポニン chikusetsusaponin，ギンセノシド ginsenoside 類を含み，漢方で去痰，解熱，健胃に用いる．

ニンジン　　Ginseng　GINSENG RADIX　人参　〈口絵 23 参照〉

基　原	オタネニンジン *Panax ginseng* C. A. Meyer（＝ *P. schinseng* Nees）の細根を除いた根，又はこれを軽く湯通ししたもの．
来　歴	神農本草経の上品に収載され，使用頻度の高い生薬である．シベリア南部から朝鮮半島を中心に自生していたことから「高麗人参」，「朝鮮人参」とも呼ばれている．基原植物のオタネニンジンという名は，江戸時代に幕府から諸藩の薬園にその種子（御種（おんたね））が配布され，栽培が推奨されたことに由来する．
産　地	日本（長野，福島，島根），中国（吉林，遼寧，黒龍江の各省），韓国，北朝鮮．
性　状	主根の径 0.5～3 cm，長さ 5～20 cm の細長い円柱形～紡錘形．しばしばなかほどから 2～5 本の側根を分枝する．外面は淡黄褐色～淡灰褐色で，縦じわ及び細根の跡がある．根頭部はややくびれて短い根茎を付けることがある．特異なにおいがあり，味は初めわずかに甘く，後にやや苦い．
特徴成分	サポニンとしてギンセノシド Ro, Ra, Rb, Rc～Rh ginsenoside Ro, Ra, Rb, Rc～Rh などを含む．これらは，真正サポゲニンにより分類できる．ダマラン骨格としてギンセノシド Rb_1, Rg_1，など．オレアナン骨格としてギンセノシド Ro がある（局方規格として，ギンセノシド Rg_1 を 0.10 % 以上，及びギンセノシド Rb_1 を 0.20 % 以上含む）．その他，パナキシノール panaxynol（＝ファルカリノール falcarinol）などのアセチレン誘導体や，多糖類などを含有する．

ginsenoside Rb₁

ginsenoside Rg₁

薬　理　含水エタノールエキスはヒト，ラットなどを用いた実験で大脳皮質を刺激してコリン作動性作用を示し，血圧下降，呼吸促進，実験的高血糖の改善，インスリン作用増強，消化管運動亢進，ストレスに対する副腎皮質機能強化などの作用を示す．サポニン画分では，抗胃潰瘍作用のほかマウスでの抗体産生を増強する．ギンセノシド Rb, Rc 群は中枢神経系に対して抑制的に作用し，精神安定，神経弛緩，解熱鎮痛，血圧下降，パパベリン作用を示す．一方，ギンセノシド Rg 群は中枢神経系に興奮的に作用し，抗疲労，疲労回復を示す．

適　用　保健強壮薬，健胃薬とされ健胃消化薬，止瀉整腸薬，鎮痛鎮痙薬，保健強壮薬とみなされる人参湯，四君子湯，人参養栄湯，補中益気湯などの漢方処方に比較的高頻度で配合される．また，健胃強壮薬として各種配合剤に用いる．

類似生薬　洋参（広東人参，花旗参）は *Panax quinquefolius* C.A. Meyer の根．北アメリカ東部の森林に自生，または栽培され，オタネニンジンに極めて似ている．

コウジン　　Red Ginseng　GINSENG RADIX RUBRA　紅参　〈口絵23参照〉

基　原　オタネニンジンの根を蒸したもの．

用　部　根を蒸したもの（コウジン）．

性　状　ニンジンと類似するが，外面はおおむね淡黄褐色〜赤褐色を呈し，半透明で，縦じわがある．

特徴成分　ニンジンに類似しているが，加熱修治によって生成した成分であるギンセノシド Rs や Rg₃ などが存在する．

ginsenoside Rg₃

薬　理　基本となる作用はニンジンと同様である．ギンセノシド Rg₃ には腫瘍細胞の転移抑制作用，アポトーシス誘導作用，赤血球変形能亢進作用，血小板凝集抑制作用が報

告されている．

セリ科 Umbelliferae

北半球の温帯〜亜寒帯に多く分布．およそ280属，3,000種．草本まれに木本性．葉は互生，単葉または複葉．花は両性，花弁は5枚，放射相称，複散形花序．果実は多く双懸果．根，茎などに油道があり，精油を貯える．クマリンを含む．

<u>ウイキョウ</u>（茴香），キョウカツ（羌活），<u>サイコ</u>（柴胡），ジャショウシ（蛇床子），<u>センキュウ</u>（川芎），<u>トウキ</u>（当帰），ハマボウフウ（浜防風），ビャクシ（白芷），ボウフウ（防風）

ウイキョウ　　Fennel　FOENICULI FRUCTUS　茴香　〈口絵24参照〉

基　原	ウイキョウ *Foeniculum vulgare* Miller の果実．
来　歴	古代エジプトで栽培され，ヨーロッパでも古くから用いられていた．中国には4〜5世紀に伝わり，神農本草経集注には肉のにおい消しの効果が記載されている．日本では，平安時代に渡来した．
産　地	世界各地．日本への輸入量は700トン以上，主に香辛料として使われる．国内生産はあまりなく，広島県で生産が少しある程度．
性　状	双懸果で長円柱形，長さ3.5〜8 mm，幅1〜2.5 mm．外面は灰黄緑色〜灰黄色で，互いに密接する2個の分果の各々には5本の隆起縁がある．双懸果はしばしば長さ2〜10 mmの果柄を付ける．特異なにおい及び味がある．
特徴成分	精油成分として，アネトール anethole，エストラゴール estragole（= methylchavicol），（＋）-フェンコン（＋）-fenchone，カンフェン camphene，（＋）-，*l*-リモネン（＋）-limonene，α, β-ピネン pinene，*p*-シメン *p*-cymene，γ-テルピネン γ-terpinene，カンファー camphor を含有する．

anethole　　　estragole

薬　理	精油には腸管蠕動運動促進作用，胆汁分泌促進作用，エタノールエキスには鎮痙作用，利胆作用，性ホルモン様作用，水製エキスには活性酸素生成抑制作用，アネトールには中枢麻痺作用，気管平滑筋弛緩作用がある．
用　途	芳香性健胃，駆風，止痛などの目的で，胃腸薬，鎮痛鎮痙薬，去痰薬である漢方処方の安中散，丁香柿蔕湯に配合される．香辛料としての利用も多い．
類似生薬	大茴香は，シキミ科 Illiciaceae のトウシキミ *Illicium verum* Hook. f. の果実である．

キョウカツ　　Notopterygium Rhizome　NOTOPTERYGII RHIZOMA　羌活

Notopterygium incisum Ting ex H. T. Chang, *N. forbesii* Boissieu の根茎および根．ポリアセチレン類：ファルカリンジオール falcarindiol，クマリン：ノトプトール notoptol，ノトプテロール notopterol，リグナン：デスオキシポドフィロトキシン desoxypodophyllotoxin を含み，祛風湿薬として，感冒，浮腫，関節炎に応用する．

サイコ　　Bupleurum Root　BUPLEURI RADIX　柴胡　〈口絵25参照〉

基　原	ミシマサイコ *Bupleurum falcatum* L. の根．
来　歴	神農本草経の上品に「茈胡」の名で収載される．日本では静岡県三島地方に産するものがよく知られたことからこの名がある．現在は栽培品がほとんどである．
産　地	日本（高知，茨城，群馬，愛媛，大分など），中国．
性　状	円錐形～円柱形，長さ10～20 cm，径は0.5～1 cm．外面は淡褐色～褐色である．折りやすく折面は繊維性であるが，油分の多いものは柔軟性がある．柴胡特有の香りがあり，味はわずかに苦い．
特徴成分	トリテルペン配糖体のサイコサポニンa～f saikosaponin a～f，ポリアセチレン系化合物としてサイコディンA～C saikodiyne A～C，バニリン vanillin，脂肪酸として，リノール酸 linoleic acid，パルミチン酸 palmitic acid を含有する．

saikosaponin a：R = β-OH
saikosaponin d：R = α-OH

saikodiyne A

薬　理	粗サポニン画分には中枢抑制作用，抗炎症作用，解熱作用，利尿作用，サイコサポニンには肝障害改善作用，抗炎症作用，免疫に対する作用がある．
適　用	解熱，抗炎症，排膿，精神安定を目的にして，消炎排膿薬，保健強壮薬，精神神経用薬とみなされる漢方処方の，小柴胡湯，大柴胡湯，柴苓湯，柴朴湯，補中益気湯，乙字湯，加味逍遙散，抑肝散などに配合される．漢方では特に，胸脇苦満や往来寒熱の症状がある場合に柴胡剤が用いられる．
同類生薬	中国産の主なものは北柴胡 *Bupleurum chinense* DC. と南柴胡（紅柴胡）*B. scorzonerifolium* Willd. である．

ジャショウシ　　　Cnidium Monnieri Fruit　CNIDII MONNIERIS FRUCTUS　蛇床子

Cnidium monnieri Cusson の果実．精油成分：(−)-ピネン，カンフェン，ボルニルイソ吉草酸 bornyl isovalerate，クマリン：オストール osthol，ベンゾフラン：クニジオシド A〜C cnidioside A〜C を含み，収斂性消炎薬とする．

センキュウ　　　Cnidium Rhizome　CNIDII RHIZOMA　川芎　　　〈口絵 26 参照〉

基　原	センキュウ *Cnidium officinale* Makino の根茎．
来　歴	神農本草経の上品に「芎䓖(きゅうきゅう)」の名で収載される．四川省産が良品であったので四川省の川をとって川芎と呼ばれるようになった．日本への伝来は明確でないが，江戸時代には栽培されていた．
産　地	日本（北海道，岩手）．
性　状	不規則な塊状，長さ5〜10 cm，径は3〜5 cm．外面は灰褐色〜暗褐色で，節状のこぶがあり，ごつごつしている．内面は灰白色〜灰褐色．川芎特有の強い香りがある．味はわずかに苦い．
特徴成分	精油成分のフタリド類として，リグスチリド ligustilide，クニジリド cnidilide，ネオクニジリド neocnidilide，センキュノリド A〜M senkyunolide A〜M，多糖類，その他，フェルラ酸 ferulic acid，コニフェリルフェレレート coniferyl ferulate などを含有する．

　　　　　cnidilide　　　　　　　　　　coniferyl ferulate

薬　理	水製エキスには免疫賦活作用，腸管血流量増加作用，抗血栓作用，鎮静作用，抗菌作用，筋弛緩作用，リグスチリド，クニジリド，センキュノリドには鎮痙作用，アラビノガラクタンには抗補体作用がある．
適　用	補血，鎮痛，強壮，鎮静を目的に，冷え・貧血・月経不順改善薬，婦人薬，保健強壮薬である漢方処方の当帰芍薬散，温清飲，疎経活血湯，十全大補湯，加味逍遙散，抑肝散などに配合される．
同類生薬	中国で栽培生産されている川芎の原植物は *Ligusticum chuanxiong* Hort. で，日本産とは種類が異なる．

トウキ　　　Japanese Angelica Root　ANGELICAE RADIX　当帰　　　〈口絵 27 参照〉

基　原	トウキ *Angelica acutiloba* Kitagawa，ホッカイトウキ *A. acutiloba* Kitagawa var. *sugiyamae* Hikino の根を通例湯通ししたもの．

来　歴	神農本草経の中品に収載される．中国産の当帰（唐当帰）が本来のものであるが，日本には近縁種のトウキがあり，それを使用するようになった．日本での栽培は17世紀頃，京都や奈良で始まったとされる．
産　地	日本（奈良，群馬，栃木，岩手，高知，北海道）．
性　状	太くて短い主根から多数の根を分枝してほぼ紡錘形を呈し，長さ10～25 cm，外面は暗褐色～赤褐色で，縦じわ及び横長に隆起した多数の細根の跡がある．根頭にわずかに葉を残している．折面は暗褐色～黄褐色を呈し，平らである．特異なにおいがあり，味はわずかに甘く，後にやや辛い．
特徴成分	フタリド類として，リグスチリド ligustilide，ブチルフタリド butylphthalide，ブチリデンフタリド butylidenephthalide，クマリン類として，ベルガプテン bergaptene，スコポレチン scopoletin，インペラトリン imperatorin，ポリアセチレン系化合物として，ファルカリンジオール falcarindiol，ファルカリノール falcarinol，ファルカリノロン falcarinolone，多糖類，脂肪酸として，リノール酸 linoleic acid，パルミチン酸 palmitic acid などを含有する．

ligustilide　　　　falcarinolone

薬　理	水製エキスには鎮痛作用，抗アレルギー作用，T細胞活性化，抗体生産増強作用，ファルカリンジオール，ファルカリノロンには鎮痛作用，リグスチリド，ブチリデンフタリドには中枢抑制作用，向精神作用，血小板凝縮阻害活性，多糖類のアラビノガラクタンに抗補体，免疫賦活作用，抗腫瘍活性がある．
適　用	補血，強壮，鎮痛，鎮静を目的に，冷え性や血行改善薬，婦人薬，保健強壮薬である漢方処方の当帰芍薬散，温清飲，加味逍遙散，十全大補湯，補中益気湯，人参養栄湯などに配合される．
同類生薬	中国の当帰は，原植物が *Angelica sinensis*（Oliv.）Diels で局方外である．

ハマボウフウ　　Glehnia Root　GLEHNIAE RADIX CUM RHIZOMA　浜防風

ハマボウフウ *Glehnia littolalis* Fr. Schmidt ex Miq. の根および根茎．クマリン：インペラトリン imperatorin，プソラレン psolaren を含み，漢方で発汗，解熱，鎮痛，鎮痙薬とする．

ビャクシ　　Angelica Dahurica Root　ANGELICAE DAHURICAE RADIX　白芷

ヨロイグサ *Angelica dahurica* Benth. et Hooker の根．フロクマリン：ビャクアンゲリコール byak-angelicol，ビャクアンゲリシン byak-angelicin を含み，漢方で鎮痛薬とするほか，浴湯剤にする．

ボウフウ　　Saposhnikovia Root　SAPOSHNIKOVIAE RADIX　防風

Saposhnikovia divaricata Schischkin の根および根茎．クマリン：フラキシジン fraxidin，イソフラキシジン isoflaxidin，スコポリン，クロモン：シミフギン cimifugin，ハマウドール hamaudol を含み，漢方で解熱，感冒治療薬とする．

合弁花植物亜綱　Sympetalae

（後世花被植物）
花被は外花被（がく）と内花被（花弁）とに分かれ，花弁は通常癒合している．

ツツジ科 Ericaceae

亜熱帯から寒帯に分布．およそ 80 属，1,500 種．低木～高木．葉は単葉，互生または輪生．花は両性で 3～5 数性．有毒植物がある．
　ウワウルシ

ウワウルシ　　Bearberry Leaf　UVAE URSI FOLIUM

クマコケモモ *Arctostaphylos uva-ursi* Sprengel の葉．配糖体：アルブチン arbutin，メチルアルブチン methylarbutin，タンニン，トリテルペノイド：ウルソール酸を含み，尿路防腐，利尿剤とする．

エゴノキ科 Styracaceae

主にアジア，中南米の熱帯～温帯に分布．およそ 11 属，150 種．木本性．葉は単葉，互生．花は両性．
　アンソッコウ（安息香）

アンソッコウ　　Benzoin　BENZOINUM　安息香

Styrax benzoin Dryander またはその他同属植物の樹脂．ケイヒ酸，安息香酸のエステル，バニリン vanillin を含み，着香料，防腐，刺激薬とする．

モクセイ科 Oleaceae

熱帯から温帯に分布．およそ 27 属，600 種．高木，低木，またはつる性木本．葉は対生まれに互生．
レンギョウ（連翹）

レンギョウ　　Forsythia Fruit　FORSYTHIAE FRUCTUS　連翹

レンギョウ *Forsythia suspense* Vahl またはシナレンギョウ *F. viridissima* Lindley の果実．リグナン：アルクチイン arctiin，フィリリン phillyrin，マタイレジノール matairesinol，トリテルペノイド：オレアノール酸を含み，漢方で解毒，排尿，利尿，消炎薬とする．

マチン科 Loganiaceae

熱帯，亜熱帯に分布．およそ 18 属，550 種．多く木本．葉は単葉，対生．花は筒状，雄蕊は花筒に合着．アルカロイドを含有するものが多い．
ホミカ

ホミカ　　Nux Vomica　STRYCHINI SEMEN

Strychnos nux-vomica L. の種子．アルカロイド：ストリキニーネ strychnine，ブルシン brucine を含み，苦味健胃薬，強壮，神経興奮作用がある．

リンドウ科 Gentianaceae

亜熱帯〜温帯〜亜寒帯に分布．およそ 70 属，1,100 種．草本性．葉は対生，または輪生，単葉．花は両性，放射相称，花冠は筒状，4〜12 裂．薬用とされるものは苦味配糖体を含むものが多い．
ゲンチアナ（ゲンチアナ根），センブリ（当薬），リュウタン（竜胆）

ゲンチアナ　　Gentian　GENTIANAE RADIX　ゲンチアナ根　〈口絵 28 参照〉

基　原　*Gentiana lutea* L. の根及び根茎．
来　歴　ヨーロッパで古代から用いられた．1 世紀の「ディオスコリデス本草（ギリシャ本草）」や「プリニウス博物誌」によると，ゲンチアナの名前の由来はイリリア国王のゲンチウスに因むというのが通説となっていた．しかし更に古い時代の文献であるヒポクラテスなどにゲンチアナの名前が見られるのでこの通説は誤りである．

産　地　ヨーロッパ諸国から輸入している．

性　状　ほぼ円柱形（長さ約 10 ～ 50 cm, 径約 2 ～ 4 cm）の大型生薬である．外面は暗褐色で，根茎部は短くて細い横じわがある．根部は，深い縦じわがあり，ややねじれている．折面は黄褐色で，繊維性ではなく，形成層付近は暗褐色を帯びる．特異なにおいがあり，味は初め甘く，後に苦く残留性がある．

特徴成分　セコイリドイド配糖体（苦味配糖体）のゲンチオピクロシド gentiopicroside（ゲンチオピクリン gentiopicrin；約 2 ％），アマロゲンチン amarogentin など．またキサントン（黄色色素）のゲンチシン gentisin などを含む．

gentiopicroside

薬　理　ヒトにゲンチアナのエキスを与えると，膵液や胃酸の分泌促進作用がみられる．ゲンチアナのエキスは胆汁分泌亢進作用を示す．ゲンチオピクロシドはイヌの胃内または十二指腸内投与により胃液分泌促進作用を示す．メタノールエキスに抗潰瘍作用，胃粘膜保護作用があり，この作用はセコイリドイド配糖体による．

適　用　苦味健胃薬として，ゲンチアナの粉末を食欲不振，消化不良に配合剤として用いられる．ゲンチアナ末（日局）の適用は，胃弱，食欲不振，胃部・腹部膨満感，消化不良，食べ過ぎ，胃のむかつきなどである．ゲンチアナ末を用いた製剤には，ゲンチアナ・重曹散（日局），複方ジアスターゼ・重曹散（日局）などがある．

センブリ　　　Swertia Herb　SWERTIAE HERBA　当薬　〈口絵 30 参照〉

基　原　センブリ *Swertia japonica* Makino の開花期の全草．

来　歴　当薬は「とうやく」と読み，よく病に当たる薬という意味に由来する．「せんぶり」の名は，「千振り」で，千回振り出（煎出）してもなお苦いことに由来している．原植物は日本固有種で，日本人が室町時代末期頃に，薬効を見出して使い出したといわれている．

産　地　日本各地（長野，山形，秋田，岩手，高知）．

性　状　長さ 15 ～ 30 cm，細くて枝分かれし折れやすい．茎は，直立，方形で暗紫色を帯びている．基部には細くて淡黄色の根，頂部には多数の長さ 5 ～ 10 mm の蕾あるいは花をつける．葉は，暗緑色～暗紫色で，対生し，長さ 1 ～ 4 cm，幅 1 ～ 5 mm の線形または狭披針形である．花弁は，黄白色～淡褐色．味は極めて苦く，残留性である．特に花の部分が最も苦い．枝分かれが多く，花の多いものが良品で，また調製後新しいほうが良品である．

特徴成分　セコイリドイド配糖体（苦味成分）のスウェルチアマリン swertiamarin（2 ～ 10

％），スウェロシド sweroside，ゲンチオピクロシド，アマロゲンチンなど，またキサントン配糖体のスウェルチアニン swertianin など，フラボノイド配糖体のスウェルチシン swertisin などを含む．

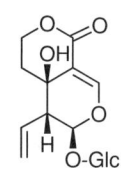

swertiamarin

薬　理	センブリの煎剤が胃液分泌を促進，ペプシン作用を低下，リパーゼ作用を亢進するという報告がある．スウェルチアマリンは，唾液，胆汁及び膵液分泌の増加作用，中枢抑制作用，ゲンチオピクロシドに胃液分泌抑制作用が証明されている．その他にアマロゲンチン，ゲンチオピクロシドに肝障害抑制作用が報告されている．
適　用	センブリは，苦味健胃及び整腸（胃弱，食欲不振，胃部・腹部膨満感，消化不良，食べ過ぎ，胃のむかつきなど）を目的とし，煎剤または振出し薬として服用する．加熱の過剰は有効成分が分解するので，浸剤か粉末で服用するのがよい．また外用としては発毛促進剤として整髪料の中に配合されている．センブリは，苦味チンキ〔日局〕の原料として，また製剤としてセンブリ・重曹散に使用されている．

リュウタン　　　Japanese Gentian　　GENTIANAE SCABRAE RADIX　　竜胆

〈口絵 29 参照〉

基　原	トウリンドウ *Gentiana scabra* Bunge，*G. manshurica* Kitagawa または *G. triflora* Pallas の根及び根茎．
来　歴	神農本草経の上品に収載される．「骨間の寒熱，驚癇(きょうかん)の邪気を治し，絶傷をつなぎ，五臓を定め，蠱毒(こどく)を殺す」と記されている．竜胆の名前は，竜の徳に託し，胆のように甚だ苦く，かつ胆の治療に効能があることに由来している．「りんどう」の名は竜胆の音読み（りゅうたん＝りんだう）から由来している．
産　地	中国（黒竜江，遼寧，吉林の各省）
性　状	不整円柱状の短い根茎の周囲に多数の根を付ける．根（長さ約 10 〜 15 cm，径約 0.3 cm）の外面は黄褐色〜灰黄褐色で，粗い縦じわがある．折面は，平らで，黄褐色である．根茎（長さ約 2 cm，経約 0.7 cm）は，頂端に芽または短い茎の残基を付ける．弱い特異なにおいがあり，味はきわめて苦く残留性である．
特徴成分	苦味セコイリドイド配糖体（2 〜 5 ％）のゲンチオピクロシド gentiopicroside，スウェルチアマリン swertiamarin など，キサントン（黄色色素）のゲンチシン gentisin などを含む．

amarogentin

- **薬 理** リュウタンの水浸液は，ウサギの胃内に投与すると，胃内の部位によって初期の運動抑制を示すが，全体にわたり運動促進，緊張上昇を与える．リュウタンのエキスとゲンチオピクロシドは，イヌの胃内投与で胃液分泌亢進作用を示す．水製エキスの経口投与は，遅延型アレルギー抑制作用，四塩化炭素誘発肝障害の改善作用，利尿作用，抗炎症作用，抗菌作用を示すことが報告されている．
- **適 用** リュウタン末（日局）は，ゲンチアナ末（日局）の代用として，苦味健胃薬の配合剤に使用される．漢方では，肝・胆の実熱を治し，泌尿器および生殖器系の炎症および痒みを除くなどの効能がある．漢方処方において，竜胆瀉肝湯，立効散，疎経活血湯に配合されている．

ガガイモ科 Asclepiadaceae

熱帯～温帯に分布．およそ150属，2,000種．草本または低木，つる性のもの，多肉質のものもある．両立維管束，乳管がある．葉は対生または輪生．花は散形花序または集散花序．種子は先端に長毛を生じる．
　コンズランゴ

コンズランゴ　　　Condurango　CONDURANGO CORTEX

Marsdenia cundurango Reichenbach fil. の樹皮．ステロイド配糖体：コンズランゴグルコシド A ～ D condurango-glycoside A ～ D を含み，芳香性苦味健胃薬とする．

アカネ科 Rubiaceae

熱帯～温帯に分布．およそ380属，4,600種．木本または草本性．葉は対生，まれに輪生，単葉．花は両性，放射相称，集散花序～円錐花序．花冠は筒状～杯状，先端は4,5裂．
　アセンヤク（阿仙薬），サンシシ（山梔子），チョウトウコウ（釣藤鈎），トコン（吐根）

アセンヤク　　　Gambir　GAMBIR　阿仙薬　　〈口絵 49 参照〉

基　原　*Uncaria gambir* Roxb. の葉および若枝の水製エキス乾燥物.

来　歴　元の飲膳正要に初めて収載された. 明の本草綱目にはジャワとシャムに出るとある. ガンビールとも呼ばれ, 東南アジア, インドなどでは古くから民間薬として用いられており, ガンビールを咀嚼するという習慣がある.

産　地　マレーシア, インドネシア.

性　状　褐色〜暗褐色の砕きやすい塊〔cube gambir (一辺約 3 cm の立方体), block gambir (不定形の塊), disk gambir (径約 3 cm, 厚さ約 0.5 cm の円盤形)〕がある. 内部は淡黄色.

特徴成分　タンニン類を含み, 主成分は (+)-カテキン (+)-catechin (約 50 %), (+)-エピカテキン (+)-epicatechin, ガンビリイン類 gambiriins である. アルカロイドとしてガンビルタンニン gambirtannin などを含む.

(+)-catechin

薬　理　小腸の蠕動運動抑制, 盲腸の逆蠕動運動促進による下痢抑制. 大腸には, ほとんど作用しない.

適　用　収斂止瀉薬. 口内清涼剤.

サンシシ　　　Gardenia Fruit　GARDENIAE FRUCTUS　山梔子

クチナシ *Gardenia jasminoides* Ellis の果実. カロチノイド：α-クロシン α-crocin, イリドイド配糖体：ゲニポシド geniposide (3 % 以上), ゲニピン genipin を含み, 漢方で浄血, 止血, 通経薬とする.

チョウトウコウ　　　Uncaria Hook　UNCARIAE UNCIS RAMLUS　釣藤鉤

カギカズラ *Uncaria rhynchophylla* Miq., *U. sinensis* Haviland, *U. macrophylla* Wallich の通常とげ. アルカロイド：リンコフィリン rhynchophylline, コリノキセイン corynoxeine を含み, 漢方で高血圧, めまい, 頭痛, 痙攣に用いる.

トコン　　　Ipecac　IPECACUANHAE RADIX　吐根

Cephaelis ipecacuanha A. Richard または *C. acuminata* Karsten の根. アルカロイド：エメチ

ン emetine, セファエリン cephaeline, サイコトロピン psychotropine を含み, 催吐, 去痰, アメーバ赤痢治療薬とする.

ヒルガオ科 Convolvulaceae

多く熱帯, 亜熱帯に分布. およそ50属, 1,200種. つる性草本または低木. 葉は互生, 花冠は漏斗状. 乳液があり, 樹脂配糖体をもつものがある.

ケンゴシ（牽牛子）

ケンゴシ　　Pharbitis Seed　PHARBITIDIS SEMEN　牽牛子

アサガオ *Pharbitis nil* Choisy の種子. 樹脂配糖体：ファルビチン pharbitin, 脂肪油を含み, 下剤, 利尿, 駆虫に用いる.

ムラサキ科 Boraginaceae

熱帯～寒帯に分布. およそ100属, 1,700種. 草本または木本性. 葉は互生, まれに対生, 単葉. 花は両性, 放射相称, 花冠は管状, 集散花序.

シコン（紫根）

シコン　　Lithospermum Root　LITHOSPERMI RADIX　紫根　〈口絵31参照〉

基　原	ムラサキ *Lithospermum erythrorhizon* Sieb. et Zucc.の根.
来　歴	神農本草経の中品に収載される.「心腹の邪気, 五疸(こそ)を治し, 中を補い, 気を益し, 九竅(きょう)を利し, 水道(すいどう)を通ず」と記されている. 日本でも飛鳥時代以前から,「むらさき」と称し, 紫色の染料や薬物として利用されてきた.
産　地	中国（遼寧, 吉林, 内蒙古, 黒竜江の各省）.
性　状	生薬は, 暗紫色の細長い円錐形で, 外面は粗雑で薄く剝がれやすい. 多くはねじれた深い縦みぞがあり, ときには木部に達する. 根頭には, 茎の残基をつけていることがある. 根は, 軽質で折れやすく, 折面は粒状で, 裂け目が多い. 弱いにおいがあり, 味はわずかに甘味を呈する.
特徴成分	ナフトキノン類（紫色色素）としてシコニン shikonin（主成分）, アセチルシコニン acetylshikonin, デオキシシコニン deoxyshikonin などを含む.

shikonin

薬　理	紫根のエーテルエキスは，創傷治癒促進作用および抗浮腫作用（ヒスタミンやブラジキニンなど5種の起炎物質による血管透過性亢進を抑制し，カラゲニンによる足浮腫を有意に抑制する）を示す．シコニン，アセチルシコニンには，抗炎症，毛細管透過性亢進，急性浮腫抑制などの創傷治癒促進作用，殺菌作用及び抗腫瘍作用が認められている．
適　用	主に漢方処方に使用され，血熱を鎮め，血液を活性化し，清熱するなどの薬効がある．漢方処方では，火傷，ひび，あかぎれ，しもやけ，魚の目，あせも，ただれ，痔などに効能を有する紫雲膏に配合される．
同類生薬	紫根の同類生薬として，中国，新疆ウイグル自治区に産する同科の軟紫根（西北紫根）*Arnebia euchroma* （Royle）Johnst. の根や，地中海地方のアルカンナ *Alkanna tinctoria* L. の根が知られている．これらの主成分は，シコニンの鏡像異性体であるアルカニン alkannin である．

シソ科 Labiatae

各地に分布．およそ200属，3,500種．草本まれに木本性．茎は4稜．葉は対生または輪生，単葉．花は両性，花冠は管状，先端は唇状形の左右相称，穂状花序または総状花序．果実は痩果の4分果．精油を含み，芳香のあるものが多い．

<u>オウゴン</u>（黄芩），カゴソウ（夏枯草），ケイガイ（荊芥），ソヨウ（蘇葉），<u>ハッカ</u>（薄荷）

オウゴン　　Scutellaria Root　SCUTELLARIAE RADIX　黄芩　〈口絵32参照〉

基　原	コガネバナ　*Scutellaria baicalensis* Georgi の周皮を除いた根．
来　歴	神農本草経の中品に収載される．「諸熱，黄疸，腸澼，泄利を治し，水を逐い，血閉を下し」と記されている．
産　地	中国の（河北，山西，山東，内蒙古，吉林の各省）．
性　状	全体に黄色～黄褐色した長さ10～20 cmの円錐形の硬い根である．市場品は大小さまざまで，縦じわがあり，しばしば割れて半管状または平板状となったものもある．老根では，木部は黒褐色に変化することがある．質は硬くてもろく，ほとんど臭いがなく，味はわずかに苦味を呈する．緑色を帯びた鮮黄色を呈し，苦味が強いものが良品とされる．
特徴成分	フラボノイドのバイカリン baicalin，バイカレイン baicalein，オウゴニン wogonin などのほか，遊離のアミノ酸を含有する．

baicalein：R=H
baicalin　：R=GlcA

薬　理	黄芩エキスは，解熱，胆汁分泌促進，胃液分泌抑制，粥状動脈硬化防止作用などを示す．黄芩の主成分であるバイカリン，バイカレインには毛細血管透過性抑制作用，アスピリンと同程度の抗炎症作用，抗Ⅰ，Ⅳ型アレルギー作用，利胆作用，利尿作用ほか多様な薬理作用が報告されている．
適　用	漢方用薬で，消炎，解熱を目標に充血，胃部のつかえ，下痢，腹痛などの症状に用いられ，大柴胡湯，柴胡桂枝湯，黄芩，葛根黄連黄芩湯，柴胡加竜骨牡蠣湯，瀉心湯，半夏瀉心湯，黄連解毒湯などに配合される．

カゴソウ　　Prunella Spike　PRUNELLAE SPICA　夏枯草

ウツボグサ *Prunella vulgaris* L. var. *lilacina* Nakai の花穂．トリテルペン：ウルソール酸，オレアノール酸，サポニン，プルネリン prunellin，フラボノイド：ルチン，ヒペリン，カリウム塩，タンニンを含み，利尿，消炎剤とする．

ケイガイ　　Schizonepeta Spike　SCHIZONEPETAE SPICA　荊芥

ケイガイ *Schizonepeta tenuifolia* Briquet の花穂．精油成分：(+)-メントン，(+)-リモネンを含み，漢方で発汗，解熱，解毒，鎮痙薬とする．

ソヨウ　　Perilla Herb　PERILLAE HERBA　蘇葉

シソ *Perilla frutescens* Britton var. *acuta* Kudo またはチリメンジソ *P. frutescens* Britton var. *crispa* Decaisne の葉および枝先．精油 0.2 mL 以上/50 g：ペリルアルデヒド perillaldehyde などを含み，漢方で発汗，解毒，鎮静，鎮咳の目的に使用される．

ハッカ　　Mentha Herb　MENTHAE HERBA　薄荷　〈口絵 33 参照〉

基　原	ハッカ *Mentha arvensis* L. var. *piperascens* Malinvaud の地上部．
来　歴	新修本草の中品に収載され，「賊風・傷寒を主る．発汗・悪気，心腹張満，霍乱，宿食不消，下気」と記されている．唐代から医方書の処方中にも配合されるようになり，後世処方に配合された．西洋では古代エジプト時代から使用され，中近世に日本にも伝えられ，栽培されるようになった．
産　地	中国（江蘇，浙江，江西の各省），日本（北海道）．
性　状	葉は長楕円形で，長さ 2〜8 cm，幅 1〜2.5 cm，辺縁に不揃いのきょ歯がある．茎径 2〜4 mm の方柱形で，外面に淡褐色〜赤紫色の短毛がある．ハッカ特有の強い香りを有し，口に含むと清涼感がある．
特徴成分	精油 1〜2 % でモノテルペンの (−)-メントール (−)-menthol（65〜90 %）を主成分として含み，その他 (−)-メントン (−)-menthone, カンフェン cam-

phene，(−)-リモネン (−)-limonene などを含む．

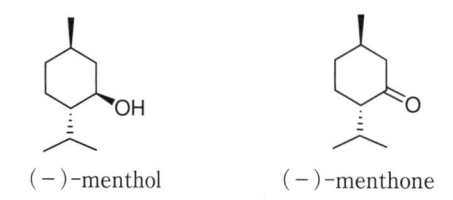

(−)-menthol　　　　(−)-menthone

薬　理　薄荷の精油は，中枢抑制作用，血管拡張作用，鎮痙作用などの薬理作用を示す．薄荷のメタノールエキスは，マウスへの経口投与で酢酸ライジングを抑制する．メントールは，ラットに対して胆汁量の増加作用および持続的な利胆作用が認められる．

適　用　メントールは特有の香りや清涼感があり，食品添加物や芳香成分として広く利用されている．また，矯味，矯臭，消炎，鎮痛，鎮痒などの生理作用を有し，局法記載の医薬品で防腐薬，反射刺激薬，鎮痛鎮痒薬として使用されている．漢方処方では，加味逍遥散，柴胡清肝湯，防風通聖散などに配合される．

ナス科 Solanaceae

熱帯〜温帯に分布．およそ85属，2,300種．草本ときに木本性．葉は互生，単葉〜羽状複葉．花は両性，放射相称，花冠は管状〜漏斗状．食用とされるものも多いが，アルカロイドを含み有毒なものも多い．

　クコシ（枸杞子），ジコッピ（地骨皮），トウガラシ（蕃椒），ベラドンナコン（ベラドンナ根），ロートコン（莨菪根）

クコシ　　Lycium Fruit　LYCII FRUCTUS　枸杞子

　クコ *Lycium chinense* Miller または *L. barbarum* L. の果実．ベタイン betaine，ゼアキサンチン zeaxanthin を含み，強壮，強精薬とする．

ジコッピ　　Lycium Bark　LYCII CORTEX　地骨皮

　クコ *Lycium chinense* Miller または *L. barbarum* L. の根皮．ケイヒ酸，リノール酸，環状ペプチドを含み，強壮，強精薬とする．

トウガラシ　　Capsicum　CAPSICI FRUCTUS　蕃椒

　トウガラシ *Capsicum annuum* L. の果実．辛味性酸アミド：カプサイシン capsaicin，カロチノイド色素：カプサンチン capsanthin を含み，辛味性健胃，皮膚刺激薬とする．

ベラドンナコン　　Belladonna Root　BELLADONNAE RADIX　ベラドンナ根

〈口絵 34 参照〉

基　原　*Atropa belladonna* L. の根.

来　歴　ヨーロッパから西アジアに自生する多年性草本である.

産　地　ヨーロッパ（ルーマニア，ドイツ），西アジア，北米.

性　状　円柱形（長さ約 10～30 cm，径約 0.5～4 cm）で，しばしば横切，または縦割されている．外面は灰褐色～灰黄褐色で，縦じわがある．折面は，粉質で淡黄色～淡黄褐色を呈している．ほとんど無臭で，味は苦い．

特徴成分　トロパンアルカロイドの（−）-ヒヨスチアミン（−）-hyoscyamine，（−）-スコポラミン scopolamine，アポアトロピン apoatropine，ベラドニン belladonine，クマリンのスコポレチン scopoletin，スコポリン scopolin などを含む．植物体内では，（−）-ヒヨスチアミンとして存在するが，植物から成分を抽出・単離する段階でラセミ化して，アトロピン〔=（±）-ヒヨスチアミン〕が生成する.

（−）-hyoscyamine　　　　　　　　（−）-scopolamine

薬　理　ヒヨスチアミン，スコポラミンは，強い副交感神経遮断作用を示す.

適　用　ベラドンナコンは，鎮痛薬，鎮痙薬，ベラドンナエキス（日局），アトロピン硫酸塩水和物（日局），スコポラミン臭化水素酸塩水和物（日局）の製造原料として用いられる.

同類生薬　ダツラ，ヒヨス，ロートコンがある.

ロートコン　　Scopolia Rhizome　SCOPOLIAE RHIZOMA　莨菪根，ロート根

〈口絵 35 参照〉

基　原　ハシリドコロ *Scopolia japonica* Maxim., *S. carniolica* Jacquin，または *S. parviflora* Nakai の根茎及び根.

来　歴　神農本草経の下品に「莨菪子」の名称で収載され，「歯痛・出血，肉痺拘急を治す．人をして健行させ，鬼を見せしむ．多食すれば人をして狂走せしむ」と記されている．本来はヒヨス *Hyoscyamus niger* L. の種子である.

産　地　中国，韓国，ヨーロッパ，日本（長野，福井，香川，群馬）.

性　状　長さ約 15 cm，径約 3 cm の不規則に分岐する多少曲った根茎である．外面は灰白色～灰褐色でしわがあり，所々でくびれて節状になる．各節の上面には丸い茎の跡があることが特徴である．側面及び下面には，根またはその残基がある．硬いが

やや折れやすく，折面では粒状で灰白色〜灰褐色を呈している．特異なにおいがあり，味は甘く，後にわずかに苦い．

特徴成分 トロパンアルカロイドの（−）-ヒヨスチアミン，（−）-スコポラミン，クマリンのスコポレチン，スコポリンなどを含む．

薬　理 ロートコンのエタノールエキスは，マウス摘出腸管，モルモットおよびウサギ摘出回盲部のアセチルコリンによる吸収を抑制する．ヒヨスチアミン，スコポラミンなどのトロパンアルカロイドは，各臓器から分泌されるアセチルコリンのムスカリン様作用と競合的に拮抗し，強い副交感神経遮断作用を示す．ヒヨスチアミンは，中枢興奮作用もあり大量で幻覚，錯乱状態を引き起こす．

適　用 ロートコンは，鎮痛薬，鎮痙薬として用いられ，またロートエキス（日局），アトロピン硫酸塩水和物（日局），スコポラミン臭化水素酸塩水和物（日局）の製造原料として用いられる．配合剤として用いるロートエキス剤には，ロートエキス・アネスタミン散，ロートエキス・カーボン散，ロートエキス・タンニン坐剤，複方ロートエキス・ジアスターゼ散などがある．ハシリドコロは，日本に自生する有名な有毒植物で中毒例が多い．

ゴマノハグサ科 Scrophulariaceae

各地に分布．およそ220属，3,000種．草本まれに木本性．葉は互生，単葉．花は両性，筒状で先端は唇状となる左右相称．

ジオウ（地黄）

ジオウ　　Rehmannia Root　　REHMANNIAE RADIX　　地黄　　〈口絵36参照〉

基　原 アカヤジオウ *Rehmannia glutinosa* Liboschitz var. *purpurea* Makino または *R. glutinosa* Liboschitz の根，またはそれを蒸したもの．

来　歴 神農本草経の上品に乾地黄として収載される．補剤の要薬として漢方処方に配合されている．

産　地 中国．

用　部 根，またはそれを蒸したものである．局方では区別せず一括して地黄とされているが，加工法（修治）により生地黄，乾地黄（乾燥したもの），熟地黄（酒で蒸し日干し乾燥する操作を真っ黒になるまで繰り返し加工する）の区別があり，薬効にも差違があるとされる．

性　状 細長い紡錘形を呈し，長さ5〜10cm，径0.5〜1.5cm，折れやすく，または著しく変形している．外面は黄褐色または黒褐色を呈し，深い縦みぞ及びくびれがある．質は柔らかく粘性である．横切面は黄褐色または黒褐色で，皮部は木部より色が濃く，髄をほとんど認めない．特異なにおいがあり，味は初めわずかに甘く，後にやや苦い．

特徴成分　イリドイドやイリドイド配糖体のグルチノシド glutinoside やカタルポール catalpol を含む．モノテルペン配糖体，フェネチルアルコール配糖体のイオノシド jionoside 類，ヨノン配糖体などを含む．またスタキオース stachyose などの糖類も多く，鉄分も多く含んでいる．イリドイド配糖体は修治により減少し，熟地黄では利尿作用を担っていると考えられるカタルポールはほとんど含まれないとされる．一方で修治により単糖，オリゴ糖類が増加する．この変化が修治方法の異なる地黄の薬効，使用上の違いを反映していると考えられる．

glutinoside　　catalpol　　jionoside A_1

薬理　カタルポールには利尿作用がある．イオノシド類には免疫抑制作用，アルドース・レダクダーゼ阻害作用などが認められている．また水製およびエタノールエキスに血糖低下，血液凝固抑制作用が認められる．多糖画分には血糖低下作用，肝臓における糖代謝酵素活性化作用などが報告されている．

適用　地黄は修治の違いにより，生地黄，乾地黄，熟地黄の3種に分けられる．生地黄，乾地黄は清熱涼血，潤腸通便作用が，熟地黄は補血，滋陰作用が強いとされ，処方によって使い分ける．地黄は補血，強壮，解熱，止渇，緩下などを目標に用いられる．補血剤の四物湯，補陰剤の麦門冬湯，滋陰降火湯，補腎剤の六味丸，八味地黄丸などがあり，加齢による腎，生殖機能の低下，下半身の冷えや疲労倦怠の症状（腎陰虚）に用いられる．地黄含有製剤の使用で胃腸障害を起こす場合がある．

ノウゼンカズラ科 Bignoniaceae

熱帯に多く分布．およそ120属，650種．木本，ときにつる性．葉は複葉で十字対生が多い．花は左右相称，花冠は鐘状，漏斗状．種子には翼翅がある．

キササゲ

キササゲ　　Catalpa Fruit　　CATALPAE FRUCTUS

キササゲ *Catalpa ovata* G. Don または *C. bungei* C. A. Meyer の果実．イリドイド配糖体：カタルポシド catalposide，カリウム塩，*p*-ヒドロキシ安息香酸 *p*-hydroxybenzoic acid を含み，利尿薬とする．

オオバコ科 Plantaginaceae

各地に分布．およそ3属，270種．葉は根生，互生まれに対生，単葉，基部はしばしば鞘状．花は両性または単性，放射相称，穂状花序．果実は蓋果．

シャゼンシ（車前子），シャゼンソウ（車前草）

シャゼンシ　　Plantago Seed　PLANTAGINIS SEMEN　車前子

基　原	オオバコ *Plantago asiatica* L. の種子．
来　歴	神農本草経の上品に収載される．牛車や馬車の通る道に沿って生えることから「車前草」と呼ばれ，日本でも利尿に用いられるよく知られた民間薬である．「車前子」は，「車前草」の種子（たね）の意味．
産　地	中国，韓国，日本．中国，韓国より輸入．
性　状	艶のある褐色～黄褐色の偏楕円体（長さ2～2.5 mm，幅0.7～1.0 mm，厚さ0.3～0.5 mm）．100粒で約0.05 g．ルーペで観察すると，ほぼ平滑で，背面は弓状に隆起するが，腹面はややくぼんでいる．無臭，わずかに苦味．粘液性．
特徴成分	多糖類，プランタサン類 plantasans を含む．またイリドイド配糖体としてアウクビン aucubin などを含有する．

aucubin

適　用	漢方で，水分代謝を促すとされ，小水の出にくいもの，血尿，暑気あたりの下痢などに牛車腎気丸，清心蓮子飲，竜胆瀉肝湯などに配合される．

シャゼンソウ　　Plantago Herb　PLANTAGINIS HERBA　車前草

オオバコ *Plantago asiatica* L. の花期の全草．イリドイド配糖体：アウクビン aucubin を含み，利尿，鎮咳薬とする．

スイカズラ科 Caprifoliaceae

北半球の温帯に多く分布．およそ15属，400種．低木，つる性低木，ときに草本．葉は対生．花は放射相称または左右相称．虫媒花で芳香を持ち，蜜腺が発達．

ニンドウ（忍冬）

ニンドウ　　Lonicera Leaf and Stem　　LONICERAE FOLIUM CUM CAULIS　　忍冬

スイカズラ *Lonicera japonica* Thunb.の葉および茎．タンニン，イリドイド配糖体：ロガニンを含み，利尿，解毒，収斂剤とする．

オミナエシ科 Valerianaceae

各地の温帯に分布．およそ17属，500種．草本．葉は対生．花は左右相称．
　カノコソウ（吉草根）

カノコソウ　　Japanese Valerian　　VALERIANAE RADIX　　吉草根

カノコソウ *Valeriana fauriei* Briquet の根および根茎．精油0.3 mL以上/50 g：ボルニルイソ吉草酸 bornyl isovalerate, ボルニルアセテート bornyl acetate, α-ケシルアセテート kessyl acetate, イリドイド配糖体：カノコシドA〜D kanokoside A〜D を含み，鎮静，鎮痙（ヒステリー，神経衰弱）に用いる．

キキョウ科 Campanulaceae

熱帯〜温帯に分布．およそ70属，2,000種．葉は互生，単葉．花は両性，放射相称または左右相称，花冠は筒状あるいは鐘状．
　キキョウ（桔梗根）

キキョウ　　Platycodon Root　　PLATYCODI RADIX　　桔梗根　　〈口絵37 参照〉

- **基　原**　キキョウ *Platycodon grandiflorum* A. DC. の根（細根を除き，ときにコルク皮を除いたもの）．
- **来　歴**　神農本草経の下品として記載される．傷寒論や金匱要略では，消炎排膿，鎮咳去痰を主たる目的に用いられる．日本の「秋の七草」の一つで，風邪時の民間薬としても用いられた．朝鮮半島では食品とされる．
- **産　地**　日本，韓国，中国．
- **性　状**　長さ10〜20 cmで細長く紡錘〜円錐形で，しばしば分岐し縦に大きなしわを有する．外面は新しいものは白色であるが，経時的に褐色を帯びるようになる．上端に茎を除いた跡がくぼみとして残り，その付近に細かい横じわや縦みぞがある．質は固いが折りやすい．しばしば内部に空隙がある．味にはえぐ味がある．一見するとニンジンに似ており，特に江戸時代ニンジンの偽物として出回ったことがあるが，ニンジンはデンプン粒を多く含むのに対し，キキョウは含まないので，ヨウ素試液を用いた呈色反応や鏡検で容易に区別できる．

特徴成分 プラチコディン類と総称される五環性トリテルペンサポニンのプラチコディン A, C, D platycodin A, C, D (主成分) を含むほか,多量のイヌリンを含有する.

$$\text{HO–Ara}^2\text{–Rha}^4\text{–Xyl}^3\text{–Api}$$

platycodin D

薬理 鎮咳去痰作用を有する.サポニンであるプラチコディン画分に活性が認められている.プラチコディン画分にはそれ以外にも溶血のほか,鎮痛,鎮静,解熱など中枢抑制作用,抗炎症,抗アレルギー作用,抗胃潰瘍作用なども認められる.

適用 消炎・排膿,鎮咳・去痰を目的として,桔梗湯,十味排毒湯,荊芥連翹湯,柴胡清肝湯,五積散,防風通聖散などに配合される.また漢方以外でも,痰や咳を伴う風邪に,流エキスやトローチとしても使用される.

キク科 Compositae

各地に分布.およそ900属,20,000種.草本ときに木本性.葉は互生または対生.花は頭状花で小花が集まったもの.小花が舌状花だけのタンポポ亜科と舌状花と筒状花があるキク亜科に分けられる.

インチンコウ (茵陳蒿),キクカ (菊花),コウカ (紅花),ゴボウシ (牛蒡子),シナカ,ソウジュツ (蒼朮),ビャクジュツ (白朮),モッコウ (木香)

インチンコウ　　Artemisia Capillaris Flower　ARTEMISIAE CAPILLARIS FLOS　茵陳蒿

カワラヨモギ *Artemisia capillaris* Thunb.の頭花.精油約0.1％:カピリン capillin,カピレン capillene,クマリン:エスクレチン6,7-ジメチルエーテル,クロモン:カピラリシン capillarisin,フラボノイド:アルカピリン arcapillin を含み,漢方で利胆,解熱,利尿薬とする.

キクカ　　Chrysanthemum Flower　CHRYSANTHEMI FLOS　菊花

キク *Chrysanthemum morifolium* Ramatulle またはシマカンギク *C. indicum* L.の頭花.精油成分:ボルネオール,ボルニルイソ酪酸,フラボノイド:アピゲニングルコシド,ルテオリン luteolin を含み,鎮静,眼疾に用いる.

コウカ　　Safflower　CARTHAMI FLOS　紅花　　〈口絵38参照〉

基　原　ベニバナ *Carthamus tinctorius* L. の花（管状花）．時間をかけて乾燥すると退色するので，短時間で乾燥させることが多い．

来　歴　エジプト原産といわれるが，古くから世界各地へ伝播した．医薬品のほか，染料としても用いられ，食品の着色料，油脂（紅花油）などにも用いられてきた．日本には6世紀頃伝えられ，特に江戸時代には広く栽培され染料などに広く流通した．

産　地　中国，インド，日本（山形）．

性　状　特徴的な香りのある黄赤色～赤褐色の細長い筒状花（長さ約1 cm）．中に黄色の雄蕊や花柱がある．花冠は先端で5個に割れ，5本の雄蕊が雌蕊を囲む．板状にしたものは厚さ約0.5 cm，多数の管状花の集合である．新鮮で鮮やかな紅色のものがよいとされる．

特徴成分　キノカルコン類と呼ばれる黄色色素のヒドロキシサフロールイエロー A hydroxysafflor yellow A（主成分），サフロールイエロー B safflor yellow B，紅色色素のカルサミン carthamin などを含む．黄色色素の主成分の構造については幾つかの構造が提起され長年議論があったが，ヒドロキシサフロールイエロー A として提案された構造が正しいことが明らかとなった．なお不斉炭素の立体配置については未決定である．

hydroxysafflor yellow A

carthamin

薬　理　メタノールエキス（色素類を含む）に血液凝固時間延長，血小板凝集抑制作用が認められる．エタノールや水抽出エキスはイヌへの動脈内投与で大腿動脈血流を増加させ血流改善作用が認められる．煎液は実験動物の子宮に対し緊張性を高め収縮をもたらす．このことは通経作用に関与すると考えられ，妊婦への投与は注意が必要である．

適　用　駆瘀血薬で，血流を改善し活血，通経薬として用いられ，通導散，折衝飲などの後生派の漢方処方に用いられる．

ゴボウシ　　Burdock Fruit　ARCTII FRUCTUS　牛蒡子

ゴボウ *Arctium lappa* L. の果実．リグナン：アルクチゲニン arctigenin，アルクチイン arctiin，ラパオール A〜E lappaol A〜E を含み，解毒，消炎，排膿に用いる．

シナカ　　Cina Flower　CINAE FLOS　シナ花

基　原	*Artemisia cina* Berg. の蕾．
来　歴	中央アジアのキルギス原産とされる．新修本草記載の鶴虱(かくしつ)が本生薬とされる．本植物より精製した santonin を回虫駆除薬として用いる．また同属植物のミブヨモギ *A. maritima* L. およびクラムヨモギ *A. kurramensis* Quazilbach も同様にサントニン精製のために用いられ，かつては日本でも栽培されていた．
性　状	長さ2〜4mm，径1〜1.5mmの淡緑褐色の頭状花．魚鱗片状に総包が重なり，各総包は3〜5個の小さい頭状花を内包する．
産　地	中央アジア．
特徴成分	回虫駆除作用を有するセスキテルペンの (−)-α- サントニン (−)-α-santonin を含む．

(−)-α-santonin

薬　理	回虫駆除作用を有する．
適　用	かつては寄生虫（回虫）駆除薬は極めて重要であった．類似生薬回虫駆除薬としてはサントニンと，マクリから得られ同様に回虫駆除作用を有する α-カイニン酸 kainic acid の混合製剤（カイニン酸・サントニン散）が，有効で広く用いられてきた．

ビャクジュツ　　Atractylodes Rhizome　ATRACTYLODIS RHIZOMA　白朮

〈口絵39参照〉

ソウジュツ　　Atractylodes Lancea Rhizome　ATRACTYLODIS LANCEAE RHIZOMA　蒼朮

〈口絵40参照〉

| 基　原 | ビャクジュツはオケラ *Atractylodes japonica* Koidzumi ex Kitamura（和白朮）またはオオバナオケラ *A. ovata* DC.（唐白朮）の根茎．ソウジュツはホソバオケラ *A. lancea* DC. または *A. chinensis* Koidzumi の根茎．一般にソウジュツは根皮を付け |

たまま，またビャクジュツは根皮を除去して乾燥し加工する．

来　歴　もともとは白朮，蒼朮の区別はなく，神農本草経の上品に朮として記載される．オケラは日本でも古く主に健胃薬として用いられ，また薬用酒の一種と言える屠蘇にも配合されている．また邪鬼を退けるという言い伝えがあり，おけら詣り（白朮詣り）など神事にも使用されてきた．

産　地　中国．

性　状

ビャクジュツ

(1) ワビャクジュツ（和白朮）：周皮を除いたものは不整塊状又は不規則に屈曲した円柱状を呈す．長さ 3～8 cm，径 2～3 cm．外面は淡灰黄色～淡黄白色で，ところどころ灰褐色．周皮を付けているものは外面は灰褐色で，しばしば結節状に隆起し，あらいしわがある．折りにくく折面は繊維性である．横切面には淡黄褐色～褐色の分泌物による細点がある．特異なにおいがあり，味はわずかに苦い．

(2) カラビャクジュツ（唐白朮）：不整に肥大した塊状で，長さ 4～8 cm，径 2～5 cm で外面は灰黄色～暗褐色を呈す．ところどころにこぶ状の小突起がある．折りにくく，破砕面は淡褐色～暗褐色で，木部の繊維性が著しい．特異なにおいがあり，味はわずかに甘く，後にわずかに苦い．

ソウジュツ

不規則に屈曲した円柱形を呈し，長さ 3～10 cm，径 1～2.5 cm，外面は暗灰褐色～暗黄褐色．横切面はほぼ円形で，淡褐色～赤褐色の分泌物による細点を認める．しばしば白色綿状の結晶を析出する．特異なにおいがあり，味はわずかに苦い．

特徴成分　いずれもセスキテルペンやポリアセチレン系の精油成分を含有し，類似点もあるがビャクジュツ，ソウジュツではそれぞれ主たる成分が異なっている．ビャクジュツ (*A. japonica, A. ovata*) はセスキテルペンのアトラクチロン atractylon を主成分として含む．ソウジュツのアトラクチロン含量は微量であり，呈色反応で確認できない量であるので区別することができる（確認試験，純度試験）．一方，ソウジュツの主成分はセスキテルペンの β-オイデスモール β-eudesmol，ヒネソール hinesol であり，ポリアセチレン系精油成分のアトラクチロジン atractylodin を特徴的な副成分として含んでいる．

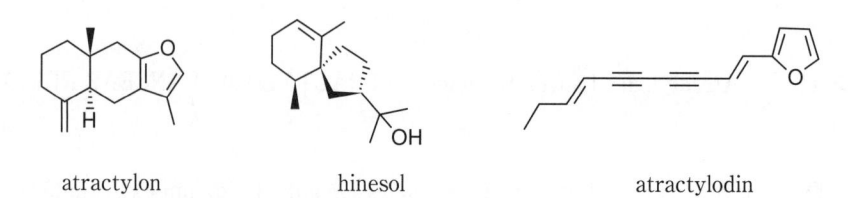

atractylon　　　hinesol　　　atractylodin

薬　理　ビャクジュツは動物実験で利尿作用を有し，ナトリウムの排泄増加作用も認められている．精油成分に中枢抑制，血圧降下，末梢血管拡張などの作用が認められる．

ストレス性潰瘍に対する抑制効果も報告されている．アトラクチロンに抗腫瘍，肝障害抑制作用などが認められている．ソウジュツの煎液にナトリウムなどの排泄促進，エタノールエキスに血糖低下作用，β-オイデスモール，ヒネソールに肝保護作用などが認められている．

適用 ビャクジュツ，ソウジュツともに消化管や組織の過剰な水分を除き，水分代謝を改善する作用があるとされるが，ビャクジュツは特に利水作用が強く，補気薬，利水薬とされ，胃腸の働きを助けるとされる．一方，ソウジュツは発汗による体表部の水分の除去に優れ，風湿を除き，関節や筋肉の疼痛，麻痺，浮腫などの改善に効果があるとされる．ジュツは多くの漢方処方に含有される重要な生薬であるが，その選択はまちまちである．① ソウジュツを配合すべき処方，② ビャクジュツを配合すべき処方，③ 単にジュツを配合すると記載されている処方があり，また ④ 両者が配合されている処方もある．来歴で述べた経緯から単にジュツを配合すると記述されている場合でも，ソウジュツを配合するのが適当な場合がある．① の例としては平胃散，五積散，消風散，胃苓湯，治頭瘡一方などが，② の例としては五苓散，越婢加朮湯，十全大補湯，防已黄耆湯，六君子湯などがある．また ④ の例として二朮湯，胃苓湯がある．

モッコウ　　Saussurea Root　SAUSSUREAE RADIX　木香

Saussurea lappa Clarke の根．精油：コスタスラクトン costuslactone，サウスレアラクトン saussurealactone を含み，芳香性健胃，整腸，利尿，薫香料とする．漢方では婦人病に用いる．

単子葉植物綱 Monocotyledoneae

子葉は1枚，葉は互生し，平行脈．主根はなく，多数の不定根，ひげ根を出す．花被の構成要素は3の倍数．維管束は閉鎖性，不整中心柱．

オモダカ科 Alismataceae

熱帯～温帯に分布．およそ13属，100種．多年生の沼沢性．花序は輪生で分枝し，総状または円錐状となる．花は両性，3数性．
　タクシャ（沢瀉）

タクシャ　　Alisma Rhizome　ALISMATIS RHIZOMA　沢瀉

サジオモダカ *Alisma orientale* Juzepczuk の塊茎で，通例，周皮を除いたもの．トリテルペノ

イド：アリソール alisol A, B など．デンプンを含み，漢方で利尿，止渇に用いる．

ユリ科 Liliaceae

各地に分布．およそ 250 属，3,700 種．地下茎が発達するものが多い．葉は多く互生，花は両性，まれに単性で，総状〜散形花序．

　アロエ，オウセイ（黄精），サンキライ（山帰来），チモ（知母），テンモンドウ（天門冬），バイモ（貝母），バクモンドウ（麦門冬）

アロエ　　Aloe　ALOE　ロカイ　　〈口絵 48 参照〉

基　原　*Aloe ferox* Miller またはこれと *A. africana* Miller または *A. spicata* Baker との雑種の葉から得た液汁を乾燥したもの．

来　歴　南アフリカ原産の植物で，エジプトでは紀元前から薬用に用いられ，ディオスコリデスの薬物誌にも記載されている．10 世紀よりヨーロッパでも薬用として用いられており，ドイツでは 12 世紀より薬局方に収載されている．

産　地　南アフリカ．

性　状　黒褐色〜暗褐色の不整の塊．外面はときに黄色の粉で覆われ，破砕面は平滑でガラス様．特異なにおいがあり，味は極めて苦い．

特徴成分　アントロンの C-配糖体のバルバロイン barbaloin を 4％以上含む．アントラキノン類（クリソファノール，アロエエモジンなど）やクロモン配糖体のアロエシン aloesin などを含有する．

barbaloin

chrysophanol R=H
aloe-emodin　R=OH

aloesin

薬　理　アロエ末のラット経口投与による瀉下効果はバルバロイン含量に比例し，塩酸テトラサイクリン前投与で著明に減弱する．これは，バルバロインの腸内菌による代謝的活性化を示唆するものである．ヒト便菌叢またはラット盲腸内菌叢の作用で，バルバロインからアロエエモジンアントロンの生成が認められる．この代謝物はラット結腸粘膜の傍細胞透過性を増大させることなどにより，結腸内腔液量を増加させる．また，大腸内における水の再吸収を分泌された粘液が抑制し，大腸内の水分含量を増加させて蠕動運動を起こし瀉下作用を発現することが示されている．

適　用　瀉下薬として，粉末を 1 回 0.125〜0.25 g，1 日 1〜3 回服用する．大量の服用は腹部の疝痛と骨盤内臓器の充血を起こすので，妊娠時，月経時，腎炎，痔疾などには注意を要する．

類似生薬　通称「イシャイラズ」は東南アジア原産のキダチアロエ *A. arborescens* Mill. であり，アロエの代用とはならない．

オウセイ　　Polygonatum Rhizome　POLYGONATI RHIZOMA　黄精

ナルコユリ *Polygonatum falcatum* A. Gray，カギクルマバナルコユリ *P. sibiricum* Redoute, *P. kingianum* Collet et Hemsley，または *P. cyrtonema* Hua の根茎．粘液質：ファルカタン falcatan，ベンゾキノン：ポリゴナキノン polygonaquinone，ステロイドサポニンを含み，滋養強壮薬とする．

サンキライ　　Smilax Rhizome　SMILACIS RHIZOMA　山帰来

Smilax glabra Roxb. の塊茎．デンプン，サポニン：スミラックスサポニン smilaxsaponin A, B，フラボノイド：アスチビン astibin，ディスチリン distylin を含み，漢方で利尿，排毒，浄血，慢性皮膚疾患治療薬とする．

チモ　　Anemarrhena Rhizome　ANEMARRHENAE RHIZOMA　知母

ハナスゲ *Anemarrhena asphodeloides* Bunge の根茎．サポニン：チモサポニン timosaponin 類，キサントン：マンギフェリン mangiferin を含み，漢方で解熱，鎮静，利水薬とする．

テンモンドウ　　Asparagus Tuber　ASPARAGI TUBER　天門冬

クサスギカズラ *Asparagus cochinchinensis* Merril の外層の大部分を除いた根．アミノ酸：アスパラギン，シトルリン citrulline，セリン，スレオニン，ステロイドサポニンを含み，漢方で滋養強壮，鎮咳薬とする．

バイモ　　Fritillaria Bulb　FRITILLARIAE BULBUS　貝母

アミガサユリ *Fritillaria verticillata* Willdenow var. *thunbergii* Baker の鱗茎．アルカロイド：フリチリン fritilline，フリチラリン fritillarine，バーチシン verticine を含み，漢方で鎮咳，去痰，排膿薬とする．

バクモンドウ　　Ophiopogon Tuber　OPHIOPOGONIS TUBER　麦門冬

ジャノヒゲ *Ophiopogon japonicus* Ker-Gawler の根の膨大部．ステロイドサポニン：オフィオポゴニン ophiopogonin 類，粘液質多糖類，ホモイソフラボノイド：オフィオポゴノン A, B ophiopogonone A, B を含み，漢方で粘滑性消炎，滋養強壮，鎮咳薬とする．

ヤマノイモ科 Dioscoreaceae

熱帯，亜熱帯に多く分布．およそ6属，750種．つる性の多年生草本で，根または根茎が発達．葉は対生または互生，葉脈は網状．ステロイドサポニンを含むものが多い．
　サンヤク（山薬）

サンヤク　　　Dioscorea Rhizome　　DIOSCOREAE RHIZOMA　　山薬

ヤマノイモ *Dioscorea japonica* Thunb. またはナガイモ *D. batatas* Decne の周皮を除いた根茎．粘液（糖タンパク），アラントイン allantoin，マンナン，コリンを含み，漢方で強壮，止瀉，鎮咳，止渇に用いる．

アヤメ科 Iridaceae

世界各地に分布．およそ70属，1,500種．多年生草本で根茎が発達．葉は狭細で長い．花は頂生，子房下位，3室．果実はさく果．イソフラボン，精油を含むものが多い．
　サフラン

サフラン　　　Saffron　　CROCUS

サフラン *Crocus sativus* L. の柱頭．カロチノイド色素：クロシン，クロセチンゲンチオビオースエステル，苦味配糖体：ピクロクロシン picrocrocin，精油成分：サフラナール safranal を含み，鎮静，婦人薬とする．

イネ科 Gramineae

世界各地に分布．およそ600属，9,500種．通常，草本，タケ類のみが木本．茎は中空，有節．葉は互生，葉鞘は茎を巻く，葉鞘と葉身の間に小舌がある．花は両性，ときに単性，無花被で苞葉が変化した穎が被う．多くは風媒花．
　ボウコン（茅根），ヨクイニン（薏苡仁）

ボウコン　　　Imperata Rhizome　　IMPERATAE RHIZOMA　　茅根

チガヤ *Imperata cylindrica* Beauvois の細根，鱗片葉を除いた根茎．トリテルペノイド：シリンドリン cylindrin，アルンドイン arundoin を含み，清涼，利尿，止血薬とする．

| ヨクイニン | Coix Seed | COICIS SEMEN | 薏苡仁 |

ハトムギ *Coix lacryma-jobi* L. var. *mayuen* Stapf の種皮を除いた種子．デンプン，タンパク質を含み，漢方で消炎，鎮痛，滋養強壮，いぼとり，肌荒れに用いる．

ヤシ科 Palmae

主に熱帯に分布．およそ220属，2,500種．多く高木，茎は直立，分枝しない．葉は単葉で硬く，裂け目が入る．
ビンロウジ（檳榔子）

| ビンロウジ | Areca | ARECAE SEMEN | 檳榔子 |

ビンロウ *Areca catechu* L. の種子．アルカロイド：アレコリン arecoline，アレカイディン arecaidine，タンニンを含み，収斂，健胃，条虫駆除薬とする．

サトイモ科 Araceae

主に熱帯に分布．およそ120属，2,000種．多年生草本，まれに木本性．葉は根生または互生，広円形で網状脈のものもある．花は両性または単性，花被は通常ない，肉穂花序となる．基部に大型の苞（仏炎苞）がある．
ハンゲ（半夏）

| ハンゲ | Pinellia Tuber | PINELLIAE TUBER | 半夏 | 〈口絵41参照〉

| 基　原 | カラスビシャク *Pinellia ternate* Breit. のコルク層を除いた塊根．
| 来　歴 | 神農本草経の下品に収載される．「傷寒寒熱，心下堅を治す．気を下す．喉咽腫痛，汗を止むなど」と記されている．本品の生産期が5月中旬であることから，「半分夏」であることから「半夏」といわれるようになった．
| 産　地 | 中国（四川，雲南，甘粛，湖北，湖南，江西，山東の各省）．
| 性　状 | 偏圧された球形で，通常径1～2 cm，高さ7～15 mmで，外面は白色～灰白黄色である．表面は，小さなイボ状突起があり，上部には茎跡がくぼみとなり，その周辺には根の痕跡によるくぼんだ細点がある．ほとんど臭いがなく，味は初めはないが，後に強烈なえぐ味がある．鏡検（横切片）により，主としてデンプン粒を充満した柔組織が観測される．
| 特徴成分 | 刺激物質（えぐ味）のホモゲンチジン酸 homogentisic acid，ホモゲンチジン酸グルコシド homogentisic acid glucoside，3,4-ジヒドロキシベンズアルデヒド 3,4-dihydroxybenzaldehyde，セレブロシド cerebroside 類，デンプン（著量），

アミノ酸，脂肪酸，精油などを含有する．

homogentisic acid

薬理　半夏の煎液または抽出成分は，アポモルヒネおよび硫酸銅によるネコまたはイヌの嘔吐を抑制する．半夏の煎液のウサギへの経口投与で唾液分泌亢進作用，また水製エキスのマウスへの経口投与で拘束水浸ストレス潰瘍抑制作用を示す．メタノールエキスのマウスへの経口投与で，抗ストレス作用，免疫賦活作用，抗炎症作用，利尿作用，高脂血症改善作用などが報告されている．セレブロシドに鎮吐作用，ヒドロキシ脂肪酸類にACE阻害作用，有機酸類に抗アレルギー作用が認められている．

適用　漢方処方で多く用いられ，鎮静，鎮吐，鎮咳，去痰，腹部膨満感，頭痛，めまいなどの症状に用いられる．鎮咳去痰薬，鎮嘔鎮吐薬，健胃消化薬とみなされる処方に配剤される．半夏厚朴湯，小半夏加茯苓湯，半夏瀉心湯，小柴胡湯，大柴胡湯などに配合される．

カヤツリグサ科 Cyperaceae

世界各地に分布．およそ45属，4,000種．多年生草本．茎は3稜性．葉は3列性．精油を含むものが多い．
コウブシ（香附子）

コウブシ　　Cyperus Rhizome　CYPERI RHIZOMA　香附子

ハマスゲ *Cyperus rotundus* L. の根茎．精油0.3 mL以上/50 g：シペロール cyperol，シペレン cyperene，イソシペロール isocyperol，糖：グルコース，フルクトースを含み，漢方では通経，鎮痙，更年期などの婦人病薬とする．

ショウガ科 Zingiberaceae

主に熱帯に分布．およそ50属，1,000種．地下部が発達，多年草．葉は葉鞘が発達し偽茎となる．互生，単葉．花は両性，地下茎あるいは偽茎の先端につく，唇状花，総状あるいは穂状花序．
油細胞を持ち，精油，辛味成分を含む．
　<u>ウコン</u>（鬱金），<u>ガジュツ</u>（莪蒁），<u>シュクシャ</u>（縮砂），<u>ショウキョウ</u>（生姜），<u>カンキョウ</u>（乾姜），<u>ショウズク</u>（小豆蔲），ヤクチ（益智），リョウキョウ（良姜）

ウコン　　Termeric　CURCUMAE RHIZOMA　鬱金　〈口絵42参照〉

基　原　ウコン *Curcuma longa* L. の根茎をそのまま又はコルク層を除いたものを，通例，湯通ししたもの．

来　歴　新修本草に初めて収載された．中国では薑黄と称する．本草綱目等に収載されている．

産　地　中国南部，台湾，東南アジア，インドほか．

性　状　主根茎（卵形で，径約3cm，長さ約4cm）又は側根茎（両端が丸い湾曲した円柱形で径1cm，長さ約2〜6cm）からなり，いずれも表面に輪節がある．コルク層のあるものは黄褐色，コルク層を除いたものは暗黄赤色である．特異な芳香があり，味はわずかに苦く刺激性で，だ液を黄色に染める．

特徴成分　クルクミン curcumin を主成分とする．また，ツメロン類（*α*-，*β*-，(+)-*ar*-turmerones）を主構成成分とするセスキテルペン系精油類を1.5〜5.5%含有する．

curcumin

α-turmerone　　*β*-turmerone　　*ar*-turmerone

薬　理　クルクミンは胆汁排泄促進作用を示す．また，含有多糖類（ウコナン）に免疫賦活作用がある．

同類生薬　日本のウコンは中国のキョウオウ「姜黄」と同じものである．中国のウコンは *C. longa* を含む *Curcuma* 属植物の根の先端部にできる塊根であり，日本のウコンとは異なる．ウコン，ガジュツ，キョウオウは，それぞれ秋ウコン，紫ウコン，春ウコンという別名でも呼ばれる．

ガジュツ　　Zedoary　ZEDOARIAE RHIZOMA　莪朮　〈口絵43参照〉

基　原　ガジュツ *Curcuma zedoaria* Roscoe の根茎を，通例，湯通ししたもの．

来　歴　インド原産で，インドでは古くから薬用に供され，紀元700年代に欧州に伝えられた生薬である．

産　地　ベトナム，タイ，ミャンマー，中国南部，日本（屋久島，五島）．

性　状　ほぼ球形（長さ4〜6cm，径2.5〜4cm），外面は灰黄褐色〜灰褐色，節は環状

に隆起，節間は 0.5～0.8 cm で，細かい縦じわ，根を除いた跡および分枝した根茎の小隆起がある．特異な芳香があり，味は辛くて苦く，清涼．

特徴成分 クルゼレノン curzerenone などのセスキテルペノイド系精油類及び 1,4-シネオール 1,4-cineole などのモノテルペノイド系精油類から構成される精油類を 1～1.5％含有する．

curzerenone　　　curcumenol

薬　理 粉末の水性懸濁液のマウスまたはラットへの経口投与は，胃酸分泌に影響せずに胆汁酸分泌促進と小腸内輸送抑制を示す．また，メタノールエキスの経口投与は，実験的胃潰瘍形成を抑制する．また，水抽出液はラット摘出回腸に，エタノールエキスはモルモット摘出回腸に対してパパベリン様作用を示す．水性またはメタノールエキスに抗エールリッヒ腹水がん作用，水性エキスは弱い活性酸素生成抑制作用を示す．

適　用 芳香性健胃薬として胃腸薬の配合剤として使用される．

シュクシャ　　　Amomum Seed　AMOMI SEMEN　縮砂

Amomum xanthioides Wallich の種子塊．精油 0.6 mL/30 g：(+)-カンファー，(+)-ボルネオール，リナロールを含み，芳香性健胃，駆風，整腸薬，香辛料とする．

ショウキョウ　　　Ginger　ZINGIBERIS RHIZOMA　生姜　　〈口絵 44 参照〉

基　原 ショウガ *Zingiber officinale* Roscoe の根茎．

来　歴 日本及び中国では，古くから薬用，香辛料として使用されており，ヨーロッパを含め，世界的にも広く香辛料として使用されてきた．神農本草経の中品に収録され，各種漢方処方にも広く配合されている．

産　地 日本，中国，東南アジア，インド，アフリカ．

性　状 偏圧した不規則な塊状でしばしば分枝．分枝した各部はやや湾曲した卵形又は長卵形（長さ 2～4 cm，径 1～2 cm）．外面は灰白色～淡灰褐色で，しばしば白粉が付着．折面はやや繊維性，粉性で，淡黄褐色．特異なにおいがあり，極めて辛い．

特徴成分 α-ジンギベレン zingiberene, β-ビサボレン bisabolene などのセスキテルペン系精油類を 0.25～3％含有する．また，S-(+)-[6]-ギンゲロール S-(+)-[6]-gingerol を主とするアルキル鎖の炭素数が異なるギンゲロール類を辛味成分として含有する．

α-zingiberene   β-bisabolene

[6]-gingerol：n=4
([8]-gingerol：n=6, [10]-gingerol：n=8)

(逆アルドール分解)

shogaol

zingerone

- **薬　理**　[6]-ギンゲロールおよび[6]-ショーガオールには，鎮静，鎮痛，一過性の血圧下降，胃運動抑制作用がある．また，[6]-ショーガオールは鎮咳，小腸内輸送促進作用，[6]-ギンゲロールおよびジンギベレンには抗胃潰瘍作用が認められている．また，[6]-ショーガオールの血小板凝集阻害，シクロオキシゲナーゼおよび5-リポキシゲナーゼ阻害，[6]-ギンゲロールにプロスタグランジン生合成阻害が認められる．
- **適　用**　風邪薬，健胃消化薬，鎮吐薬，鎮痛薬とみなされる柴胡桂枝湯，胃苓湯，生姜瀉心湯，桂枝加芍薬湯などの漢方処方に広く用いられるほか，芳香性健胃薬として胃腸薬に配合される．

カンキョウ　　Processed Ginger　ZINGIBERIS PROCESSUM RHIZOMA　乾姜

〈口絵44参照〉

- **基　原**　ショウガの根茎を湯通し又は蒸したもの．
- **性　状**　外形はショウキョウと同様．外面は黄色～灰黄褐色で，しわ及び輪節がある．折面は褐色～暗褐色で透明感があり角質．特異なにおいがあり，極めて辛い．
- **特徴成分**　ギンゲロール類が加工調製中に変化したショーガオール shogaol 類（[6]-ショーガオールが主成分）を含有する．
- **薬　理**　[6]-ショーガオールには，鎮静，鎮痛，一過性の血圧下降，胃運動抑制作用，鎮咳，小腸内輸送促進作用，血小板凝集阻害，シクロオキシゲナーゼ及び5-リポキシゲナーゼ阻害が認められる．
- **適　用**　温補作用を期待した大建中湯，人参湯などの処方に配剤される．

ショウズク　　Cardamon　CARDAMOMI FRUCTUS　小豆蔲

Elettaria cardamomum Maton の果実．精油 1.0 mL 以上/30 g：(+)-α-テルピニルアセテート (+)-α-terpinyl acetate, 1, 8-シネオールを含み，芳香性健胃薬，香辛料とする．

ヤクチ　　Bitter Cardamon　ALPINIAE FRUCTUS　益智

Alpinia oxyphylla Miquel の果実．精油 0.4 mL 以上/50 g：1, 8-シネオール，ピネン，カンファーを含み，芳香性苦味健胃薬とする．

リョウキョウ　　Alpinia Officinarum Rhizome　ALPINIAE OFFICINARI RHIZOMA　良姜

Alpinia officinarum Hance の根茎．精油成分：シネオール，ピネン，カジネン cadinene, タンニン，フラボノイド：ケンフェロール，ケンフェリド kaemphelide, 辛味成分ガランゴール galangol を含み，胃カタルに胃腸薬とする．

ラン科 Orchidaceae

熱帯，亜熱帯を中心に広く分布．およそ700属，20,000種．多年生草本で，根茎または偽球茎が発達するものが多い．花は両性，左右相称，穂状または総状花序．花被の外輪3片は花弁状，内輪の2片は同形で1片は他より大きく唇弁状である．

テンマ（天麻）

テンマ　　Gastrodia Tuber　GASTRODIAE TUBER　天麻

オニノヤガラ *Gastrodia elata* Blume の塊茎を蒸したもの．バニリルアルコール vanillyl alcohol, ガストロディン gastrodin を含み，漢方で鎮静，鎮痙薬とする．

動 物

イボタガキ科 Ostreidae

ボレイ（牡蛎）

| ボレイ | Oyster Shell | OSTREAE TESTA | 牡蛎 |

カキ *Ostrea gigas* Thunb. の貝殻．炭酸カルシウム，リン酸塩，ケイ酸塩を含み，漢方で鎮静，収斂，利尿剤とする．

ヒキガエル科 Bufonidae

センソ（蟾酥）

| センソ | Toad Venom | BUFONIS VENENUM | 蟾酥 | 〈口絵52参照〉 |

- **基　原**　シナヒキガエル *Bufo bufo gargarizans* Cantor 又は *B. melanostictus* Schneider の毒腺の分泌物を集めたもの．
- **来　歴**　蟾酥の名は宋代の本草衍義に初見する．日本ではヒキガエルの毒液をガマの油として使った．
- **産　地**　中国．
- **性　状**　底面がくぼみ，上面が盛り上がった円盤形（径約8 cm，厚さ約1.5 cm，重量80～90 g），又は両面がほぼ平らな円盤形（径約3 cm，厚さ約0.5 cm，重量約8 g）．外面は赤褐色～黒褐色で，ややつやがあり，ほぼ均等な角質で堅く，折りにくい．破砕面はほぼ平らで，辺縁は赤褐色で半透明．
- **特徴成分**　ブファリン bufalin，シノブファギン cinobufagin などの強心性ステロイドおよび3-ester 体を含有．またブフォテニン bufotenine などのインドールアミン類を含む．

cinobufagin　　　　　　bufalin　　　　　　bufotenine

薬　理　水抽出液およびシノブファジンには，実験的心不全モデル動物に対し持続性の陽性変力作用を示す．含有ブファジエノリド類にはジギタリス配糖体類似の強心作用があり，心室収縮，拡張作用，冠状血管拡張作用が認められ，蓄積作用は少なく，また中枢興奮作用，抗ライノウイルス作用もある．ブファリンなどに実験動物角膜に対し局所麻酔作用がある．

適　用　六神丸などのセンソ含有製剤原料とする．1日分量2〜5 mg．センソ又はその毒性分を含有する製剤は劇薬である．

クマ科 Ursidae

ユウタン（熊胆）

ユウタン　　Bear Bile　FEL URSI　熊胆

　ヒグマ *Ursus arctos* L. またはその他近縁動物の胆嚢を乾燥したもの．胆汁酸：タウロウルソデオキシコール酸 tauroursodeoxycholic acid, cholic acid を含み，利胆，消炎，解熱，鎮痛，鎮痙に用いる．

ウシ科 Bovidae

ゴオウ（牛黄）

ゴオウ　　Oriental Bezoar　BEZOAR BOVIS　牛黄

　ウシ *Bos taurus* L. var. *domesticus* Gmelin の胆嚢中に生じた結石．胆汁酸 cholic acid, デオキシコール酸 deoxycholic acid, ビリルビン bilirubin を含み，強心，鎮痙，鎮静，家庭薬原料とする．

ウマ科 Equidae

アキョウ（阿膠）

アキョウ　　Ass Glue　ASINI CORII COLIAS　**阿膠**

ロバ *Equus ainus* L. の皮，骨，腱または靭帯を水抽出して脂肪を去り濃縮乾燥したもの．コラーゲンを含み，止血に利用する．

ミツバチ科 Apidae

ハチミツ（蜂蜜）

ハチミツ　　Honey　MEL　**蜂蜜**

ヨーロッパミツバチ *Apis mellifera* L. またはトウヨウミツバチ *A. indica* Rodoszkowski の巣に集められた甘味物．転化糖，sucrose，アミノ酸，有機酸を含み，栄養剤，甘味剤，舐剤，丸剤の結合剤，食用とする．

鉱　物

リュウコツ　　　Longgu　FOSSILIA OSSIS MASTODI　竜骨

大型哺乳類の化石化した骨．$CaCO_3$, SiO_2 を含み，漢方で鎮静，精神不安に用いる．

セッコウ　　　Gypsum　GYPSUM FIBROSUM　石膏

天然の含水硫酸カルシウム．$CaSO_4 \cdot 2H_2O$ を含み，漢方で解熱，鎮静，止渇に用いる．

演習問題

第1問 次の植物群のなかで,分泌組織として連合乳管を有するものはどれか.（薬用植物編2)
1 ケシ科
2 シソ科
3 ショウガ科
4 セリ科
5 ミカン科

第2問 次の植物群のなかで,両立維管束を有するものはどれか.（薬用植物編2)
1 イネ科
2 キク科
3 ウリ科
4 マメ科
5 マオウ科

第3問 次の生薬名と原植物のラテン名との組合せで正しいものはどれか.（薬用植物編3)
1 キキョウ── *Phellodendron amurense* Rupr.
2 ケツメイシ─ *Cassia angustifolia* Vahl
3 シャクヤク─ *Paeonia suffruticosa* Andrews
4 センブリ── *Swertia japonica* Maxim.
5 トウキ─── *Foeniculum vulgare* Miller

第4問 次の植物の学名で間違っているのはどれか.（薬用植物編3.4)
1 ケシ　　*Papaver officinale* L.
2 サトウキビ　*Saccharum officinarum* L.
3 ショウガ　*Zingiber officinale* Roscoe
4 セイヨウタンポポ　*Taraxacum officinale* Weber (=*T. vulgare* Schrank)
5 マンネンロウ（ローズマリー）　*Rosmarinus officinalis* L.

第5問　次の科のなかで，イリドイド配糖体を含む植物が多く含まれているものはどれか．（薬用植物編 3.5）
1　タデ科
2　セリ科
3　バラ科
4　リンドウ科
5　ゴマノハグサ科

第6問　次の生薬のなかで，主にユーラシアの乾燥地帯から産するものの組合せはどれか．（薬用植物編 5）
1　オウレン——トウキ
2　オウギ———ブクリョウ
3　カンゾウ——マオウ
4　ケイヒ———ショウキョウ
5　シャクヤク—ボタンピ

第7問　次の薬用植物のなかで，甘味料として使用されるものはどれか　（薬用植物編 6.2）
1　クチナシ
2　ステビア
3　ウコン
4　サフラン
5　キハダ

第8問　五行の考え方を人間の五臓六腑にあてはめた，新しい関係病理観の中国の著書はどれか．（生薬編 1.5）
1　黄帝内経
2　神農本草経
3　本草綱目
4　医心方
5　傷寒論

第9問　神農本草経において，下薬に分類されている生薬はどれか．（生薬編 1.5）
1　シャクヤク
2　ニンジン
3　ケイヒ
4　サイコ
5　キョウニン

第10問　種子を薬用部位とする生薬で，正しいものはどれか．（生薬編2）
1　チョウジ
2　コウカ
3　センナ
4　オウバク
5　トウニン

第11問　生薬の毒性を軽減するために加工調製（修治）を行う生薬はどれか．（生薬編5）
1　ニンジン
2　アマチャ
3　ブシ
4　サイコ
5　ジオウ

第12問　副作用として偽アルドステロン症，低カリウム血症を起こすおそれのある生薬はどれか．（生薬編7）
1　サイコ
2　マオウ
3　ジオウ
4　ダイオウ
5　カンゾウ

第13問　漢方医学と西洋医学との比較において，漢方医学の特徴を述べているものはどれか．（生薬編7）
1　攻撃的な因子を分析して対応する．
2　病名により，薬物や治療法を決定する．
3　通常，単一化合物を一つの薬剤として投与する．
4　一般に科学的，理論的な医学である．
5　患者に現れる症状や患者の体質によって，薬物や治療法を決める．

第14問　インターフェロン-αを投与中の患者に禁忌の漢方処方はどれか．（生薬編7）
1　人参湯
2　小柴胡湯
3　葛根湯
4　八味地黄丸
5　当帰芍薬散

第15問　次の生薬と科名の組み合わせで，正しいものはどれか．（各論）
  1　キョウニン —— ミカン科
  2　ダイオウ —— タデ科
  3　センブリ —— セリ科
  4　ロートコン —— シソ科
  5　ニンジン —— セリ科

第16問　下記の生薬学名（ラテン名）のうち，アヘンを表すものはどれか．（各論）
  1　Rhei Rhizoma
  2　Ginseng Radix
  3　Cinnamomi Cortex
  4　Glycyrrhizae Radix
  5　Opium

第17問　主要成分として青酸配糖体を含有する生薬の組合せで，正しいものはどれか．（各論）

  1　（オウバク，オウレン）
  2　（キキョウ，サイコ）
  3　（ケイヒ，チョウジ）
  4　（トウニン，キョウニン）
  5　（トウキ，センキュウ）

第18問　次の生薬のうち，強い苦味を呈するものはどれか．（各論）
  1　カンゾウ
  2　アマチャ
  3　トウガラシ
  4　ゲンチアナ
  5　サンショウ

第19問　次のセリ科生薬のうち，主要成分としてサポニンを含有するものはどれか．（各論）
  1　ウイキョウ
  2　サイコ
  3　センキュウ
  4　ビャクシ
  5　トウキ

第20問 有効成分としてトロパンアルカロイドを含有する生薬の組合せで，正しいものはどれか．（各論）
 1 （ロートコン，ベラドンナコン）
 2 （ジギタリス，センソ）
 3 （ケイヒ，ウイキョウ）
 4 （オウバク，オウレン）
 5 （エイジツ，トウヒ）

第21問 主要成分として，生薬アヘン末に含まれない化合物はどれか．（各論）
 1 モルヒネ
 2 コデイン
 3 スコポラミン
 4 パパベリン
 5 ノスカピン

第22問 紅藻類で回虫駆除薬のカイニン酸を含有する生薬はどれか．（各論）
 1 ブクリョウ
 2 チョレイ
 3 センソ
 4 マオウ
 5 マクリ

第23問 次の生薬のうち，強心薬として使用するものはどれか．（各論）
 1 ガジュツ
 2 マオウ
 3 キナ
 4 センソ
 5 アロエ

第24問 腸内細菌により代謝された物質が瀉下作用を示す生薬はどれか．（各論）
 1 ゲンノショウコ
 2 オウバク
 3 ケンゴシ
 4 センナ
 5 エイジツ

第25問 精油を含有する生薬の正しい組合せはどれか．（各論）
 1 （カンゾウ，ニンジン）

2　(オウバク，オウレン)
3　(ダイオウ，センナ)
4　(ウイキョウ，ケイヒ)
5　(ゲンチアナ，センブリ)

第26問　次の薬用植物のなかで，生薬として根およびストロンが薬用部位として使用されるものはどれか．（各論）
1　キキョウ
2　ナツメ
3　ガジュツ
4　センキュウ
5　ウラルカンゾウ

第27問　次の薬用植物のなかで，種子を生薬として用いるものはどれか．（各論）
1　キハダ
2　サフラン
3　ウイキョウ
4　アンズ
5　ゲンノショウコ

第28問　薄層クロマトグラフィー（TLC）で，生薬とその標準品として用いられている成分との組合せが正しいものはどれか．（付表2）
1　ニンジン　　：　グリチルリチン酸
2　カンゾウ　　：　ギンセノシド Rg_1
3　シャクヤク　：　ペオニフロリン
4　ダイオウ　　：　バルバロイン
5　オウゴン　　：　ベルベリン

第29問　漢方医学において，かぜの初期症状である発熱を伴う頭痛や肩こりを改善する漢方処方はどれか．（付表3）
1　葛根湯
2　清肺湯
3　小柴胡湯
4　麦門冬湯
5　補中益気湯

正解・解説

第1問 正解 1

解説 1：正 ケシ，クサノオウなどがある．
2：誤 シソ科植物は腺鱗，腺毛に精油を貯える．
3：誤 ショウガ科植物の精油は油細胞に精油を貯える．
4：誤 セリ科の製油成分は油道に貯えられる．
5：誤 ミカン科は油室に精油成分などを貯える．

第2問 正解 3

解説 両立維管束はウリ科植物のみに見られる．ほかはすべて並立維管束である．

第3問 正解 4

解説 1：誤 キキョウは *Platycodon glandiflorum* DC., *Phellodendron amurense* Rupr. はオウバクである．
2：誤 ケツメイシは *Cassia obtusifolia* L., *Cassia angustifolia* Vahl はチンネベリーセンナである．
3：誤 シャクヤクは *Paeonia lactiflora* Pall, *Paeonia suffruticosa* Andrews はボタンである．
4：正
5：誤 トウキは *Angelica acutiloba* Kitagawa, *Foeniculum vulgare* Miller はウイキョウである．

第4問 正解 1

解説 ケシの正しい学名は *Papaver somniferum* L. である．

第5問 正解 4

解説 1：誤 タデ科由来の生薬としては，ダイオウなどがあり，アントラキノン類を含むものが多い．
2：誤 セリ科由来の生薬には，クマリン類が多く含まれている．
3：誤 バラ科由来の種子を用いる生薬には，青酸配糖体が含まれている．
4：正 リンドウ科由来の生薬として，センブリ，リュウタン，ゲンチアナなどがある．
5：誤 ゴマノハグサ科由来の薬用植物としては，強心配糖体を含むジギタリスなどがある．

第6問 正解 3
　解説　1：誤　オウレン，トウキは湿潤な温帯に産する．
　　　　2：誤　オウギはやや乾燥した温帯に，またブクリョウは温帯に分布するマツ類に寄生する．
　　　　3：正　カンゾウとマオウは中国東北部から西アジア，地中海にかけての乾燥地帯に分布する．
　　　　4：誤　ケイヒ，ショウキョウは熱帯あるいは亜熱帯性の植物である．
　　　　5：誤　シャクヤクやボタンピは湿潤な温帯の産である．

第7問 正解 2
　解説　クチナシ，ウコン，サフランは，生薬として利用される（生薬名は順に，サンシシ：果実，ウコン：根茎，サフラン：柱頭）以外に，食用色素として利用される．また，キハダも，生薬オウバクの基原植物であるが，黄色の染料としても利用されている．

第8問 正解 1
　解説　1：正　漢の黄帝により作られた黄帝内経は，五行の考え方を人間の五臓六腑から筋肉，骨，爪，毛髪にまであてはめた，新しい関係病理観の書である．
　　　　2：誤　後漢ごろに中国の炎帝・神農により著された最古の本草書である．
　　　　3：誤　明時代に李時珍によりまとめられた新しいタイプの本草書である．
　　　　4：誤　丹波康頼により中国医書をもとに編纂された日本最古の医学書である．
　　　　5：誤　後漢に張仲景によって著された医学書である．

第9問 正解 5
神農本草経は，薬をその働きによって上薬，中薬，下薬に分類している．上薬は無毒で長期間服用しても害がない．中薬は無毒にも有毒にもなりうるもの．下薬は有毒のものが多く，長期間の服用には適さない．
　解説　1：誤　シャクヤクは中薬に分類される．
　　　　2：誤　ニンジンは上薬に分類される．
　　　　3：誤　ケイヒは上薬に分類される．
　　　　4：誤　サイコは上薬に分類される．
　　　　5：正　キョウニンは下薬に分類される．

第10問 正解 5
　解説　1：誤　チョウジの薬用部位は，つぼみ（Flos）である．
　　　　2：誤　コウカの薬用部位は，花（Flos）である．
　　　　3：誤　センナの薬用部位は，葉（Folium）である．
　　　　4：誤　オウバクの薬用部位は，樹皮（Cortex）である．
　　　　5：正　トウニンの薬用部位は，種子（Semen）である．その他，種子を薬用部位と

する生薬に，ケツメイシ，ホミカ，シャゼンシ，ヨクイニンなどがある．

第11問 正解 3

解説
1：誤　ニンジンを加工調製したものにコウジンがある．
2：誤　アマチャは，一昼夜発酵し，甘味に富んだ生薬に調製する．
3：正　ブシは，トリカブトを適当な加工調製（修治）により，アコニチンなどのアルカロイドの毒性を軽減したものである．
4：誤　サイコは，効能を増強するために修治を行う．
5：誤　ジオウは，性能を改変するために修治を行う．熟ジオウなどがある．

第12問 正解 5

解説
1：誤　サイコを含む小柴胡湯は，インターフェロン-αとの併用による間質性肺炎発症が問題となっている．
2：誤　マオウに含まれるエフェドリンは，特に高齢者において狭心症，心筋梗塞を誘発することから注意が必要である．
3：誤　ジオウは，胃腸症状を悪化させることがある．
4：誤　ダイオウは，瀉下作用，子宮収縮作用，骨盤内臓器の充血作用などにより，妊婦・授乳婦に投与しないことが望ましい．
5：正　カンゾウは，グリチルリチン酸の過剰投与が原因で，アルドステロン症，ミオパチー，低カリウム血症などが現れることがあるので注意する．

第13問 正解 5

解説
1：誤　西洋医学は，攻撃的な因子を分析して対応する．例えば，病原菌に対する抗生物質がある．
2：誤　西洋医学は，一般に病名により，薬物や治療法を決定する．
3：誤　西洋医学では，人工的に造られた化学合成薬品が主であるので，通常，単一化合物を一つの薬剤として投与する．
4：誤　西洋医学は，一般に科学的，理論的な医学であり，漢方医学は，哲学的な経験実証医学である．
5：正　患者に現れる症状や患者の体質，すなわち証によって薬物や治療法を決める．

第14問 正解 2

解説
1：誤
2：正　慢性肝炎における肝機能障害の改善の目的で，小柴胡湯とインターフェロン-αとの併用投与により，間質性肺炎が発症し問題となったため，インターフェロン-αとの併用は禁忌となった．
3：誤
4：誤

5：誤

第 15 問 [正解] 2

[解説]
1：誤　キョウニンはバラ科生薬である．
2：正　ダイオウはタデ科生薬である．
3：誤　センブリ（当薬）はリンドウ科生薬である．
4：誤　ロートコンはナス科生薬である．
5：誤　ニンジン（薬用ニンジン）はウコギ科生薬で，食用ニンジンはセリ科である．

第 16 問 [正解] 5

[解説]
1：誤　ラテン名 Rhei Rhizoma で表される生薬は，ダイオウである．
2：誤　ラテン名 Ginseng Radix で表される生薬は，ニンジンである．
3：誤　ラテン名 Cinnamomi Cortex で表される生薬は，ケイヒである．
4：誤　ラテン名 Glycyrrhizae Radix で表される生薬は，カンゾウである．
5：正　ラテン名 Opium で表される生薬は，アヘンである．

第 17 問 [正解] 4

[解説]
1：誤　オウバク，オウレンは，イソキノリンアルカロイドのベルベリンを含有する．
2：誤　キキョウ，サイコはトリテルペンサポニンを含有する．
3：誤　ケイヒ，チョウジは共に，精油を含有する．
4：正　バラ科生薬トウニン，キョウニンは，鎮咳，去痰作用を示す青酸配糖体のアミグダリンを含有する．
5：誤　トウキ，センキュウは，精油成分であるフタリド類を含有する．

第 18 問 [正解] 4

[解説]
1：誤　カンゾウは，甘味を呈するグリチルリチン酸を含有する．
2：誤　アマチャは，甘味を呈するフィロズルシンを含有する．
3：誤　トウガラシは，辛味を呈するカプサイシンを含有する．
4：正　ゲンチアナは，強い苦味を呈するゲンチオピクロシドを含有する．
5：誤　サンショウは，辛味を呈する α-サンショオールを含有する．

第 19 問 [正解] 2

[解説]
1：誤　ウイキョウは，精油成分であるアネトールなどを含有する．
2：正　サイコは，トリテルペンサポニンのサイコサポニン類を含有する．
3：誤　センキュウは，精油成分であるフタリド類を含有する．
4：誤　ビャクシは，フロクマリン類を含有する．
5：誤　トウキは，精油成分であるフタリド類を含有する．

第20問 [正解] 1
[解説] 1：正 ロートコン，ベラドンナコンは，トロパンアルカロイドのl-ヒヨスチアミン，スコポラミンを含有する．
2：誤 ジギタリス，センソは，強心ステロイド誘導体を含有する．
3：誤 ケイヒ，ウイキョウは，精油成分を含有する．
4：誤 オウバク，オウレンは，イソキノリン型アルカロイドであるベルベリンを含有する．
5：誤 エイジツ，トウヒは，フラボノイド誘導体を含有する．

第21問 [正解] 3
[解説] 1：誤 アヘン末に含まれるモルヒネは，顕著な鎮痛作用を示す．
2：誤 アヘン末に含まれるコデインは，優れた鎮咳作用を示す．
3：正 スコポラミンは，ロートコン，ベラドンナコンに含まれるトロパンアルカロイドで鎮痛，鎮痙作用を示す．
4：誤 アヘン末に含まれるパパベリンは，鎮痙作用を示す．
5：誤 アヘン末に含まれるノスカピンは，鎮咳作用を示す．

第22問 [正解] 5
[解説] 1：誤 マツホド（サルノコシカケ科）の菌核である．
2：誤 チョレイマイタケ（サルノコシカケ科）の菌核である．
3：誤 センソは動物生薬で，脊椎動物両性綱のシナヒキガエルの毒腺の分泌物で，強心作用を示す．
4：誤 裸子植物シナマオウ（マオウ科）などの地上茎．
5：正 紅藻類カイニンソウ（フジマツモ科）の全草である．マクリは，回虫駆除薬のカイニン酸を含有する．

第23問 [正解] 4
[解説] 1：誤 ガジュツは，芳香性健胃薬として使用される．
2：誤 マオウは，気管支喘息などの鎮咳薬として用いられる．
3：誤 キナは，抗マラリア薬として用いられ，その有効成分はキノリンアルカロイドであるキニーネである．
4：正 センソは，強心薬として使用される．
5：誤 アロエは，瀉下薬（緩下薬）として使用される．

第24問 [正解] 4
[解説] 1：誤 ゲンノショウコは，止瀉薬として用いられる．
2：誤 オウバクは，止瀉，整腸薬として用いられる．
3：誤 ケンゴシは，瀉下活性を示す樹脂配糖体を含有する．

4：正　センナ，ダイオウに含まれるビスアンスロン配糖体のセンノシドAは，腸内細菌の作用でレインアンスロンに代謝されて瀉下作用を示す．
5：誤　エイジツは，瀉下活性を示すフラボノイド配糖体を含有する．

第25問　正解　4

解説
1：誤　カンゾウ，ニンジンは，サポニンを含有する．
2：誤　オウバク，オウレンは，イソキノリンアルカロイドのベルベリンを含有する．
3：誤　ダイオウ，センナは，ジアントロン配糖体であるセンノシドAを含有する．
4：正　ウイキョウ，ケイヒは，精油を含有する．
5：誤　ゲンチアナ，センブリは，セコイリドイド配糖体（苦味配糖体）を含有する．

第26問　正解　5

解説　キキョウは生薬として根を使用し，ナツメは果実を使う．また，ガジュツやセンキュウは根茎が使用される．

第27問　正解　4

解説
1：誤　キハダの周皮を除いた樹皮が生薬のオウバクである．
2：誤　サフランの薬用部位は柱頭である．
3：誤　ウイキョウの薬用部位は果実である．香辛料としても使用される（フェンネル）．
4：正　アンズの種子は生薬のキョウニンである．
5：誤　ゲンノショウコは夏季の開花時に地上部を刈り取り，乾燥したものを用いる．

第28問　正解　3

解説
1：誤　ニンジンの標準品は，ギンセノシドRg_1である．
2：誤　カンゾウの標準品は，グリチルリチン酸である．
3：正
4：誤　ダイオウの標準品は，センノシドAであり，バルバロインは，アロエの標準品である．
5：誤　オウゴンの標準品は，バイカリンである．ベルベリンは，オウバク，オウレンの標準品である．

第29問　正解　1

解説
1：正　かぜ症候群の初期症状（急性期）の時に使用される漢方薬には，葛根湯，麻黄湯，小青竜湯がある．
2：誤　清肺湯は，かぜ症候群の慢性期（回復期）における気管支炎，肺炎に対して効果がある．
3：誤　かぜの亜急性期には小柴胡湯，参蘇飲などが用いられる．

4：誤　麦門冬湯は，かぜ症候群の慢性期における気管支炎，肺炎に対して効果がある．
5：誤　補中益気湯は，かぜ症候群の慢性期における倦怠感・易疲労に対して効果がある．

(付表1) 生薬・薬の歴史

年　代	ヨーロッパ等	中国・日本
紀元前		
4500～3700	最古の処方箋が作られる（大英医学博物館蔵）	
3000年頃	シュメール人が粘土板に種々の病気について記載．文字として発見されている最初の薬物書と考えられている	
2250	ハムラビ法典（バビロニア人の医学）	
1550年頃	エーベルス古文書（その当時使用されていた生薬，配合薬について記載）	
550年頃	ピタゴラス（ギリシャの哲学者で医者）活躍	
403～221		中国医学の古典「黄帝内経」，「黄帝八十一難経」が編纂された
459～375	ヒポクラテス（医学の父，自然治癒力を重視した治療，吐剤，発汗剤，下剤などを使用）活躍	
400年頃	ソクラテス（有名な哲学者でドクニンジンの毒により死んだ）活躍	
360年頃	アリストテレス（最初の自然科学者，一時薬売りをしていた）活躍	
240年頃	アルキメデス（数学者で技術者，ヒ素の発見者）活躍	
150年頃	ニカンデルがテリアカ（解毒剤，もともと毒蛇の肉などを基本として，他の生薬の粉末を加え蜜やシロップで練り上げたもの）を創始した	
西暦紀元後		
25～220		中国最古の薬物書「神農本草経」（365品の薬物を上，中，下薬に分類）が編纂された
40～90	ディオスコリデス（最古の薬物学の大家，「ギリシャ本草」刊行，薬学の始祖ともいわれている）活躍	
129～199	ガレヌス（ローマの名高い製剤家で医師，ガレヌス製剤として知られている）活躍　この頃，テリアカが解毒剤として珍重された	
200年頃		中国薬物治療の古典，張仲景の書「傷寒雑病論」が編纂された．後に「傷寒論」（急性熱病を対象）と「金匱要略」（慢性病を対象）に分けられた
459		日本：高麗の医師徳来が来日し大阪の地に住みついた．「難波薬師」の始まり
500年頃		中国：陶弘景が「神農本草経集注」をまとめた
550	トラレスのアレキサンダーが医薬に大黄，カンタリス，イヌサフランを用いた	
593		日本：聖徳太子が大坂の四天王寺境内に施薬院を設置すると共に医療制度の確立を行った
659		中国で唐代に入り政府が作った初めての薬物書「新修本草」が作られた

(付表1) つづき

年　代	ヨーロッパ等	中国・日本
674		中国：「開宝重定本草」刊行（一般的名称として「開宝本草」と称されている）
701		日本：「大宝律令」が制定されその中に後の医療制度の基礎となる「医疾令」が作られた
756		日本：光明皇太后が聖武天皇の愛用品と共に薬物を東大寺に治めた（正倉院薬物として現在に残っている）
808		日本最初の公定薬局方ともいわれる「大同類聚方」100巻が安部真直，出雲広貞らにより編集された
974		中国：「開宝重定本草」（一般名：開宝本草）が編纂された
984		日本：医書として丹波康頼が隋，唐時代の中国医書を参考にして「医心方」30巻を著した
980～1037	アビセンナ（ギリシャ，ローマ古代薬学を集大成すると共にアラビア医学を体系化し，「医学典範」を刊行，後の西洋医学に多大な影響を与えた）活躍	
1016	ローマに最初の薬局が開設され，専門の薬剤師と薬局が誕生した	
1095～1270	十字軍遠征（7回），アラビア医学がヨーロッパに普及した	
1178	薬剤師のことが初めてフランスの記録に残る	
1233	ドイツに初めての薬局が開かれる	
1260	アーノルド，チンキ剤を創製する	
1271	パリで薬種商と薬剤師が医学を営むことを禁止	
1300年頃	ダンテ（薬剤師にして詩人）活躍	
1359	免許薬剤師に関する勅令がパリで発布される	
1493～1541	スイス人のパラセルサスは天然薬物の中には，ある特殊な有効成分があると主張	
1570		日本：宣教師 Francisco Cabral が織田信長の許可を得て伊吹山に薬草園を開き，ヨーロッパの薬草を栽培した
1590～1596		中国：李時珍により「本草綱目」が刊行された（1894種の生薬を記載）
1607		日本：林道春（林羅山とも称される，幕府の御用学者）は李時珍の著書「本草綱目」を長崎で入手し，徳川家康に献上した
1618	最初の「ロンドン薬局方」出版	
1638		日本：幕府は麻布と大塚に南北薬草園を開設した
1665	ロンドンでペストが大流行，薬剤師が防疫と治療に多大な貢献をし，民衆の支持を得て薬剤師の地位が確立した	

(付表1) つづき

年　代	ヨーロッパ等	中国・日本
1667	ロバート・フック，初めて植物細胞を記載した	
1709		日本：貝原益軒「大和本草」（博物学・物産学的書物，内容が判りやすく，広く庶民に普及した）を刊行
1744		日本：前野良沢，杉田玄白らにより，オランダの解剖書「ターヘル・アナトミア」の日本語訳「解体新書」が出版された
1766	リンネ，数千の植物を研究し命名した	
1784		日本：吉益東洞の「薬徴」を刊行
1790	最初の医学雑誌がニュー・ヨークで出版された	
1805		日本：華岡清洲，麻酔薬通仙散（曼陀羅華，草烏頭，白芷，当帰，川芎，天南星）を創製しこれを用いて，世界外科学史上画期的業績である乳癌の手術に成功した
1806	ドイツの薬剤師ゼルチュルナーが阿片からモルヒネを単離した	
1815	ドイツの薬学者シドラーが生薬学の語源となる Pharmacognosie という言葉を始めて使用した	
1823		日本：シーボルト来日，医官として西洋医学を教えた
1840〜1842		中国：アヘン戦争，中国で西洋医学が広まりだした
1871		中国：中国で「本草綱目」の誤りを正す目的で編集されたといわれている「本草綱目拾遺」が刊行された
1875		日本：日本の医師国家試験に洋式科目採用，漢方医学は衰退へ進む
1938		日本：厚生省設置
1950		中国：中医と西医は一致団結するとの基本方針を確認（第一回全国衛生会議） 日本：薬価基準制度発足
1961		日本：国民皆保険制度実現
1976		日本：漢方薬に健康保険が適用される
1980		中国：政府方針として西洋医学派，中西派，中西医合作派，の3派の併存を認めた
1998	米国：国立補完代替医療センターの設置を議会で承認	
2004		日本：医学教育モデルコアカリキュラムに和漢薬が解説できるという到達目標が示され，医学教育に東洋医学が正式に取り入られた
2006		日本：薬剤師教育6年制発足

（付表2） TLCを用いる生薬の確認試験

生薬名	確認する成分名（標準品）	確認方法
アルカロイド		
アヘン末※	モルヒネ，コデイン，パパベリン，ノスカピン	ドラーゲンドルフ試薬
オウバク，オウレン	ベルベリン	紫外線照射（365 nm）
ビンロウジ	アレコリン	ヨウ素試液
ベラドンナコン	アトロピン	ドラーゲンドルフ試液
ロートコン	アトロピン，スコポラミン	ドラーゲンドルフ試液
マオウ	［エフェドリン］	ニンヒドリン
ブシ	ベンゾイルメサコニン	ドラーゲンドルフ試液－亜硝酸ナトリウム試液
サポニン		
カンゾウ	グリチルリチン酸	紫外線照射（254 nm）
コウジン，ニンジン	ギンセノシド Rg_1	硫酸－加熱
サイコ	サイコサポニン a	硫酸－加熱
チクセツニンジン	チクセツサポニンⅣ	硫酸－加熱
フラボノイド		
インヨウカク	イカリイン	紫外線照射（254 nm）
オウゴン	バイカリン	塩化鉄（Ⅲ）試液
カッコン	プエラリン	紫外線照射（365 nm）
キクカ	ルテオリン	塩化鉄（Ⅲ）試液
サンザシ	ヒペロシド	硫酸－加熱－紫外線照射（365 nm）
トウヒ	ナリンギン	2,6-ジブロモ-N-クロロ-1,4-ベンゾキノン モノイミン試液－アンモニアガス
モノテルペン配糖体		
サンシシ	ゲニポシド（イリドイド配糖体）	4-メトキシベンズアルデヒド・硫酸試液－加熱
サンシュユ	ロガニン（イリドイド配糖体）	4-メトキシベンズアルデヒド・硫酸試液－加熱
シャクヤク	ペオニフロリン	4-メトキシベンズアルデヒド・硫酸試液－加熱
キノン類		
アロエ	バルバロイン	紫外線照射（365 nm）
ウワウルシ	アルブチン	硫酸－加熱
センナ，ダイオウ	センノシド A	紫外線照射（365 nm）
シコン	［シコニンなどナフトキノン］	赤紫色スポット
苦味成分		
ゲンチアナ，リュウタン	ゲンチオピクロシド	紫外線照射（254 nm）
センブリ	スウェルチアマリン	紫外線照射（広域波長）
精油成分		
ウイキョウ	［アネトール］	紫外線照射（254 nm）
ケイヒ	［ケイヒアルデヒド］	紫外線照射（254 nm）および 2,4-ジニトロフェニルヒドラジン試液

（付表2）つづき

生薬名	確認する成分名（標準品）	確認方法
辛味成分		
ショウキョウ	[6]-ギンゲロール	4-ジメチルアミノベンズアルデヒド試液－加熱
カンキョウ	[6]-ショーガオール	4-ジメチルアミノベンズアルデヒド試液－加熱
	白糖	1,3-ナフタレンジオール試液－加熱
トウガラシ	カプサイシン	2,6-ジブロモ-N-クロロ-1,4-ベンゾキノン モノイミン試液－アンモニアガス
その他		
アカメガシワ	ベルゲニン（イソクマリン）	紫外線照射（254 nm）
キササゲ	パラオキシ安息香酸	紫外線照射（254 nm）
キョウニン，トウニン	アミグダリン（青酸配糖体）	チモール・硫酸・メタノール試液－加熱
ゴミシ	シザンドリン（リグナン）	紫外線照射（254 nm）
ジャショウシ	オストール（クマリン）	紫外線照射（365 nm）
ゼンコ	(±)-プラエルプトリン A	紫外線照射（365 nm）（*Peucedanum praeruptorum*）
	ノダケニン	紫外線照射（365 nm）（*Angelica decursiva*）
ニンドウ	クロロゲン酸	紫外線照射（365 nm）
	ロガニン	4-メトキシベンズアルデヒド・硫酸試液－加熱
ボタンピ	ペオノール（芳香族化合物）	紫外線照射（254 nm）
センソ	レジブフォゲニン（強心ステロイド）	硫酸－加熱
マクリ	カイニン酸（アミノ酸類似物質）	ニンヒドリン－加熱

※　医薬品各条の化学医薬品に収載．
[　]は標準品は使用しない．

このほかに標準品を使用せずに TLC による確認試験が規定されている局方生薬として，ウヤク，エンゴサク，コウボク，シンイ，バイモ，ヤクモソウ（以上アルカロイド），テンモンドウ（サポニン），ゴボウシ（リグナン），ウコン（黄色色素），インチンコウ，カシュウ，キョウカツ，クコシ，ジコッピ，サンショウ，サンソウニン，シャゼンソウ，シツリシ，テンマ，トウガシ，ドクカツ，ビャクゴウ，ビワヨウ，ヘンズ，マシニン，リョウキョウなどがある．

（付表3） 主な漢方処方

現在の漢方薬の使われ方は大きく三分類できる．第一は，現代医学的な使用である．この使用法は，EBMなどに基づいたもので，最も割合が大きいと考えられる．漢方へ触れる第一歩として重要であり，その使用法も理解しやすく使用しやすい反面，効果を示さなかった時には，次の漢方薬を選定できない欠点がある．第二は，漢方医学の考え方に基づいての利用であり，患者の病態の変化にも対応できる．最後に，現代中医学の考え方に基づく利用である．方証相対の立場から弁証論治を考える．統合医療の視点から見ると，将来的には，これらの考え方が混合，融和した形が望ましいということができよう．

多くの方剤があり，いくつかの分類があるが，ここでは，各論で学ぶ生薬が配合されているものについて，構成生薬による薬方分類で紹介する．効能効果は医療用漢方製剤の添付書に準じた．また，解説については，なるべく漢方医学的な立場に基づいた．

（1） 桂枝剤

桂枝を中心的構成生薬とする薬方群である．全身を温めて気血をめぐらす．体力的に虚証で消化機能の弱い人に用い，実証には用いない．

桂枝湯
　構成生薬：桂皮，芍薬，大棗，甘草，生姜
　効能又は効果：体力が衰えたときのかぜの初期．
　解説：自然発汗があるカゼなどの初期にみられる悪寒，悪風，発熱，頭痛など．体力的に虚証で，消化機能が弱く，カゼをよくひき，疲れやすい傾向のある人に良い．傷寒論の最初に出てくる基本的な処方である．

小建中湯
　構成生薬：桂皮，芍薬，大棗，甘草，生姜，膠飴
　効能又は効果：体質虚弱で疲労しやすく，血色がすぐれず，腹痛，動悸，手足のほてり，冷え，頻尿及び多尿などいずれかを伴う次の諸症：小児虚弱体質，疲労倦怠，神経質，慢性胃腸炎，小児夜尿症，夜なき．
　解説：太陰病の胃腸虚弱に用いられる．桂枝湯の芍薬を倍量にし，膠飴を加えたものである．

桂枝加竜骨牡蛎湯
　構成生薬：桂皮，芍薬，大棗，甘草，生姜，竜骨，牡蛎
　効能又は効果：下腹直腹筋に緊張のある比較的体力の衰えているものの次の諸症：小児夜尿症，神経衰弱，性的神経衰弱，遺精，陰萎．
　解説：桂枝湯に竜骨，牡蛎を加えたものである．精神神経症状の緩和を目標とする．臍上悸（さいじょうき）は認められるものの，胸脇苦満（きょうきょうくまん）はなく，柴胡加竜骨牡蛎湯より虚証で腹力がない．

（2） 麻黄剤

麻黄を中心的構成生薬とする薬方群である．肺の機能を高め，発汗して悪寒や咳嗽，関節痛などを除く．胃腸が虚弱な場合には用いない．太陽病，少陽病期に多く用いられる．

葛根湯
　構成生薬：葛根，麻黄，桂皮，芍薬，大棗，甘草，生姜
　効能又は効果：自然発汗がなく，頭痛，悪寒，肩こり等を伴う比較的体力のあるものの次の諸症：感

冒，鼻かぜ，熱性疾患の初期，炎症性疾患（結膜炎，角膜炎，中耳炎，扁桃腺炎，乳腺炎，リンパ腺炎），肩こり，上半身の神経痛，じんま疹．

解説：桂枝湯に強い発汗作用のある麻黄と葛根を加えたもの．太陽病，実証の発熱や首筋から背中のこりや後頭部の頭痛など．自然発汗のない項背部（首筋のあたり）のこりを伴うカゼや急性熱性疾患に用いる．

麻黄湯
　構成生薬：麻黄，杏仁，桂皮，甘草
　効能又は効果：悪寒，発熱，頭痛，腰痛，自然に汗の出ないものの次の諸症：感冒，インフルエンザ（初期のもの），関節リウマチ，喘息，乳児の鼻閉塞，哺乳困難．
　解説：太陽病の主治である発汗に対する代表薬．葛根湯よりも効き目がシャープであり，筋肉痛や関節痛を伴う熱性疾患に適応．

麻杏甘石湯
　構成生薬：麻黄，杏仁，甘草，石膏
　効能又は効果：小児ぜんそく，気管支ぜんそく．
　解説：麻黄湯の桂皮の代わりに石膏が入ったもの．発汗作用はなくなり止汗的に作用する．自然発汗があり，熱感や口，咽の渇きが強く，喘鳴，咳嗽に適応．冷えのある人には使用しない．

小青竜湯
　構成生薬：半夏，乾姜，甘草，桂皮，五味子，芍薬，細辛，麻黄
　効能又は効果：気管支炎，気管支喘息，鼻炎，アレルギー性鼻炎，アレルギー性結膜炎，感冒における水様の痰，水様鼻汁，鼻閉，くしゃみ，喘鳴，咳嗽，流涙．
　解説：麻黄湯をより水滞の多い病態に適応させた処方．心下に振水音．アレルギー性鼻炎に繁用されるが，麻黄剤の適応を確認することが重要．

（3）　柴胡剤

柴胡，黄芩を中心的構成生薬とする薬方群である．胸脇の熱証・胸脇の気滞．邪が半表半裏に熱がこもり，外に発散できない熱（往来寒熱）に対して用いられる．また，慢性化しつつある炎症やストレスによる諸症状に用いる．胸脇苦満，口苦，食欲低下などが共通してみられる．

小柴胡湯
　構成生薬：柴胡，半夏，黄芩，甘草，大棗，人参，生姜
　効能又は効果：(1)体力中等度で上腹部がはって苦しく，舌苔を生じ，口中不快，食欲不振，時により微熱，悪心などがあるものの次の諸症：諸種の急性熱性病，肺炎，気管支炎，感冒，胸膜炎・肺結核などの結核性諸疾患の補助療法，リンパ腺炎，慢性胃腸障害，産後回復不全．(2)慢性肝炎における肝機能障害の改善．
　解説：少陽病期の往来寒熱，胸脇苦満を目標にする．応用範囲が広い．

柴胡加竜骨牡蛎湯
　構成生薬：柴胡，半夏，大黄，黄芩，桂皮，生姜，大棗，人参，茯苓，牡蛎，竜骨
　効能又は効果：比較的体力があり，心悸亢進，不眠，いらだち等の精神症状のあるものの次の諸症：高血圧，動脈硬化症，慢性腎臓病，神経衰弱，神経性心悸亢進症，てんかん，ヒステリー，小児夜

尿症，陰萎．
  解説：小柴胡湯の甘草の代わりに，桂皮，茯苓，牡蛎，竜骨を加えた処方．精神不安や不眠などを改善する作用が茯苓，牡蛎，竜骨にある．小柴胡湯の適応に精神神経症状を伴うものに適応．

柴朴湯
  構成生薬：柴胡，黄芩，人参，大棗，甘草，半夏，生姜，茯苓，厚朴，蘇葉
  効能又は効果：気分がふさいで，咽喉，食道部に異物感があり，時に動悸，めまい，嘔気などを伴う次の諸症：小児ぜんそく，気管支ぜんそく，せき，不安神経症．
  解説：小柴胡湯と半夏厚朴湯の合方．

（4） 芩連剤

「熱証」に対する薬方で，黄芩，黄連は消炎，鎮静，解熱により炎症や充血を解消する．寒冷作用があるため，寒がりや冷え性には用いない．

黄連解毒湯
  構成生薬：黄芩，黄連，山梔子，黄柏
  効能又は効果：比較的体力があり，のぼせ気味で，いらいらする傾向のあるものの次の諸症：喀血，吐血，下血，脳溢血，高血圧，心悸亢進，ノイローゼ，皮膚瘙痒症，胃炎．
  解説：体力が中程度もしくはそれ以上の人で，気逆があり，のぼせ気味で顔面紅潮し，精神不安やイライラなどの神経症状に用いる．

三黄瀉心湯
  構成生薬：黄芩，黄連，大黄
  効能又は効果：比較的体力があり，のぼせ気味で，顔面紅潮し，精神不安で便秘の傾向のあるものの次の諸症：高血圧の随伴症状（のぼせ，肩こり，耳鳴り，頭重，不眠，不安），鼻血，痔出血，便秘，更年期障害，血の道症．
  解説：黄連解毒湯の証で，便秘を伴うもの．心下痞鞕（しんかひこう）を改善する．

半夏瀉心湯
  構成生薬：半夏，黄芩，乾姜，甘草，大棗，人参，黄連
  効能又は効果：みぞおちがつかえ，ときに悪心，嘔吐があり，食欲不振で腹が鳴って軟便または下痢の傾向のあるものの次の諸症：急・慢性胃腸カタル，発酵性下痢，消化不良，胃下垂，神経性胃炎，胃弱，二日酔い，げっぷ，胸やけ，口内炎，神経症．
  解説：小柴胡湯の柴胡，生姜の代わりに黄連，乾姜を配合したもので，心下痞鞕を改善する．代表的な瀉心湯（しゃしんとう）類である（半夏瀉心湯，三黄瀉心湯，甘草瀉心湯，生姜瀉心湯）．

（5） 大黄剤

大黄は「裏の実証」に用いる代表的生薬で，便秘に頻用する．しかし，胃腸の弱い人には腹痛を引き起こすので注意する．

大黄甘草湯
  構成生薬：大黄，甘草
  効能又は効果：便秘症．

解説：瀉下作用を有する大黄と処方調和をはかる甘草の二味からなる大黄剤の基本処方．

乙字湯
　　構成生薬：当帰，柴胡，黄芩，甘草，大黄，升麻
　　効能又は効果：症状がそれほど激しくなく，体力が中位で衰弱していないものの次の諸症：キレ痔，イボ痔．
　　解説：大黄甘草湯に当帰，柴胡，黄芩，升麻を加えたものである．痔疾患には紫雲膏との併用が有効である．

（6）参耆剤

人参・黄耆を主薬とした薬方で「虚証」に用いる．「実証」に用いると副作用の心配がある．

人参湯
　　構成生薬：乾姜，甘草，人参，白朮
　　効能又は効果：体質虚弱の人，あるいは虚弱により体力低下した人の次の諸症：急性・慢性胃腸カタル，胃アトニー症，胃拡張，悪阻（つわり），萎縮腎．
　　解説：脾胃気虚を治す．すなわち，消化器系の機能低下を治す．

四君子湯
　　構成生薬：茯苓，人参，白朮，甘草，大棗，生姜
　　効能又は効果：やせて顔色が悪くて，食欲がなく，疲れやすいものの次の諸症：胃腸虚弱，慢性胃炎，胃のもたれ，嘔吐，下痢．
　　解説：人参湯の乾姜に代えて生姜を用い，茯苓，大棗を加えた方剤である．人参，生姜は胃腸機能を高め，茯苓は白朮とともに胃内停水を取り除いて，その効果を高める．

補中益気湯
　　構成生薬：黄耆，陳皮，当帰，人参，白朮，甘草，柴胡，升麻，生姜，大棗
　　効能又は効果：消化機能が衰え，四肢倦怠感著しい虚弱体質者の次の諸症：夏やせ，病後の体力増強，結核症，食欲不振，胃下垂，感冒，痔，脱肛，子宮下垂，陰萎，半身不随，多汗症．
　　解説：虚証（体質虚弱者）の気力・体力の回復に用いられる代表的な補剤．

十全大補湯
　　構成生薬：芍薬，熟地黄，川芎，当帰，人参，白朮，茯苓，黄耆，桂皮，甘草
　　効能又は効果：病後の体力低下，疲労倦怠，食欲不振，ねあせ，手足の冷え，貧血．
　　解説：補気の四君子湯と補血の四物湯との合方に黄耆と桂皮が加えられた形の気虚と血虚を治す代表的な方剤．

（7）地黄剤

「血虚」に用いるが，胃に負担になり，胃腸の弱い人では，胃腸障害を起こすことがある．この場合は，参耆剤を併用するなどの工夫が必要である．

四物湯
　　構成生薬：芍薬，熟地黄，川芎，当帰

効能又は効果：皮膚が枯燥し，色つやの悪い体質で胃腸障害のない人の次の諸症：産後あるいは流産後の疲労回復，月経不順，冷え性，しもやけ，しみ，血の道症．
解説：血を養う補血剤の基本処方．

八味地黄丸
　構成生薬：乾地黄，山茱萸，山薬，沢瀉，茯苓，牡丹皮，桂皮，加工ブシ
　効能又は効果：疲労，倦怠感著しく，尿利減少または頻数，口渇し，手足に交互的に冷感と熱感のあるものの次の諸症：腎炎，糖尿病，陰萎，坐骨神経痛，腰痛，脚気，膀胱カタル，前立腺肥大，高血圧．
　解説：補血滋陰作用の地黄と温熱薬の附子が配合されている．腹証として小腹不仁（しょうふくふじん）を認める．六味丸，牛車腎気丸などを含めて，地黄丸類として分類される．

（8）附子剤

「寒証」の寒がり・顔色不良・手足厥冷・身体痛・腹痛などのある場合に用いるため，「熱証」に用いた場合，舌のしびれや動悸，悪心などの附子の中毒症が現れるため熱証に対しては禁忌である．附子は表裏の「寒証」を温め，「虚証」を補い，さらに鎮痛・強心・利尿作用もある．

真武湯
　構成生薬：芍薬，茯苓，白朮，生姜，加工ブシ
　効能又は効果：新陳代謝の沈衰しているものの次の諸症：胃腸疾患，胃腸虚弱症，慢性腸炎，消化不良，胃アトニー症，胃下垂症，ネフローゼ，腹膜炎，脳溢血，脊髄疾患による運動ならびに知覚麻痺，神経衰弱，高血圧症，心臓弁膜症，心不全で心悸亢進，半身不随，リウマチ，老人性瘙痒症．
　解説：少陰病期の裏の寒に適応する代表的な処方．高齢者に用いることが多い．

牛車腎気丸
　構成生薬：熟地黄，茯苓，山薬，沢瀉，牡丹皮，桂皮，牛膝，山茱萸，車前子，加工ブシ
　効能又は効果：疲れやすくて，四肢が冷えやすく尿量減少または多尿で時に口渇がある次の諸症：下肢痛，腰痛，しびれ，老人のかすみ目，かゆみ，排尿困難，頻尿，むくみ．
　解説：八味地黄丸に牛膝，車前子を加えた処方．八味地黄丸と比較して，尿量減少や浮腫がはなはだしい場合に適応．

麻黄附子細辛湯
　構成生薬：細辛，麻黄，加工ブシ
　効能又は効果：悪寒，微熱，全身倦怠，低血圧で頭痛，めまいあり，四肢に疼痛冷感あるものの次の諸症：感冒，気管支炎．
　解説：発熱しても熱感はほとんどなく，悪寒のみが著しい場合．肺の陽気の衰えによる少陰病期の表寒に適応．高齢者のカゼや神経痛に用いられる．

（9）石膏剤

石膏は「熱証」や「燥証」を除き（清熱作用）煩渇（はんかつ）を止める．「実証」に用いるもの．のどが渇いて水を飲むが，尿量もそれに見合ってあるのが特徴．

白虎加人参湯
　構成生薬：石膏，硬米，知母，人参，甘草
　効能又は効果：のどの渇きとほてりのあるもの．
　解説：石膏，知母は熱を冷やし潤いを保つ代表薬．裏に熱があって口渇，煩悶(はんもん)がある．

辛夷清肺湯
　構成生薬：石膏，麦門冬，黄芩，辛夷，知母，百合，山梔子，升麻，枇杷葉
　効能又は効果：鼻づまり，慢性鼻炎，蓄膿症．
　解説：辛夷は鼻を開く働きがあり，石膏，知母，山梔子，黄芩，升麻は清熱作用をもち，炎症や化膿を抑える．

(10)　苓朮剤

沢瀉，茯苓，猪苓，朮などの利水薬を中心に構成される利水剤．

五苓散
　構成生薬：沢瀉，茯苓，猪苓，白朮，桂皮
　効能又は効果：口渇，尿量減少するものの次の諸症：浮腫，ネフローゼ，二日酔，急性胃腸カタル，下痢，悪心，嘔吐，めまい，胃内停水，頭痛，尿毒症，暑気あたり，糖尿病．
　解説：沢瀉，茯苓，猪苓，白朮の利水薬からなる代表的な利水剤．

苓桂朮甘湯
　構成生薬：茯苓，桂皮，甘草，白朮
　効能又は効果：めまい，ふらつきがあり，または動悸があり尿量が減少するものの次の諸症：神経質，ノイローゼ，めまい，動悸，息切れ，頭痛．
　解説：茯苓，白朮は利水作用と共に，脾胃を補い胃腸機能を高める．桂皮は茯苓との組合せで気をめぐらせ，気の上衝によるめまい，頭痛，動悸を緩和し，水の流れを助ける．

柴苓湯
　構成生薬：柴胡，沢瀉，半夏，茯苓，白朮，猪苓，黄芩，甘草，桂皮，大棗，人参，生姜
　効能又は効果：吐き気，食欲不振，のどのかわき，排尿が少ないなどの次の諸症：水瀉性下痢，急性胃腸炎，暑気あたり，むくみ．
　解説：小柴胡湯と五苓散の合方．小柴胡湯の証で水滞のある人．

(11)　半夏剤

半夏を中心的構成生薬とする薬方群である．上部消化管の湿を除き（燥湿），気を下すことで悪心，嘔吐を緩和．生姜が半夏の刺激性を緩和する目的で配合される．

半夏厚朴湯
　構成生薬：半夏，茯苓，厚朴，蘇葉，生姜
　効能又は効果：気分がふさいで，咽喉，食道部に異物感があり，ときに動悸，めまい，嘔気などを伴う次の諸症：不安神経症，神経性胃炎，つわり，せき，しわがれ声，神経性食道狭窄症，不眠症．
　解説：精神不安や咽喉，食道部に異物感があるもの（咽中炙臠(いんちゅうしゃれん)）．

(12) 補血剤

血の不足をきたした血虚を改善する補血薬を中心的構成生薬とする薬方群である．

加味逍遥散
　構成生薬：柴胡，芍薬，当帰，蒼朮，茯苓，牡丹皮，甘草，山梔子，薄荷葉，生姜
　効能又は効果：体質虚弱な婦人で肩がこり，疲れやすく，精神不安などの精神神経症状，ときに便秘の傾向のある次の諸症：冷え性，虚弱体質，月経不順，月経困難，更年期障害，血の道症．
　解説：婦人の不定愁訴に最も頻用される．イライラなどの精神神経症状のあるのが特徴．

当帰芍薬散
　構成生薬：芍薬，沢瀉，茯苓，川芎，当帰，白朮
　効能又は効果：筋肉が一体に軟弱で疲労しやすく，腰脚の冷えやすいものの次の諸症：貧血，倦怠感，更年期障害（頭重，頭痛，めまい，肩こり等），月経不順，月経困難，不妊症，動悸，慢性腎炎，妊娠中の諸病（浮腫，習慣性流産，痔，腹痛），脚気，半身不随，心臓弁膜症．
　解説：古来より安胎薬として知られる婦人の聖薬．色白で冷え性の虚弱なタイプの婦人に適応．加味逍遥散とならんで女性の漢方薬の代表格である．

(13) 駆瘀血剤

局所または全身の非生理的な血の流れの停滞によって生じる病態（瘀血）を改善する駆瘀血薬を中心的構成生薬とする薬方群である．

桂枝茯苓丸
　構成生薬：桂皮，芍薬，桃仁，茯苓，牡丹皮
　効能又は効果：体力はしっかりしていて赤ら顔が多く，腹部は大体充実，下腹部に抵抗のあるものの次の諸症：子宮並びにその付属器の炎症，子宮内膜炎，月経不順，月経困難，帯下，更年期障害（頭痛，めまい，のぼせ，肩こり等），冷え性，腹膜炎，打撲症，痔疾患，睾丸炎．
　解説：桃仁，牡丹皮は瘀血を改善し，桂皮には気逆を改善する作用があり，茯苓が水滞を治す．虚実中間症からやや実証の代表的な駆瘀血剤．

桃核承気湯
　構成生薬：甘草，桂皮，大黄，桃仁，芒硝
　効能又は効果：比較的体力があり，のぼせて便秘しがちなものの次の諸症：月経不順，月経困難症，月経時や産後の精神不安，腰痛，便秘，高血圧の随伴症状（頭痛，めまい，肩こり）．
　解説：桃仁は瘀血を改善し，桂皮は気逆を改善する．大黄と芒硝の組合せは承気湯類の特徴．瀉下作用によって裏実の病態（陽明病）を改善する．実証の代表的な駆瘀血剤．

(14) その他

安中散
　構成生薬：桂皮，牡蛎，縮砂，延胡索，茴香，甘草，良姜
　効能又は効果：やせ型で腹部筋肉が弛緩傾向にあり，胃痛又は腹痛があって，ときに胸やけ，げっぷ，食欲不振，はきけなどを伴う次の諸症：神経性胃炎，慢性胃炎，胃アトニー．

解説：漢方薬の代表的な胃腸薬の一つ．構成生薬のすべてが止痛の効果をもつことから鎮痛健胃を目標とする．

日本語索引

ア

アウクビン　183
アカネ科　174
アカメガシワ　157
アカヤジオウ　181
アキョウ（阿膠）　201
アケビ　142
アケビ科　141
アケボシド　142
アコニチン　86,140
アコニット　15
アサガオ　176
アサリニン　144
アサロン　137
アジマリン　85
アスチビン　191
アストライソフラボン　151
アストラガロシド　88,151
アセチルオイゲノール　163
アセチルシコニン　176
アセンヤク（阿仙薬）　175
アツミゲシ　147
アトラクチロジン　188
アトラクチロン　81,188
アトロピン　7,92
アネトール　75,166
アネモニン　139
アビエチン酸　132
アヘン（阿片）　147
アヘンアルカロイド類　92
アヘン末（阿片末）　148
アポアトロピン　180
アマチャ（甘茶）　52,148
アマロゲンチン　172,173
アミガサユリ　191
アミグダリン　149,150
アヤメ科　192
アラビアゴム　151
アラビアゴムノキ　151
アラントイン　192
アリザリン　78
アリソール　82,190
アルカニン　52,177
アルカピリン　185
アルカロイド　83
アルカンナ　177
アルクチイン　171,187
アルクチゲニン　187

アルブチン　170
アルンドイン　192
アレカイディン　193
アレキサンドリア・センナ　154
アレコリン　193
アロエ　190
アロエエモジン　78,135,154,190
アロエシン　190
アンズ　149
アンソッコウ（安息香）　170
安息香酸　76
安中散　226
アントラキノン　78
α-アロカイニン酸　131
α-カイニン酸　131,187
α-クロシン　175
α-ケシルアセテート　184
α-サントニン　81,94,187
α-ジンギベレン　196
α-テルピニルアセテート　198
α-フェランドレン　154
α-,β-アミリン　134
α-,β-ピネン　136,166
RG タンニン　135

イ

イオノシド　182
イカリイン　141
イカリソウ　141
維管束　12
維管束系　11,14
育種　39
医疾令　68
医心方　68
イソキノリンアルカロイド　84
イソケルシトリン　143
イソシペロール　194
イソフラキシジン　164,170
イソプレン単位　80
イソリクイリチゲニン　151,152
イソリクイリチン　152
一貫堂方　121
遺伝　39
遺伝子組換え　43
イトヒメハギ　160
イヌサフラン　7
イネ科　192
イノコステロン　136
イボタガキ科　199

イラクサ　11
イレイセン（威霊仙）　139
インチンコウ（茵陳蒿）　185
インドナガコショウ　54
インドールアルカロイド　85
インペラトリン　169
陰陽　119
インヨウカク（淫羊藿）　141
陰陽学説　119

ウ

ウイキョウ（茴香）　54,166
ウコギ科　163
ウコン（鬱金）　54,195
ウシ　200
ウシ科　200
ウスバサイシン　144
ウツボグサ　178
ウマ科　201
ウマノスズクサ科　144
ウヤク（烏薬）　137
ウラルカンゾウ　27,152
ウリ科　162
ウワウルシ　170
ウンシュウミカン　159

エ

エイジツ（営実）　148
栄養機能食品　49
エキス含量　107
エキス剤　117
エクジステロン　136
エゴノキ科　170
エストラゴール　166
エゾウコギ　164
エッセンシャル・オイル　8
エピカテキン　138,175
エビスグサ　153
エフェドリン　7,84,93,132
エブリコ酸　82,130
エボジアミン　158
エメチン　84,175
エモジン　134,135
エラジタンニン　88
エルゴステロール　83,129,130
エルゴタミン　85
エルゴメトリン　85
エールリッヒ試薬　109

エレウテロシド　164
塩化鉄(Ⅲ)試液　108
エングラー　22
エンゴサク（延胡索）　148
塩酸ヒドロキシルアンモニウム-塩
　化鉄(Ⅲ)　110
塩炙　102

オ

オイゲニイン　163
オイゲノール　75, 163
オウギ（黄耆）　151
オウゴニン　177
オウゴン（黄芩）　177
オウセイ（黄精）　191
オウバク（黄柏）　157
オウレン（黄連）　34, 139
黄連解毒湯　222
オオカラスウリ　162
オオツヅラフジ　142
オオバコ　183
オオバコ科　183
オキシペオニフロリン　145
オキシマトリン　153
オクトリカブト　140
瘀血　119
オケラ　187
オストール　77, 168
オタネニンジン　30, 164, 165
乙字湯　223
オニノヤガラ　198
オフィオポゴニン　88, 191
オフィオポゴノン　191
オブツシフォリン　153
オミナエシ科　184
オモダカ科　189
オールスパイス　54
オレアノール酸　142, 161, 171
オンジ（遠志）　160
オンジサポニン　88, 160
温補薬　96

カ

科　20
界　20
外木包囲維管束　13
塊茎　16
塊根　15
カイニン酸　93
海人草　131
ガガイモ科　174
カキ　199

カギカズラ　175
確認試験　108
加工ブシ（附子）　106, 140
カゴソウ（夏枯草）　178
過酸化水素水　109
花枝　17
果実　18
カジネン　198
カシュウ（何首烏）　134
ガジュツ（莪蒁）　195
花序　17
ガストロディン　198
カタルポシド　182
カタルポール　182
カッコン（葛根）　151
葛根湯　125, 220
カッシン　160
家庭薬　122
カテキン　79, 175
家伝薬　59, 116, 122
果糖　51
カナダイチイ　7
カノコシド　184
カノコソウ　184
カピラリシン　185
カピリン　185
カピレン　185
カフェイン　7
カフェ酸　76
カプサイシン　179
カプサンチン　179
カプセル剤　116
加味逍遥散　226
カミツレ　18, 58
カヤツリグサ科　194
花蕾　18
カラシナ　54
カラスビシャク　193
カラトリカブト　106
カラバル豆　7
カラビャクジュツ（唐白朮）
　187, 188
ガランゴール　198
顆粒剤　116
カルサミン　186
カルス　42
ガレヌス　63
カロコン（栝楼根）　162
ガロタンニン　88
カロテノイド　82
カワラヨモギ　185
カンキョウ（乾姜）　104, 197
丸剤　116
カンゾウ（甘草）　52, 124, 152

乾燥減量　107
カンゾウ属　32
カンテン（寒天）　130
カンドル　22
寒熱　119
ガンビリイン類　175
ガンビルタンニン　175
カンファー　166
カンフェン　168, 178
カンプトテシン　7
カンフル　80
漢方医学　117
漢方生薬
　薬効分類　95
漢方処方　220
漢方製剤　116
漢方薬　59
　剤形　116
甘味料　51
γ-テルピネン　166

キ

キアイ　52
気鬱　118
奇応丸　122
偽果　18, 72
キカラスウリ　162
気逆　118
気虚　118
キキョウ　184
キキョウ科　184
桔梗根　184
キク　185
キクカ（菊花）　185
キク科　185
キササゲ　182
キジツ（枳実）　158
キジュ　7
キダチアロエ　191
吉草根　184
橘皮　158
キナ　7
キニジン　86
キニーネ　7, 86
キノリンアルカロイド　86
キハダ　157
キバナイカリソウ　141
キバナオウギ　151
起泡試験　109
基本組織系　13
キャビコール　163
キャラウェイ　54
球茎　16

日本語索引

救命丸 122
キョウオウ（姜黄） 195
杏核仁 149
キョウカツ（羌活） 167
姜炙 102
キョウニン（杏仁） 19, 149
虚実 119
偽和物 113
金匱要略 66, 121
[6]-ギンゲロール 196
ギンセノシド 164, 165
ギンセノシド Rb₁ 164
ギンセノシド Rg₁ 164
キンポウゲ科 138

ク

駆瘀血薬 95, 226
茎 16
クコ 179
クコシ（枸杞子） 179
クサスギカズラ 191
クジン（苦参） 153
クズ 151
クズサポニン 88, 151
クスノキ科 137
薬
　歴史 215
クチナシ 175
クニジオシド 168
クニジリド 87, 167
クベバ 19
クマ科 200
クマコケモモ 170
クマリン 76, 181
p-クマル酸 76
クミン 54
クララ 153
クラーレ 7
クリソファノール 134, 135, 154, 190
グリチルリチン 152
グリチルリチン酸 152
クルクミン 195
クルゼレノン 196
グルチノシド 182
クロウメモドキ科 161
クロシン 82
クロンキスト 22
クローン増殖 42
クワ科 134
クワノン 134

ケ

ケイアルデヒド 30
ケイガイ（荊芥） 178
蛍光 111
桂枝加竜骨牡蛎湯 220
桂枝剤 220
桂枝湯 220
桂枝茯苓丸 226
形態的種概念 20
系統学的種概念 20
系統分類 21
ケイヒ（桂皮） 138
ケイヒアルデヒド 75, 138
ケイヒ酸 76
ケイリンサイシン 144
ケシ 7, 146, 147
ケシ科 146
血 119
血虚 119
厥陰病 119
ケツメイシ（決明子） 153
ゲニステイン 151
ゲニピン 175
ゲニポシド 81, 175
下薬 65
ゲラニイン 89, 155, 157
ケルシトリン 143
ゲールツ 70
健康食品 48
ケンゴシ（牽牛子） 176
ゲンチアナ 171
ゲンチアナ根 171
ゲンチオピクリン 172
ゲンチオピクロシド 81, 172, 173, 174
ゲンチシン 172, 173
ゲンノショウコ 155
ケンフェリド 198
ケンフェロール 148, 156

コ

綱 20
コウカ（紅花） 186
抗がん剤 124
行気薬 96
交雑育種 41
香粧品 50
コウジン（紅参） 103, 165
香辛料 53, 59
抗生物質 125
紅藻植物門 130

黄帝内経 65
コウブシ（香附子） 194
鉱物 202
合弁花植物亜綱 170
コウボク（厚朴） 136
コウホネ 143
高麗人参 164
ゴオウ（牛黄） 200
コカ 7
コカイン 7, 84
コガネバナ 177
コクラウリン 137
ゴシツ（牛膝） 136
牛車腎気丸 224
ゴシュユ（呉茱萸） 158
コショウ 54
コスタスラクトン 189
古生花被植物亜綱 133
五臓 120
コデイン 7, 84, 92, 147
粉防已 142
コニフェリルアルコール 76
コニフェリルフェレレート 168
コプチシン 139
ゴボウ 187
ゴボウシ（牛蒡子） 187
ゴマノハグサ科 181
ゴミシ（五味子） 137
ゴミシン 137
ゴミシン A 77
コリアンダー 54
コリダリン 148
コリノキセイン 175
コール酸 83
コルヒチン 7
五苓散 225
コロンバミン 142
コロンビン 142
コロンボ 142
根茎 16
コンズランゴ 174
コンズランゴグルコシド 174
混入 112
芩連剤 222

サ

サイコ（柴胡） 167
柴胡加竜骨牡蛎湯 221
柴胡剤 221
サイコサポニン 167
サイコディン 167
サイコトロピン 176
サイシン（細辛） 144

細胞融合　43
柴朴湯　222
柴苓湯　225
サウスレアラクトン　189
サキシマボタンヅル　139
サジオモダカ　189
雑種強勢　41
雑種名　25
サトイモ科　193
サネブトナツメ　161
サフラナール　192
サフラン　192
サプリメント　48
サフロール　144
サフロールイエローB　186
サポニン　87
サラシ粉　110
サラシナショウマ　140
サリチル酸メチル　160
サルノコシカケ科　129
三陰　66,119
三陰三陽　119
三黄瀉心湯　222
サンキライ（山帰来）　191
散剤　116
サンシシ（山梔子）　175
サンシュユ（山茱萸）　163
サンショウ（山椒）　54,158
サンショウアミド　158
サンショオール　158
サンソウニン（酸棗仁）　161
酸不溶性灰分　107
サンヤク（山薬）　192
三陽　66,119
残留農薬　112

シ

ジェサコニチン　140
ジオウ（地黄）　104,181
地黄剤　223
色素料　52,53
ジギタリス　7
ジギトキシン　7,83
ジクマロール　77
四君子湯　223
シゴカ（刺五加）　164
ジゴキシン　7,83
ジコッピ（地骨皮）　179
シコニン　52,78,176
シコン（紫根）　176
シザンドリン　137
ジシノメニン　142
ジジフスサポニン　161

シーズ　53
自然分類　21
シソ　40
シソ科　177
実母散　122
シツリシ（蒺藜子）　156
ジテルペン　81
自動名　24
シトラール　158
シトルリン　162,191
シナカ（シナ花）　187
シナカラスウリ　162
シナヒキガエル　199
シナピルアルコール　76
シナレンギョウ　171
2,4-ジニトロフェニルヒドラジン　110
1,4-シネオール　196
シネフリン　84,158
シノブファギン　200
シノメニン　142
3,4-ジヒドロキシベンズアルデヒド　193
ジベレリン　81
シペレン　194
シペロール　194
シミゲノール　140
シミフギン　140,170
4-ジメチルアミノベンズアルデヒド　109
シメン　166
刺毛　11
四物湯　223
シャクヤク（芍薬）　145
瀉下薬　96
ジャショウシ（蛇床子）　168
シャゼンシ（車前子）　183
シャゼンソウ（車前草）　183
ジャノヒゲ　27,191
種　20
聚果　18
修治　101
十全大補湯　223
ジュウヤク（十薬, 重薬）　143
熟地黄　104
シュクシャ（縮砂）　196
種子　18
種子植物
　根　10
ジュジュボシド　161
馴化　41
純度試験　107,111
証　118
少陰病　119

ショウガ　54,196
[6]-ショウガオール　105
ショウガ科　194
傷寒雑病論　66
傷寒論　66,121
ショウキョウ（生姜）　104,196
小建中湯　220
錠剤　116
小柴胡湯　124,221
ショウズク（小豆蔲）　54,198
小青竜湯　221
ショウブ　16
ショウマ（升麻）　140
生薬　57
　確認試験　108
　基原　71
　修治　101
　純度試験　111
　成分　75
　西洋薬との併用　123
　定量法　114
　特性　60
　品質評価　107
　問題点　61
　薬理作用　90
　薬効　95
　輸出入量　46
　歴史　62,215
上薬　65
生薬試験法　107
生薬製剤　122
生薬総則　107
生薬抽出製剤　117
生薬の微生物限度試験法　111
生薬配合製剤　116,123
少陽病　119
植物
　学名　24
　器官　15
　系統と分類　20
　組織　10
植物化学分類　27,28
植物性生薬
　用部による分類　73
植物バイオテクノロジー　41
食薬区分　49
ショッテレン反応　111
蔗糖　51
シリンドリン　192
シロップ剤　116
シンイ（辛夷）　137
辛夷清肺湯　225
新エングラーの分類体系　23
真果　18,72

日本語索引   *233*

シンカシオール 138
進化的種概念 20
参考剤 223
ジンギベレン 81
新彊甘草 153
真菌門 129
[6]-ジンゲロール 105
浸剤 117
シンシュウダイオウ 41
心身一如 117
シンナムアルデヒド 75, 138
シンナムタンニン 138
神農本草経 64
真武湯 224
C_6-C_1化合物 76

ス

水 119
スイカズラ 184
スイカズラ科 183
水滞 119
水毒 119
スイレン科 143
煎剤 117
スウェルチアニン 173
スウェルチアマリン 81, 172, 173
スウェルチシン 173
スウェロシド 173
スオウ 155
スクロース 51
スコポラミン 7, 83, 92, 181
スコポリン 170, 180
スコポレチン 77, 169, 180
スタキオース 182
ステビア 52
ステビオシド 81
ステロイド 80, 83
ステロイド剤 123
ストリキニン 171
ストロン 72
スパイス 53
スペインカンゾウ 152
スミラックスサポニン 191

セ

ゼアキサンチン 179
セイドラー 63
清熱薬 96
生物学的種概念 20
成分含量測定法 114
成分変異 39
精油 8, 87
精油含量 107

セイヨウイチイ 27
セイヨウオトギリソウ 125
セイヨウカノコソウ 59
セイヨウハッカ 11, 17, 59
セイロンニッケイ 54
セコロガニン 81
セサミン 77, 164
セサモリン 77
セスキテルペン 81
節 20
セッコウ（石膏） 202
石膏剤 224
セネガ 160
セネギン 160
セファエリン 176
ゼラチン試液 110
セリ科 166
ゼルチュルナー 7, 63
セルフメディケーション 6
セレブロシド 193
センキュウ（川芎） 168
センキュウノリド 167
センコツ（川骨） 143
煎剤 117
センソ（蟾酥） 199
セントジョンズワート 125
センナ 97, 154
センノシド 79, 97, 135, 154
センブリ 172

ソ

痩果 73
双懸果 73
ソウジュツ（蒼朮） 187
走出枝 72
双子葉植物綱 133
ソウハクヒ（桑白皮） 134
属 20
組織培養 42
ソボク（蘇木） 155
ソヨウ（蘇葉） 178

タ

太陰病 119
ダイウイキョウ（大茴香） 54, 166
ダイオウ（大黄） 97, 134
大黄甘草湯 222
大黄剤 222
ダイジン 151
ダイゼイン 79, 151
タイソウ（大棗） 161
ダイダイ 158, 159

大同類聚方 68
タイヘイヨウイチイ 27
タイム 39
太陽病 119
タウロウルソデオキシコール酸 200
多芽体 43
タキソール 7, 27
タクシャ（沢瀉） 189
タクタジャン 22
托葉 16
タデアイ 52
タデ科 134
タムシバ 137
陀羅尼助丸 122
胆汁酸 200
単子葉植物綱 189
タンニン 125

チ

チェイス 23
地下茎 71
チガヤ 192
チクセツサポニン 164
チクセツニンジン（竹節人参） 164
チモ（知母） 191
チモサポニン 88, 191
チャ 7
中将湯 122
中心柱 10, 14
中薬 65
中葯志 67
丁香 162
チョウジ（丁子） 14, 18, 54, 162
チョウセンゴミシ 137
朝鮮人参 164
チョウトウコウ（釣藤鈎） 175
腸内細菌 97
チョレイ（猪苓） 129
チョレイマイタケ 129
チンキ剤 117
鎮静薬 96
チンネベリー・センナ 154
チンピ（陳皮） 159

ツ

通仙散 70
通道組織 11
ツツジ科 170
ツヅラフジ科 142
ツボクラリン 7, 84

テ

ディオスコリデス 62
呈色試薬 109
ディスチリン 191
定量法 114
デオキシコール酸 200
デオキシシコニン 176
テオフィリン 7
デカノイルアセトアルデヒド 143
デスオキシポドフィロトキシン 167
テバイン 147
テルピネオール 158
テルペノイド 80
テルペノイドアルカロイド 86
テングサ 130
テングサ科 130
伝承薬 122
テンダイウヤク 137
甜茶 52
伝統薬 5
テンマ（天麻） 198
テンモンドウ（天門冬） 191

ト

湯液治療 117
桃核承気湯 226
トウガシ（冬瓜子） 162
トウガラシ 54,179
トウガン 162
道管 12
トウキ（当帰） 168
当帰芍薬散 226
陶弘景 65
トウシキミ 166
頭状花 18
トウダイグサ科 156
トウニン（桃仁） 19,150
トウヒ（橙皮） 159
動物 199
動物性生薬 74
当薬 172
トウリンドウ 173
トキワイカリソウ 141
ドクダミ 143
ドクダミ科 143
特定保健用食品 49
トコフェロール 78
トコン（吐根） 175

トチバニンジン 31,164
トチュウ（杜仲） 134
トチュウ科 133
突然変異 41
ドモイ酸 131
トラガント 155
トラガント酸 155
トラクリソン 153
ドラーゲンドルフ試薬 108
トララクトン 153
トリテルペン 82
トレハロース 51
トロパンアルカロイド 83,181

ナ

ナス科 179
ナツミカン 158
ナツメ 160
ナフトキノン 78
ナリンギン 79,158,159
ナルコユリ 191
ナルセイン 147
軟膏剤 116
南柴胡 167
軟紫根 177
ナンバンギセル属 35

ニ

ニガキ（苦木） 160
ニガキ科 160
ニガキノン 160
ニガキラクトン 160
ニクズク 54
ニチニチソウ 7
ニッケイ 30
ニンジン（人参） 103,164
人参湯 223
ニンドウ（忍冬） 184
ニンニク 54

ヌ

ヌファリジン 143
ヌファリン 143

ネ

根 15,71
ネオクニジリド 167
ネロリドール 150

ノ

ノイバラ 148
ノウゼンカズラ科 182
ノスカピン 84,92,147
ノトプテロール 167
ノトプトール 167

ハ

葉 16
バイオテクノロジー 41
バイカリン 79,177
バイカレイン 177
排膿薬 95
灰分 107
バイモ（貝母） 191
ハカマオニゲシ 147
パキマン 130
麦芽糖 51
白参 103
バクモンドウ（麦門冬） 191
パクリタキセル 82
ハシリドコロ 32,180
破生分泌組織 14
バーチシン 191
八味地黄丸 224
ハチミツ（蜂蜜） 51,201
ハッカ（薄荷） 59,178
バッカチン 28
発汗・解表薬 95
ハトムギ 193
花 16
華岡青洲 70
パナキシノール 164
ハナスゲ 191
ハナトリカブト 106,140
バニリルアルコール 198
バニリン 76,167,170
バニリン・塩酸試液 110
パパベリン 84,92,147
ハーブ 53,58
ハマウドール 170
ハマスゲ 194
ハマビシ 156
ハマビシ科 156
ハマボウフウ（浜防風） 169
バラ科 148
バルバロイン 78,190
パルマチン 139,142,157
パルミチン酸 167,169
ハルミン 156
ハンゲ（半夏） 193

半夏厚朴湯　225
半夏剤　225
半夏瀉心湯　222
蕃椒　179

ヒ

ヒキガエル科　199
ヒグマ　200
ピクロクロシン　192
ヒゲナミン　140,144
ビサボレン　81
被子植物門　133
ビスナジン　77
皮層　10
ビタリー・フリーマン反応　109
ヒドランゲノール　52
ヒドロキシ安息香酸　182
ヒドロキシサフロールイエローA　186
ヒナタイノコズチ　136
ヒネソール　188
ヒパコニチン　140
ヒポクラテス　62
ヒメウイキョウ　54
ヒメハギ科　160
ピメント　54
ビャクアンゲリコール　169
ビャクシ（白芷）　169
ビャクジュツ（白朮）　187
百草丸　122
白虎加人参湯　225
ヒユ科　135
表皮系　10
表裏　119
ヒヨス　180
ヒヨスチアミン　83,181
ビリルビン　200
ヒルガオ科　176
ピロカルピン　7
ヒロハセネガ　160
ビワ　150
ビワヨウ（枇杷葉）　150
ビンクリスチン　7,85
品質評価　107
品種　20
ビンブラスチン　7
ビンロウ　193
ビンロウジ（檳榔子）　193

フ

ファルカタン　191
ファルカリノール　164,169

ファルカリノロン　169
ファルカリンジオール　167,169
ファルゲシン　137
ファルビチン　176
フィシオン　135
フィゾスチグミン　7,85
フィリリン　171
フィロズルチン　52,148
フウロソウ科　155
フェニルプロパノイド系化合物　75
フェネチルアミンアルカロイド　84
プエラリン　151
フェーリング液　110
フェルラ酸　76,168
プエロシド　151
フェロデンドリン　157
フェンコン　166
ブクリョウ（茯苓）　129
ブシ（附子）　140
附子剤　224
フジマツモ科　131
フジマメ　155
プソイドエフェドリン　132
プソラレン　77,169
ブチリデンフタリド　169
ブチルフタリド　169
フッカー　22
勿誤薬室方函口訣　121
フトモモ科　162
ブファリン　200
ブフォテニン　85,199
フムレン　163
フラキシジン　170
ブラジリン　155
プラチコディン　88,185
フラボノイド　79
プランタサン類　183
プラントケモタキソノミー　27,28
プラントル　22
フリチラリン　191
フリチリン　191
フルクトース　51
ブルシン　171
プルネリン　178
プロアントシアニジン　88
プロトコーム　43
プロトピン　148

ヘ

並立維管束　13
ペオニフロリゲノン　145

ペオニフロリン　81,145
ペオニラクトン　145
ペオノシド　146
ペオノリド　146
ペオノール　146
ヘスペリジン　79,158,159
ベタイン　179
ベッシー　22
ベツリン酸　161
ヘデラゲニン　139,142
ヘテローシス　41
ベトナムケイ　54
ベニバナ　186
ペパーミント　59
ベラドニン　180
ベラドンナ　32
ベラドンナコン（ベラドンナ根）　7,180
ペリルアルデヒド　178
ベルガプテン　169
ベルゲニン　157
ベルベリン　84,94,139,157
ベンサム　22
変種　20
ヘンズ（扁豆）　155
ベンゾキノン　78
β-オイデスモール　81,136,188
β-カリオフィレン　162
β-ビサボレン　196

ホ

ボウイ（防已）　142
ボウコン（茅根）　192
ホウノキオール　136
ボウフウ（防風）　170
ホオノキ　136
補気薬　96
北柴胡　167
補血薬　95,226
保健機能食品　49
ホザキイカリソウ　141
ホソバタイセイ　52
保存名　25
ボタン　146
ボタン科　144
ボタンピ（牡丹皮）　146
補中益気湯　223
ボードウィン反応　110
ポドフィロトキシン　77
ホミカ　110,171
ホモゲンチジン酸　193
ホモゲンチジン酸グルコシド　193
ポリガラクチュロナーゼ　43

ポリゴナキノン　191
ボルニルアセテート　184
ボルニルイソ吉草酸　168,184
ボレイ（牡蛎）　199
ホンアンズ　149
ホンオニク属　35
本草　64
本草綱目　66,69
本朝経験方　121

マ

マイヤー　20
マオウ（麻黄）　7,124,132
マオウ科　132
麻黄剤　220
マオウ属　34
麻黄湯　221
麻黄附子細辛湯　224
麻杏甘石湯　221
マクサ　130
マグネシウム-塩酸反応　108
マグノクラリン　136
マグノフロリン　136,141
マグノリン　137
マグノロール　77,136
マクリ　131
マグワ　134
マタイレジノール　171
マチン科　171
マツ科　132
マツ属　132
マツブサ科　137
マツホド　129
マトリン　153
曲直瀬道三　69
マメ科　151
マロータス酸　157
マロニルギンセノシド類　104
マンギフェリン　191
マンネンロウ　59

ミ

ミカン科　157
ミシマサイコ　167
水飴　51
ミズキ科　163
未精製薬　57
ミツバアケビ　142
ミツバチ科　201
ミヤマトウキ　41
民間薬　58

ム

ムラサキ　176
ムラサキ科　176
ムラシゲ・スクーグの培地　42
ムルチフロリン　148
ムルチフロリンA　79

メ

命名者名
　簡略表記　28
　exでつなぐ表記　25
メギ科　141
メコニン　147
メコン酸　147
メサコニチン　140
メチルアルブチン　170
メチルオイゲノール　144
メープルシロップ　51
メントール　80,94,178
メントン　178

モ

毛管分析法　111
目　20
モクセイ科　171
モクツウ（木通）　142
モクレン科　136
モグロシドV　52
モッコウ（木香）　189
没食子酸　76
モノテルペン　80
モルシン　134
モルヒネ　7,84,92,147
モロニシド　163
門　20

ヤ

薬材学　67
ヤクチ（益智）　198
薬味　59
薬用酒　59
薬用植物
　育種　40
　遺伝　39
　開発　7
　採取　36
　採取時期　38
　栽培　37
　生態　32
　成分　8
　組織と器官　10
　分布　29
薬用ハーブ　57
ヤシ科　193
ヤテオリジン　139,142
ヤボランジ　7
ヤマノイモ　192
ヤマノイモ科　192
山脇東洋　69

ユ

有害金属　112
ユウタン（熊胆）　200
ユーカルボン　144
ユキノシタ科　148
ユリ科　190
UVスペクトル　111

ヨ

ヨウ化カリウムビスマス　108
葉身　16
ヨウ素試液　109,110
葉柄　16
陽明病　119
ヨクイニン（薏苡仁）　193
吉益東洞　69
ヨロイグサ　169
ヨーロッパイチイ　27
ヨーロッパミツバチ　201

ラ

ラウロリトシン　137
羅漢果　52
裸子植物門　132
ラタンニン　135
ラナトシドC　7
ラパオール　187
ラン科　198

リ

リクイリチゲニン　152
リクイリチン　152
リグスチリド　87,168,169
リグナン　77,171
利水薬　96
リソスペルマ酸B　77
リナロール　158
リノール酸　167,169
リーベルマン反応　109

リーベルマン・ブルヒャード反応　109
リモニン　158
リモネン　80, 158, 159, 166, 179
流エキス剤　117
リュウキュウアイ　52
リュウコツ（竜骨）　202
リュウタン（竜胆）　173
リョウキョウ（良姜）　198
苓桂朮甘湯　225
両性花　16
鱗茎　16
リンコフィリン　175
リンデレン　137
リンデロン　137
リンドウ科　171
リンドレイン　135
リンネ　21

ル

ルタエカルピン　158
ルテオリン　185
ルブソシド　52

レ

苓朮剤　225
レイン　78, 135, 154
レインアンスロン　97
レセルピン　85
列　20
連　20
レンギョウ（連翹）　171

ロ

ロカイ　190
ロガニン　163, 184
六神丸　122, 200
六病位　119
ロジン　132
ローズマリー　59
ロズマリン酸　76
ロートコン（莨菪根，ロート根）　7, 180
ロバ　201
ローマカミツレ　58

ワ

ワシントン条約　38
ワビャクジュツ（和白朮）　187, 188
ワレリアン　59

外国語索引

A

abietic acid 132
Acacia 151
Acacia senegal 151
acetyleugenol 163
acetylshikonin 176
Achyranthes bidentata 136
A. fauriei 136
Achyranthes Root 136
ACHYRANTHIS RADIX 136
aconitine 86,140
Aconitum carmichaeli 140
A. japonicum 140
A. napellus 15
Acorus calamus 16
Aeginetia 35
Agar 130
AGAR 130
Agrobacterium rhizogenes 43
ajmarine 85
AKEBIAE CAULIS 141
Akebia quinata 141
Akebia Stem 141
Akebia trifoliata 141
akeboside 141
Alisma orientale 189
Alisma Rhizome 189
Alismataceae 189
ALISMATIS RHIZOMA 189
alisol 82,189
alizarin 78
alkanin 52
Alkanna tinctoria 177
alkannin 177
allantoin 192
α-allokainic acid 131
allspice 54
Aloe 190
ALOE 190
Aloe africana 190
A. arborescens 191
A. ferox 190
A. spicata 190
aloe-emodin 78,135,154,190
aloesin 190
ALPINIAE FRUCTUS 198
ALPINIAE OFFICINARI RHIZOMA 198

Alpinia officinarum 198
A. oxyphylla 198
Alpinia Officinarum Rhizome 198
Amaranthaceae 135
amarogentin 172,174
AMOMI SEMEN 196
Amomum Seed 196
Amomum xanthioides 196
amygdalin 149,150
α-,β-amyrin 134
Anemarrhena asphodeloides 191
ANEMARRHENAE RHIZOMA 191
Anemarrhena Rhizome 191
anemonin 139
anethole 75,166
Angelica acutiloba 41,168
A. acutiloba var. *sugiyamae* 168
A. dahurica 169
A. sinensis 169
Angelica Dahurica Root 169
ANGELICAE DAHURICAE RADIX 169
ANGELICAE RADIX 168
Angiospermae 133
Anthemis nobilis 58
Apidae 201
Apis indica 201
A. mellifera 201
apoatropine 180
Apricot Kernel 149
Araceae 193
Araliaceae 163
arbutin 170
arcapillin 185
Archichlamydeae 133
arctigenin 187
ARCTII FRUCTUS 187
arctiin 171,187
Arctium lappa 187
Arctostaphylos uva-ursi 170
Areca 193
Areca catechu 193
ARECAE SEMEN 193
arecaidine 193
arecoline 193
Aristolochiaceae 144
ARMENIACAE SEMEN 149
Arnebia euchroma 177
Artemisia capillaris 185

A. cina 187
A. kurramensis 187
A. maritima 187
Artemisia Capillaris Flower 185
ARTEMISIAE CAPILLARIS FLOS 185
arundoin 192
asarinin 144
asarone 137
Asclepiadaceae 174
ASIASARI RADIX 144
Asiasarum heterotropoides 144
A. sieboldii 144
Asiasarum Root 144
ASINI CORII COLIAS 201
ASPARAGI TUBER 191
Asparagus cochinchinensis 191
Asparagus Tuber 191
Ass Glue 201
astibin 191
ASTRAGALI RADIX 151
astragaloside 88,151
Astragalus gummifera 155
A. membranaceus 151
A. mongholicus 151
Astragalus Root 151
astraisoflavone 151
Atractylodes chinensis 187
A. japonica 187
A. lancea 187
A. ovata 187
Atractylodes Lancea Rhizome 187
Atractylodes Rhizome 187
atractylodin 188
ATRACTYLODIS LANCEAE RHIZOMA 187
ATRACTYLODIS RHIZOMA 187
atractylon 81,188
Atropa belladonna 32,180
atropine 7,92
aucubin 183
AURANTII FRUCTUS IMMATURUS 158
AURANTII NOBILIS PERICARPIUM 159
AURANTII PERICARPIUM 159
autonym 24

B

baccatin 28
baicalein 177
baicalin 79, 99, 177
barbaloin 78, 98, 190
Baudouin's reaction 110
Bearberry Leaf 170
Bear Bile 200
belladonine 180
BELLADONNAE RADIX 180
Belladonna Root 180
Benincasa cerifera 162
B. cerifera forma *emarginata* 162
BENINCASAE SEMEN 162
Benincasa Seed 162
Bentham 22
benzoic acid 76
Benzoin 170
BENZOINUM 170
Berberidaceae 141
berberine 84, 94, 139, 157
bergaptene 169
bergenin 157
Bessey 22
betaine 179
betulinic acid 161
BEZOAR BOVIS 200
Bignoniaceae 182
bilirubin 200
biotechnology 41
bisabolene 81
β-bisabolene 197
Bitter Cardamon 198
Bitter Orange Peel 159
Boraginaceae 176
bornyl acetate 184
bornyl isovalerate 168, 184
Bos taurus var. *domesticus* 200
Bovidae 200
brasilin 155
brucine 171
bufalin 200
Bufo bufo 199
B. melanostictus 199
Bufonidae 199
BUFONIS VENENUM 199
bufotenine 85, 200
BUPLEURI RADIX 167
Bupleurum chinense 167
B. falcatum 167
B. scorzonerifolium 167
Bupleurum Root 167

Burdock Fruit 187
butylidenephthalide 169
butylphthalide 169
byak-angelicin 169
byak-angelicol 169

C

cadinene 198
Caesalpinia sappan 155
caffeic acid 76
caffein 7
callus 42
Calumba 142
CALUMBAE RADIX 142
Campanulaceae 184
camphene 166, 178
camphor 80, 166
camptothecine 7
Candolle 22
capillarisin 185
capillene 185
capillin 185
Caprifoliaceae 183
capsaicin 179
capsanthin 179
CAPSICI FRUCTUS 179
Capsicum 179
Capsicum annuum 179
caraway 54
CARDAMOMI FRUCTUS 198
Cardamon 54, 198
CARTHAMI FLOS 186
carthamin 186
Carthamus tinctorius 186
β-caryophyllene 163
CARYOPHYLLI FLOS 162
Cassia acutifolia 154
C. angustifolia 154
C. obtusifolia 153
C. tora 153
CASSIAE SEMEN 153
Cassia Seed 153
Catalpa bungei 182
C. ovata 182
CATALPAE FRUCTUS 182
Catalpa Fruit 182
catalpol 182
catalposide 182
catechin 79, 175
cephaeline 176
Cephaelis acuminata 175
C. ipecacuanha 175
cerebroside 193

Ceylon cinnamon 54
Chase 23
chavicol 163
chikusetsusaponin 164
cholic acid 83, 200
CHRYSANTHEMI FLOS 185
Chrysanthemun Flower 185
Chrysanthemun indicum 185
C. morifolium 185
chrysophanol 135, 154, 190
Cimicifuga dahurica 140
C. foetida 140
C. heracleifolia 140
C. simplex 140
CIMICIFUGAE RHIZOMA 140
Cimicifuga Rhizome 140
cimifugin 140, 170
cimigenol 140
CINAE FLOS 187
Cina Flower 187
1,4-cineole 196
cinnamaldehyde 30, 75, 138
cinnamic acid 76
CINNAMOMI CORTEX 138
Cinnamomum cassia 30, 138
C. sieboldii 30, 138
Cinnamon Bark 138
cinnamtannin 138
cinncassiol 138
cinobufagin 200
Cistanche 35
CITES 38
citral 158
citrulline 161, 191
Citrus aurantium 158, 159
C. aurantium var. *daidai* 158, 159
C. natsudaidai 158
C. reticulata 159
C. unshiu 159
Citrus Unshiu Peel 159
class 20
CLEMATIDIS RADIX 139
Clematis chinensis 139
C. hexapetala 139
C. manshurica 139
Clematis Root 139
clove 54
Clove 162
CNIDII MONNIERIS FRUCTUS 168
CNIDII RHIZOMA 168
cnidilide 87, 167
cnidioside 168

Cnidium monnieri   168
C. officinale   168
Cnidium Monnieri Fruit   168
Cnidium Rhizome   168
cocaine   7,84
coclaurine   137
codeine   7,84,92,147
COICIS SEMEN   193
Coix lacryma-jobi var. mayuen   193
Coix Seed   193
colchicine   7
columbamine   142
columbin   142
Compositae   185
Condurango   174
CONDURANGO CORTEX   174
condurango-glycoside   174
coniferyl alcohol   76
coniferyl ferulate   168
conserved name   25
Convolvulaceae   176
COPTIDIS RHIZOMA   139
Coptis deltoidea   139
C. japonica   139
C. teeta   139
coptisine   139
Coptis Rhizome   139
coriander   54
Cornaceae   163
CORNI FRUCTUS   163
Cornus Fruit   163
Cornus officinalis   163
corydaline   148
Corydalis Tuber   148
CORYDALIS TUBER   148
Corydalis turtschaninovii   148
corynoxeine   175
costuslactone   189
p-coumaric acid   76
crocin   82
α-crocin   175
CROCUS   192
Crocus sativus   192
Cronquist   22
crude drug   57
Cucurbitaceae   162
cumin   54
CURCUMAE RHIZOMA   195
Curcuma longa   195
C. zedoaria   195
curcumenol   196
curcumin   195
curzerenone   196

cylindrin   192
cymene   166
Cyperaceae   194
cyperene   194
CYPERI RHIZOMA   194
cyperol   194
Cyperus Rhizome   194
Cyperus rotundus   194

D

daidzein   79,151
daidzin   151
decanoylacetaldehyde   143
deoxycholic acid   200
deoxyshikonin   176
desoxypodophyllotoxin   167
Dicotyledoneae   133
dicoumarol   77
Digenea   131
DIGENEA   131
Digenea simplex   131
digitoxin   7,83
digoxin   7,83
3,4-dihydroxybenzaldehyde   193
Dioscorea batatas   192
D. japonica   192
Dioscoreaceae   192
DIOSCOREAE RHIZOMA   192
Dioscorea Rhizome   192
Dioscorides   62
disinomenine   142
distylin   191
DOLICHI SEMEN   155
Dolichos lablab   155
Dolichos Seed   155
domestication   41
domoic acid   131
Dragendorff's reagent   108

E

ebricoic acid   82,130
ecdysterone   136
Ehrlich's reagent   109
Elettaria cardamomum   198
ELEUTHEROCOCCI SENTICOSI RHIZOMA   164
Eleutherococcus senticosus   164
Eleutherococcus Senticosus Rhizome   164
eleutheroside   164
emetine   84,176
emodin   135

Engler   22
Ephedra   34
Ephedraceae   132
EPHEDRAE HERBA   132
Ephedra equisetina   132
E. intermedia   132
E. sinica   132
Ephedra Herb   132
ephedrine   7,84,93,132
epicatechin   138,175
Epimedium brevicornum   141
E. grandiflorum   141
E. koreanum   141
E. pubescens   141
E. sagittatum   141
E. sempervirens   141
E. wushanense   141
Epimedium Herb   141
EPIMEDIUM HERBA   141
Equidae   201
Equus ainus   201
ergometrine   85
ergosterol   83,129,130
ergotamine   85
Ericaceae   170
ERIOBOTRYAE FOLIUM   150
Eriobotrya japonica   150
essential oil   87
estragole   166
eucarvone   144
Eucommia Bark   134
Eucommiaceae   133
EUCOMMIAE CORTEX   134
Eucommia ulmoides   134
β-eudesmol   81,136,188
Eugenia caryophyllata   162
eugeniin   163
eugenol   75,163
Euphorbiaceae   156
EVODIAE FRUCTUS   158
Evodia Fruit   158
evodiamine   158
Evodia officinalis   158
E. rutaecarpa   158

F

falcarindiol   167,169
falcarinol   164,169
falcarinolone   169
falcatan   191
family   20
fargesin   137
FEL URSI   200

fenchone 166
fennel 54
Fennel 166
ferulic acid 76,168
Flos 72
FOENICULI FRUCTUS 166
Foeniculum vulgare 166
Folium 72
form 20
FORSYTHIAE FRUCTUS 171
Forsythia Fruit 171
Forsythia suspense 171
F. viridissima 171
FOSSILIA OSSIS MASTODI 202
fraxidin 170
Fritillaria Bulb 191
FRITILLARIAE BULBUS 191
Fritillaria verticillata var. *thunbergii* 191
fritillarine 191
fritilline 191
fructose 51
Fructus 73

G

galangol 198
Galenus 63
gallic acid 76
Gambir 175
GAMBIR 175
gambiriins 175
gambirtannin 175
GARDENIAE FRUCTUS 175
Gardenia Fruit 175
Gardenia jasminoides 175
garlic 54
Gastrodia elata 198
GASTRODIAE TUBER 198
Gastrodia Tuber 198
gastrodin 198
GC 114
GEARANII HERBA 155
Geerts 70
Gelidiaceae 130
Gelidium amansii 130
genipin 175
geniposide 81,99,175
genistein 151
Gentian 171
Gentianaceae 171
GENTIANAE RADIX 171
GENTIANAE SCABRAE RADIX 173

Gentiana lutea 171
G. manshurica 173
G. scabra 173
G. triflora 173
gentiopicrin 172
gentiopicroside 81,172,173
gentisin 172,173
genus 20
Geraniaceae 155
geraniin 89,155,157
Geranium Herb 155
Geranium thunbergii 155
gibberellin 81
ginger 54
Ginger 196
[6]-gingerol 105,197
Ginseng 164
GINSENG RADIX 164
GINSENG RADIX RUBRA 165
ginsenoside 163,165
ginsenoside Rb_1 99,165
ginsenoside Rg_1 165
GLEHNIAE RADIX CUM RHIZOMA 169
Glehnia littolalis 169
Glehnia Root 169
glutinoside 182
Glycyrrhiza 32
Glycyrrhiza 152
GLYCYRRHIZAE RADIX 152
Glycyrrhiza glabra 152
G. inflata 153
G. uralensis 27,152
glycyrrhizic acid 99,152
glycyrrhizin 152
gomisin 137
gomisin A 77
Gramineae 192
GUMMI ARABICUM 151
Gymnospermae 132
Gypsum 202
GYPSUM FIBROSUM 202

H

hamaudol 170
harmine 156
hederagenin 139,141
herb 53
Herba 72
herbal medicine 57
hesperidin 79,158
higenamine 140,144
hinesol 188

Hippocrates 62
homogentisic acid 194
homogentisic acid glucoside 193
honey 51
Honey 201
honokiol 136
Hooker 22
Houttuynia cordata 143
HOUTTUYNIAE HERBA 143
Houttuynia Herb 143
HPLC 114
humulene 163
HYDRANGEAE DULCIS FOLIUM 148
Hydrangea macrophylla 148
hydrangenol 52
hydroxybenzoic acid 182
hydroxysafflor yellow A 186
hyoscyamine 83,180
Hyoscyamus niger 180
hypaconitine 140

I

icariin 141
Illicium verum 166
Immature Orange 158
Imperata cylindrica 192
IMPERATAE RHIZOMA 192
Imperata Rhizome 192
imperatorin 169,169
Indian long pepper 54
inokosterone 136
Ipecac 175
IPECACUANHAE RADIX 175
Iridaceae 192
isocyperol 194
isoflaxidin 164,170
isoliquiritigenin 151,152
isoliquiritin 152
isoprene 80
isoquercitrin 143

J

Japanese Angelica Root 168
Japanese Gentian 173
Japanese Valerian 184
Jateorrhiza columba 142
jateorrhizine 139,142
jesaconitine 140
jionoside 182
Jujube 161
Jujube Seed 161

jujuboside 161

K

kaempferol 148
kaemphelide 198
kainic acid 93
α-kainic acid 131, 187
kanokoside 184
α-kessyl acetate 184
kingdom 20
kudzusaponin 88, 151
kuwanon 134

L

Labiatae 177
lanatoside C 7
lappaol 187
Lardizabalaceae 141
Lauraceae 137
laurolitsine 137
Leguminosae 150
licorice 52
Licorice 152
Liebermann-Burchard's reaction 109
Ligusticum chuanxiong 168
ligustilide 87, 168, 169
Liliaceae 190
limonene 80, 158, 166, 179
limonin 158
linalool 158
LINDERAE RADIX 137
Lindera Root 137
Lindera strychnifolia 137
linderene 137
linderone 137
lindleyin 135
Linné 21
linoleic acid 167, 169
liquiritigenin 152
liquiritin 152
lithospermic acid B 77
LITHOSPERMI RADIX 176
Lithospermum erythrorhizon 176
Lithospermum Root 176
Loganiaceae 171
loganin 163
Longgu 202
LONICERAE FOLIUM CUM CAULIS 184
Lonicera japonica 184
Lonicera Leaf and Stem 183

Loquat Leaf 150
luteolin 185
LYCII CORTEX 179
LYCII FRUCTUS 179
Lycium barbarum 179
L. chinense 179
Lycium Bark 179
Lycium Fruit 179

M

mace 54
magnocurarine 136
magnoflorine 136
Magnolia Bark 136
Magnolia biondii 137
M. denudata 137
M. kobus 137
M. obovata 136
M. officinalis 136
M. officinalis var. *biloba* 136
M. salicifolia 137
M. sprengeri 137
Magnoliaceae 136
MAGNOLIAE CORTEX 136
MAGNOLIAE FLOS 137
Magnolia Flower 137
magnolin 137
magnolol 77, 136
MALLOTI CORTEX 157
Mallotus Bark 157
Mallotus japonicus 157
mallotusnic acid 157
maltose 51
mangiferin 191
maple syrup 51
Marsdenia cundurango 174
matairesinol 171
Matricaria chamomilla 18, 58
matrine 153
Mayr 20
meconic acid 147
meconin 147
MEL 201
Menispermaceae 142
Mentha arvensis piperascens 178
M. piperita 11, 17, 59
MENTHAE HERBA 178
Mentha Herb 178
menthol 80, 94, 178
menthone 178
mesaconitine 140
methylarbutin 170
methyleugenol 144

methylsalicylate 160
mogroside V 52
Monocotyledoneae 189
Moraceae 134
MORI CORTEX 134
morphine 7, 84, 92, 147
morroniside 163
Morus alba 134
morusin 134
Moutan Bark 146
MOUTAN CORTEX 146
Mulberry Bark 134
multiflorin 148
multiflorin A 79
multiple shoot 43
mustard 54
Myrtaceae 162

N

narceine 147
naringin 79, 158, 160
neocnidilide 167
nerolidol 150
nigakilactone 160
nigakinone 160
noscapine 84, 92, 147
notopterol 166
NOTOPTERYGII RHIZOMA 167
Notopterygium forbesii 167
N. incisum 167
Notopterygium Rhizome 167
notopterol 167
notoptol 167
nupharidine 143
nupharin 143
NUPHARIS RHIZOMA 143
Nuphar japonicum 143
Nuphar Rhizome 143
nutmeg 54
Nux Vomica 171
Nymphaeaceae 143

O

obtusifolin 153
Oleaceae 171
oleanolic acid 161
onjisaponin 88, 160
ophiopogonin 88, 191
OPHIOPOGONIS TUBER 191
Ophiopogon japonicus 27, 191
ophiopogonone 191

Ophiopogon Tuber   191
Opium   147
OPIUM   147
OPIUM PULVERATUM   148
Orchidaceae   198
order   20
Oriental Bezoar   200
osthol   77, 168
OSTREAE TESTA   199
Ostrea gigas   199
Ostreidae   199
oxymatrine   153
oxypaeoniflorin   145
Oyster Shell   199

P

pachyman   130
paclitaxel   82
Paeoniaceae   144
PAEONIAE RADIX   145
Paeonia lactiflora   145
P. moutan   146
P. suffruticosa   146
paeoniflorigenone   145
paeoniflorin   81, 99, 145
paeonilactone   145
paeonol   146
paeonolide   146
paeonoside   146
Palmae   193
palmatine   139, 157
palmitic acid   167, 169
PANACIS JAPONICI RHIZOMA   164
Panax ginseng   30, 164
P. japonicus   31, 164
P. quinquefolius   165
P. schinseng   164
Panax Japonicus Rhizome   164
panaxynol   164
Papaveraceae   146
Papaver bracteatum   147
P. setigerum   147
P. somniferum   147, 148
papaverine   84, 92, 147
Peach Kernel   150
Peony Root   145
pepper   54
PERILLAE HERBA   178
Perilla frutescens acuta   178
P. frutescens var. *crispa*   178
Perilla Herb   178
perillaldehyde   178

PERSICAE SEMEN   150
PHARBITIDIS SEMEN   176
pharbitin   176
Pharbitis nil   176
Pharbitis Seed   176
α-phellandrene   154
PHELLODENDRI CORTEX   157
phellodendrine   157
Phellodendron amurense   157
P. chinense   157
Phellodendron Bark   157
phillyrin   171
phyllodulcin   52, 148
phyllum   20
physcion   135
physostigmine   7, 85
PICRASMAE LIGNUM   160
Picrasma quassioides   160
Picrasma Wood   160
picrocrocin   192
pilocarpine   7
pimento   54
Pinaceae   132
PINELLIAE TUBER   193
Pinellia ternate   193
Pinellia Tuber   193
pinene   166
α-, β-pinene   136
Pinus   132
Pinus massoniana   129
Piper cubeba   19
Plantaginaceae   183
PLANTAGINIS HERBA   183
PLANTAGINIS SEMEN   183
Plantago asiatica   183
Plantago Herb   183
Plantago Seed   183
plantasans   183
platycodin   88, 185
PLATYCODI RADIX   184
Platycodon grandiflorum   184
Platycodon Root   184
podophyllotoxin   77
Polygalaceae   160
POLYGALAE RADIX   160
Polygala Root   160
Polygala senega   160
P. senega var. *latifolia*   160
P. tenuifolia   160
Polygonaceae   134
polygonaquinone   191
POLYGONATI RHIZOMA   191
Polygonatum cyrtonema   191
P. falcatum   191

P. kingianum   191
Polygonatum Rhizome   191
Polygonatum sibiricum   191
POLYGONI MULTIFLORI RADIX   134
Polygonum multiflorum   134
Polygonum Root   134
Polyporaceae   129
POLYPORUS   129
Polyporus Selerotium   129
Polyporus umbellatus   129
PORIA   129
Poria cocos   129
Poria Sclerotium   129
Powdered Opium   148
Prantl   22
Processed Aconite Root   140
Processed Ginger   197
PROCESSI ACONITI RADIX   140
protochome   43
protopine   148
PRUNELLAE SPICA   178
Prunella lilacina   178
P. vulgaris   178
Prunella Spike   178
prunellin   178
Prunus armeniaca   149
P. armeniaca var. *ansu*   149
P. persica   150
P. persica var. *davidiana*   150
pseudoephedrine   132
psolaren   169
psoralen   77
psychotropine   176
PUERARIAE RADIX   151
Pueraria lobata   151
Pueraria Root   151
puerarin   151
pueroside   151

Q

quassin   160
quercitrin   143
quinidine   86
quinine   7, 86

R

Radix   71
Radix cum Rhizoma   72
Ranunculaceae   138
Red Ginseng   165

red pepper 54
REHMANNIAE RADIX 181
Rehmannia glutinosa 181
R. glutinosa purpurea 181
Rehmannia Root 181
reserpine 85
RESINA PINI 132
RG-tannin 135
Rhamnaceae 161
rhatannin 135
rhein 78,135,154
rheinanthrone 97
RHEI RHIZOMA 134
Rheum coreanum 134
R. officinale 134
R. palmatum 134
R. tanguticum 134
R. undulatum 134
Rhizoma 72
Rhodomelaceae 131
Rhubarb 134
rhynchophylline 175
Rosaceae 148
ROSAE FRUCTUS 148
Rosa multiflora 148
Rose Fruit 148
Rosin 132
rosmarinic acid 76
Rosmarinus officinalis 59
Rubiaceae 174
rubusoside 52
Rubus suavissimus 52
Rutaceae 157
rutaecarpine 158

S

safflor yellow B 186
Safflower 186
Saffron 192
safranal 192
safrol 144
saikodiyne 167
saikosaponin 167
saikosaponin a 100,167
sanshoamide 158
sanshool 158
α-santonin 81,94,187
Saposhnikovia divaricata 170
SAPOSHNIKOVIAE RADIX 170
Saposhnikovia Root 170
SAPPAN LIGNUM 155
Sappan Wood 155
Saururaceae 143

SAUSSUREAE RADIX 189
saussurealactone 189
Saussurea lappa 189
Saussurea Root 189
Saxifragaceae 148
Schisandraceae 137
Schisandra chinensis 137
SCHISANDRAE FRUCTUS 137
Schisandra Fruit 137
schizandrin 137
SCHIZONEPETAE SPICA 178
Schizonepeta Spike 178
Schizonepeta tenuifolia 178
Schoutelen's reaction 111
scopolamine 7,83,92,180
scopoletin 77,169,180
Scopolia carniolica 180
S. japonica 32,180
S. parviflora 180
SCOPOLIAE RHIZOMA 180
Scopolia Rhizome 180
scopolin 180
Scrophulariaceae 181
Scutellaria baicalensis 177
SCUTELLARIAE RADIX 177
Scutellaria Root 177
secologanin 81
section 20
seeds 53
Senega 160
SENEGAE RADIX 160
senegin 160
senkyunolide 167
SENNAE FOLIUM 154
Senna Leaf 154
sennoside 79,97,135,154
series 20
Sertürner 7,63
sesamin 77,164
sesamolin 77
Seydler 63
shikonin 52,78,100,176
shogaol 197
[6]-shogaol 105
Simaroubaceae 160
SINOMENI CAULIS ET RHIZOMA 142
sinomenine 142
Sinomenium acutum 142
Sinomenium Stem and Rhizome 142
SMILACIS RHIZOMA 191
Smilax glabra 191
Smilax Rhizome 191

smilaxsaponin 191
Solanaceae 179
SOPHORAE RADIX 153
Sophora flavescens 153
Sophora Root 153
species 20
Spica 72
stachyose 182
star anis 54
starch syrup 51
Stephania tetrandra 142
stevia 52
stevioside 81
STRYCHINI SEMEN 171
strychnine 171
Strychnos nux-vomica 171
Styracaceae 170
Styrax benzoin 170
sucrose 51
Sweet Hydrangea Leaf 148
sweroside 173
SWERTIAE HERBA 172
Swertia Herb 172
Swertia japonica 172
swertiamarin 81,172,173
swertianin 173
swertisin 173
Sympetalae 170
synapyl alcohol 76
synephrine 84,158
Syzygium aromaticum 14,18,162

T

Takhtajan 22
tauroursodeoxycholic acid 200
taxol 7,27
Taxus baccata 27
T. brevifolia 27
Termeric 195
γ-terpinene 166
terpineol 158
α-terpinyl acetate 198
thebaine 147
theophyllin 7
Thymus vulgaris 39
timosaponin 88,191
TLC 111,218
Toad Venom 199
tocopherol 78
torachrysone 153
toralactone 153
TPA 82
Tragacanth 155

TRAGACANTHA 155
tragacanthic acid 155
trehalose 51
tribe 20
TRIBULI FRUCTUS 156
Tribulus Fruit 156
Tribulus terrestris 156
Trichosanthes bracteata 162
T. kirilowii 162
T. kirilowii var. *japonicum* 162
Trichosanthes Root 162
TRICHOSANTHIS RADIX 162
Tuber 71
tuberous root 71
tubocurarine 7, 84
turmeric 54
turmerones 195

U

Umbelliferae 166
UNCARIAE UNCIS RAMLUS 175
Uncaria gambir 175
U. macrophylla 175
U. rhynchophylla 175
U. sinensis 175
Uncaria Hook 175
Ursidae 200
Ursus arctos 200
Urtica 11
UVAE URSI FOLIUM 170

V

Valerianaceae 184
VALERIANAE RADIX 184
Valeriana fauriei 184
V. officinalis 59
vanillin 76, 167, 170
vanillyl alcohol 198
variety 20
verticine 191
Vietnam cinnamon 54
vinblastine 7
vincristine 7, 85
visnadin 77
Vitali-Freeman's reaction 109

W

wogonin 177

Z

ZANTHOXYLI FRUCTUS 158
Zanthoxylum Fruit 158
Zanthoxylum piperitum 158
zeaxanthin 179
ZEDOARIAE RHIZOMA 195
Zedoary 195
zingerone 197
Zingiberaceae 194
zingiberene 81
α-zingiberene 197
ZINGIBERIS PROCESSUM RHIZOMA 197
ZINGIBERIS RHIZOMA 196
Zingiber officinale 196
ZIZYPHI FRUCTUS 161
ZIZYPHI SEMEN 161
Zizyphus jujuba var. *inermis* 161
Z. jujuba var. *spinosa* 161
zizyphus saponin 161
Zygophyllaceae 156

薬学生のための薬用植物学・生薬学テキスト

定 価（本体 4,800 円＋税）

| 編者 | 高_{たか}馬_ば本_{ほん} | 石_{いし}場_ば多_だ | 喜_{よし}義_ぎ | 久_{ひさ}江_え昭_{しょう} |

平成 21 年 2 月 10 日　初版発行©
平成 23 年 3 月 5 日　2 刷発行

発行者　廣　川　節　男
　　　東京都文京区本郷 3 丁目 27 番 14 号

発 行 所　株式会社　廣 川 書 店

〒113-0033　東京都文京区本郷 3 丁目 27 番 14 号
〔編集〕電話 03(3815)3656　FAX 03(5684)7030
〔販売〕　　03(3815)3652　　　03(3815)3650

Hirokawa Publishing Co.
27-14, Hongō-3, Bunkyo-ku, Tokyo